高职高专护理类教材

Fundamentals of Nursing

护理学基础

张岚 等 主编

河南大学出版社
HENAN UNIVERSITY PRESS

·郑州·

图书在版编目(CIP)数据

护理学基础 / 张岚等主编. -- 郑州：河南大学出版社, 2023.12
ISBN 978-7-5649-5704-9

Ⅰ.①护… Ⅱ.①张… Ⅲ.①护理学–高等职业教育–教材 Ⅳ.①R47

中国国家版本馆CIP数据核字(2023)第237692号

HULIXUE JICHU
护理学基础

责任编辑	林方丽　韩　璐
责任校对	柳　涛
封面设计	郭　灿

出　　版	河南大学出版社
	地址：郑州市郑东新区商务外环中华大厦2401号
	邮编：450046
	电话：0371-86059701（营销部）
	网址：hupress.henu.edu.cn
排　　版	河南树青文化传播有限公司
印　　刷	广东虎彩云印刷有限公司
版　　次	2023年12月第1版　　印　次　2023年12月第1次印刷
开　　本	787 mm×1092 mm　1/16　　印　张　28
字　　数	577千字　　　　　　　　　定　价　79.00元

（本书如有印装质量问题，请与河南大学出版社营销部联系调换。）

编委会

主　编　　张　岚　　长春中医药大学附属第三临床医院
　　　　　　帅品花　　江西中医药大学附属医院
　　　　　　郭文娟　　中国医学科学院肿瘤医院山西医院
　　　　　　　　　　　山西省肿瘤医院
　　　　　　杨　郑　　华中科技大学协和深圳医院
　　　　　　陈燕芳　　安徽省第二人民医院
　　　　　　赵　云　　南昌大学第一附属医院

副主编　　骆念宏　　安徽医科大学第一附属医院
　　　　　　张佩霞　　南方医科大学顺德医院
　　　　　　　　　　　（佛山市顺德区第一人民医院）
　　　　　　黄　平　　深圳大学总医院
　　　　　　徐　艺　　新疆医科大学第一附属医院
　　　　　　孙萍萍　　长春中医药大学附属第三临床医院
　　　　　　张　坤　　广州市第一人民医院
　　　　　　张丽艳　　深圳市第二人民医院（深圳大学第一附属医院）
　　　　　　邓洁芳　　珠海高新技术产业开发区人民医院
　　　　　　　　　　　（珠海市人民医院医疗集团高新医院）

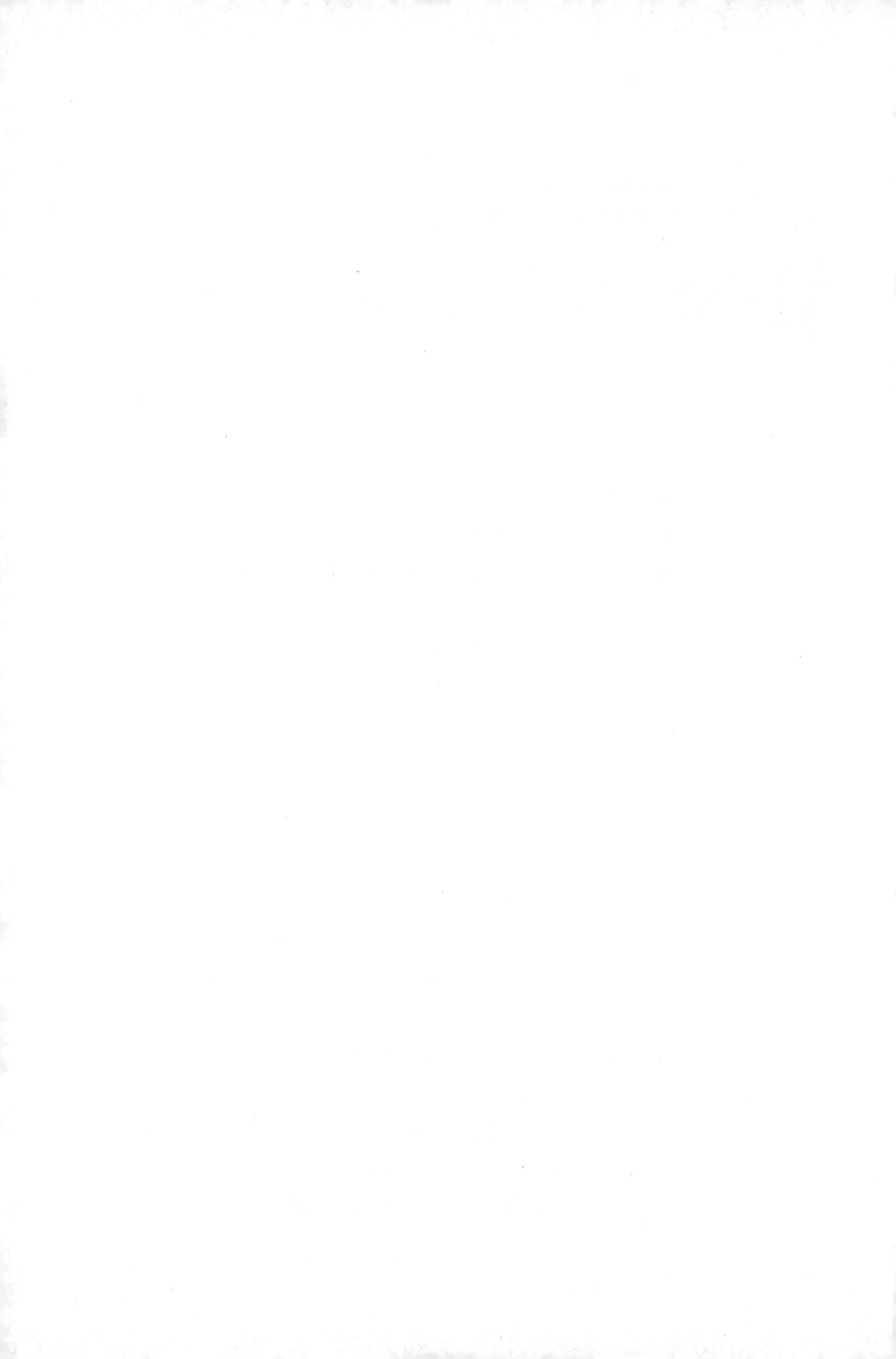

前言

护理学基础是护理专业学生入学后接触的第一门护理专业课程，在引导学生认识护理学的专业价值、培养专业素养、发展专业技能方面具有重要的作用，是护理学最基本、最重要的课程之一。

本教程遵循护理教育的培养目标，以人的健康为中心，以护理程序为框架，以整体护理的思想为主线而编写。全书共分17个学习单元，内容包括绪论、护士的素质及行为规范、护理学理论及相关理论、护理程序、医疗卫生服务体系、患者入院和出院及运送的护理、预防与控制医院感染、舒适与护理、清洁与护理、生命体征的评估与护理、热与冷的应用、饮食与营养、给药、排泄护理、静脉输液和输血、危重患者的抢救及护理、临终护理。

本教材的特点体现在以下四个方面。①体现"三基五性"原则：以护理学的基本理论、基本知识和基本技能为指导，教材编写符合思想性、科学性、先进性、启发性、适用性的要求。②重点突出，实用性强：本教材以"应用"为主旨，既选编"必需、够用"的理论内容，又融入足够的实践内容，使理论知识和实践技能有机结合，便于理解；同时教材编写也兼顾近年来卫生部对护理工作的要求，保证编写内容新颖、实用。③注重学生能力培养：将护理程序的工作方法贯穿于整个教材编写过程，尤其在护理技术操作中，强调操作前的评估，操作中患者的舒适、安全以及操作后的整体评价，有利于学生建立一个整体框架，培养学生分析问题、解决问题的能力，为日后临床护理课程的学习及毕业后走上护理工作岗位打下基础。④强化学科人文精神：教材编写中有机融入人文学科的基本知识，力求在学科教学的同时培养学生良好的职业道德和职业情操。

本教材在编写过程中，得到了各编写单位的大力支持，在此表示感谢。全体编者齐心协力，为本教材的编写付出了辛勤的劳动，但限于学识、能力和时间，书中难免存在不足之处，恳请专家、同行不吝指正。

编 者

2023年11月

目 录

学习单元一	绪论	1
学习任务一	历史上的护理学与我国护理发展现况	2
学习任务二	护理学的基本概念和任务	7
学习任务三	护理学的发展	15
学习单元二	护士的素质及行为规范	22
学习任务一	护士的素质	23
学习任务二	护士的行为规范	27
学习单元三	护理学理论及相关理论	33
学习任务一	护理学理论	34
学习任务二	护理学相关理论	43
学习单元四	护理程序	54
学习任务一	护理程序的概念	55
学习任务二	护理程序的步骤	58
学习单元五	医疗卫生服务体系	73
学习任务一	我国医疗卫生服务体系	74
学习任务二	医院与社区服务	79
学习任务三	卫生服务策略	87
学习单元六	患者入院和出院及运送的护理	94
学习任务一	患者入院的护理	95

学习任务二　患者出院的护理 …………………………………… 99
　　学习任务三　患者床单位的准备 ………………………………… 101
　　学习任务四　运送患者法 ………………………………………… 106
　　学习任务五　健康教育 …………………………………………… 116

学习单元七　预防与控制医院感染 ……………………………………… 128
　　学习任务一　医院感染 …………………………………………… 129
　　学习任务二　清洁、消毒、灭菌 ………………………………… 133
　　学习任务三　无菌技术 …………………………………………… 145
　　学习任务四　隔离技术 …………………………………………… 155
　　学习任务五　供应室工作 ………………………………………… 166

学习单元八　舒适与护理 ………………………………………………… 172
　　学习任务一　概述 ………………………………………………… 173
　　学习任务二　卧位与舒适 ………………………………………… 179
　　学习任务三　疼痛患者的护理 …………………………………… 196

学习单元九　清洁与护理 ………………………………………………… 208
　　学习任务一　口腔护理 …………………………………………… 209
　　学习任务二　头发护理 …………………………………………… 215
　　学习任务三　皮肤护理 …………………………………………… 222
　　学习任务四　压疮的预防 ………………………………………… 229
　　学习任务五　晨晚间护理 ………………………………………… 237

学习单元十　生命体征的评估与护理 …………………………………… 243
　　学习任务一　体温的评估与护理 ………………………………… 244
　　学习任务二　脉搏的评估与护理 ………………………………… 251
　　学习任务三　呼吸的评估与护理 ………………………………… 254
　　学习任务四　血压的评估与护理 ………………………………… 258

学习单元十一　热与冷的应用 …………………………………………… 266
　　学习任务一　热的应用 …………………………………………… 266
　　学习任务二　冷的应用 …………………………………………… 276

学习单元十二　饮食与营养 ·· **289**

　　学习任务一　正常人体营养素的需要 ································ 290

　　学习任务二　营养的评估 ·· 292

　　学习任务三　一般饮食护理 ······································ 295

　　学习任务四　特殊饮食护理 ······································ 297

学习单元十三　给药 ·· **306**

　　学习任务一　给药的基本知识 ···································· 307

　　学习任务二　口服给药法 ·· 311

　　学习任务三　注射法 ·· 315

　　学习任务四　吸入给药法 ·· 328

　　学习任务五　药物过敏试验法 ···································· 332

学习单元十四　排泄护理 ·· **339**

　　学习任务一　排尿护理 ·· 340

　　学习任务二　排便护理 ·· 351

学习单元十五　静脉输液和输血 ·· **365**

　　学习任务一　静脉输液 ·· 366

　　学习任务二　静脉输血 ·· 380

学习单元十六　危重患者的抢救及护理 ·································· **395**

　　学习任务一　病情观察 ·· 396

　　学习任务二　危重患者的抢救及护理概述 ·························· 401

　　学习任务三　常用抢救技术 ······································ 405

学习单元十七　临终护理 ·· **415**

　　学习任务一　概述 ·· 416

　　学习任务二　临终关怀 ·· 420

　　学习任务三　临终患者及家属的护理 ······························ 422

　　学习任务四　死亡后的护理 ······································ 429

参考文献 ·· **436**

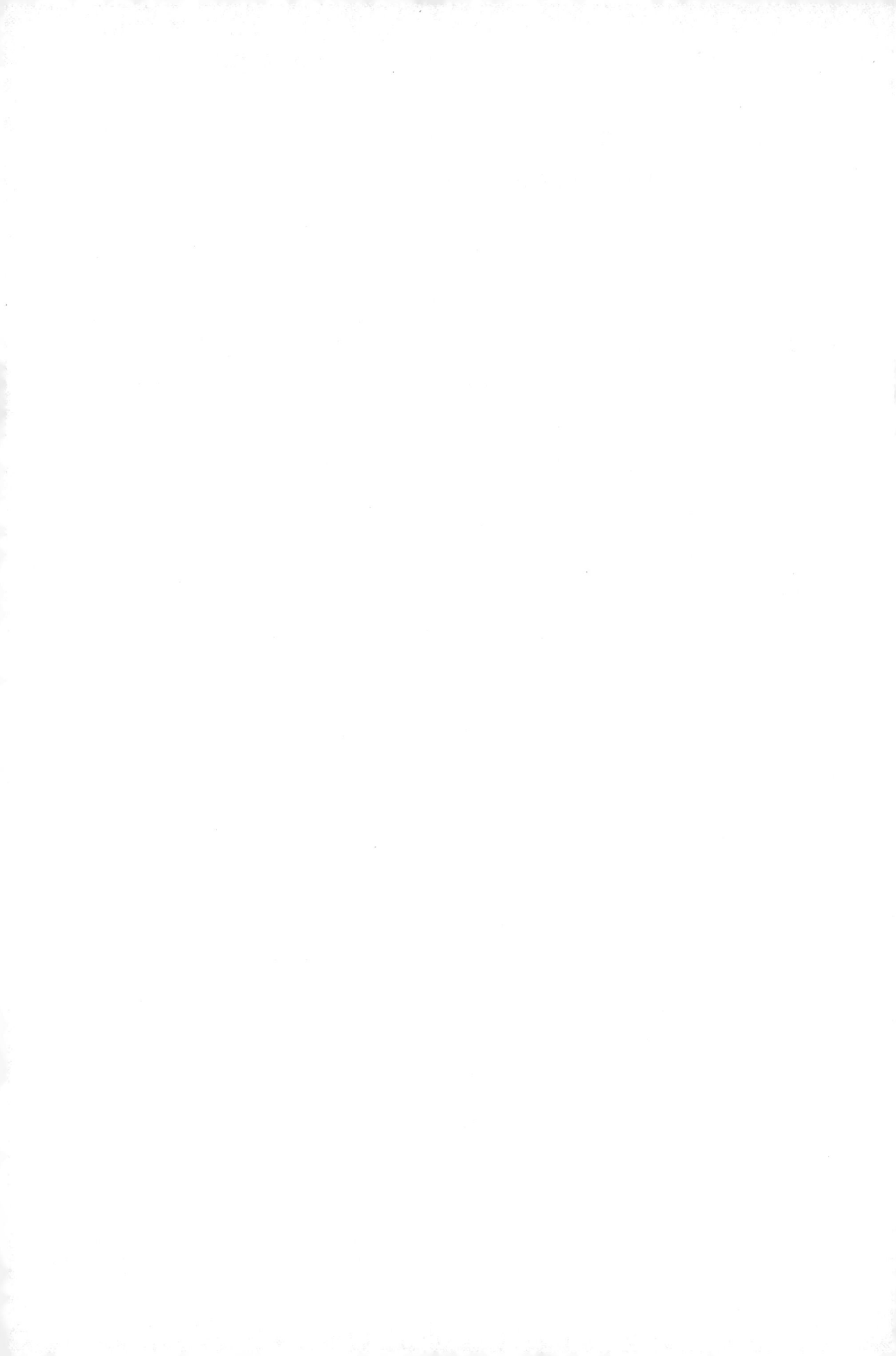

学习单元一 绪论

护理学是以自然科学和社会科学理论为基础的研究维护、促进、恢复人类健康的护理理论、知识、技能及发展规律的综合性应用科学，是医学科学中的一门独立学科。护理学包含了自然科学，如生物学、物理学、化学、解剖学、生理学等知识。护理学是一门技能性极强的学科，讲求实践，护理人员动手能力要好，最重要的是能吃苦耐劳，有衷心为患者服务的意识。

【导入案例】

一位28岁的已婚女性患者因胃溃疡住院治疗。晚饭后患者外出散步约1小时，回病房后自觉下腹部疼痛，且症状逐渐加重，恶心，呕吐咖啡色样胃内容物，大汗淋漓。护士多次询问发病诱因，患者肯定回答是吃了冰激凌所致。医生体格检查发现患者上腹部有压痛。患者的胃痉挛与胃溃疡并发可能引起胃穿孔，同时，经X线放射透视及B型超声检查均未发现患者有腹腔游离气体等异常现象。但患者病情仍然逐渐加重，腹部疼痛，呻吟不止，面色苍白，脉搏细速且血压有下降趋势。当护士再次查看患者时，发现患者贫血貌明显，便留心仔细询问患者的月经史并让其脱下内裤查看，果然发现内裤有血迹，初步判断患者宫外孕的可能，立即将自己的判断结果告诉了值班医生并提醒妇科会诊。会诊结果显示患者胃溃疡伴有宫外孕、失血性休克，即刻进行手术急诊治疗。手术进一步证实了护士的判断，这位处于危急时刻的患者因为护士能让其脱下内裤查看病情而终于转危为安。

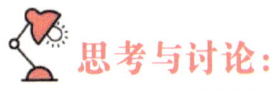
思考与讨论：

（1）患者的自述病情存在哪些问题？

（2）护士在护理过程中的哪些行为对患者的正确治疗起到了关键作用？

（3）护士最终能够帮助患者脱离危险的主要原因有哪些？

学习任务一　历史上的护理学与我国护理发展现况

【任务目标】

（1）了解护理学的起源。

（2）了解现代护理学的发展。

（3）了解我国护理学的发展历史与现况。

一、护理学的起源与南丁格尔时期的护理

（一）护理学的起源

公元前后，一些文明古国已有了早期的医学和护理活动。希波克拉底创立了"液体学说"，提倡保持患者清洁卫生，做好口腔和皮肤护理，并采用冷热和泥敷等疗法；强调在患者的床侧对患者进行仔细观察；重视生活条件及周围环境对患者康复的意义。

19世纪以前的护理以家庭照顾为主。欧洲建立了医院，但条件差，患者和医务人员的交叉感染率和死亡率高，护理工作者多为修女，她们出于爱心和宗教观念对患者提供一些生活照顾和精神安慰，但得不到任何科学的、正规的护理训练和教育机会。

护理学与护理专业的形成和发展与人类社会文化、科学的进步息息相关，被认为是最古老的艺术和最年轻的专业。护理学从一个简单的医学辅助学科迅速地向更加成熟和独立的现代学科发展，为实现"人人享受卫生保健"的目标做出了杰出的贡献。

（二）南丁格尔时期的护理

弗洛伦斯·南丁格尔（Florence Nightingale，1820—1910年）被誉为近代护理学的创始人。在克里米亚战争中，南丁格尔为改善战地医院的患者生存环境、饮食与供水条件做出了极大的努力。同时，南丁格尔所提倡和践行的伤员精心护理使伤患者的死亡率从50%

降到2.2%。在这场战争期间，南丁格尔完成了题为"影响英军健康、效率和医院管理的问题摘要"的战地报告并完成了《医院札记》和《护理札记》两部护理学巨著，指出了护理工作的生物性与社会性，强调了患者精神状况对于身体影响的重要意义。

南丁格尔的护理观点被总结为"环境理论"，这一理论主要认为物理环境、心理环境和社会环境是互相联系的部分；环境因素影响机体的生活、发展，以及人类对于疾病和死亡的认识与预防、抑制或促成；良好的环境应包括清洁的空气和水、噪声的控制、污水的合理排放、适合的温度和多种多样的活动等；护理是将患者安置于有利于机体生长发展的最佳条件中的过程，其目的是保持机体的生命力和保证患病机体的修复。这一理论在极大程度上奠定了现代护理的理论根基。1860年，南丁格尔在伦敦圣多马医院开办了第一所近代护理学院，继而被公认为是护理和预防医学界的权威专家。1912年，国际护士学会将南丁格尔的生日5月12日定为国际护士节。

总的来说，南丁格尔为护理向正规的科学化方向发展提供了基础，力著阐述了基本的护理思想并创立了世界上第一所护士学校与一整套的护理制度。南丁格尔提出的脱离宗教而基于人类博爱精神训练护士的理念影响了百年来人类护理事业乃至整个医学文明的发展。

二、现代护理学的发展历程

现代护理学的发展过程，也就是护理学科的建立和护理专业的形成的过程。自南丁格尔创建护理专业以来，护理学科不断变化和发展。从护理学的实践和理论研究来看，护理学的变化和发展可概括地分为三个阶段：以疾病为中心的护理阶段、以患者为中心的护理阶段和以人的健康为中心的护理阶段。

（一）以疾病为中心的护理阶段

这个阶段主要是现代护理建立和发展初期。医学在摆脱宗教和神学影响后获得了空前的发展，生物医学取得了辉煌成就，也形成了一切医疗行为都围绕疾病进行，"以疾病为中心"的医学模式。在这个模式的影响下，协助医生诊断和治疗疾病成为这一时期护理工作的基本特征，护理从属于医疗，护士是医生的助手。

在这一阶段，护理已经成为一个专门的职业，护士从业前必须经过专门训练。护理工作的主要内容是执行医嘱和各项护理技术操作，护理教育者和护理管理者都把护理操作技能作为保证护理工作质量的关键，在实践中逐步形成了一套较规范的疾病护理常规和护理技术操作规范。

此期护理特点是：①护理已成为一个专门的职业，护士从业前必须经过专门的训练；

②护理从属于医疗，护士是医生的助手，护理工作的主要内容是执行医嘱和各项护理技术操作，并在长期对疾病护理的实践中逐步形成了一套较为规范的疾病护理常规和护理技术操作规范；③护理只是护士协助医生消除患者的局部病症，但忽略了人的整体性。

（二）以患者为中心的护理阶段

这个阶段的护理主要是建立在新健康观和生物-心理-社会医学模式的基础上，护理学在发展中吸收了大量相关学科的理论，如系统理论、人类需要层次论、人与环境相互关系学说等，使护理发生了根本性变革。这一时期护理理论开始强调人是一个整体，在疾病护理的同时应该重视人的整体护理，护理工作应该从"以疾病为中心"转向"以患者为中心"。

在这一阶段，护理已经发展成为一个专业，逐步形成了自己的理论知识体系和具有专业特点的科学工作方法。一方面，护士的实践领域从单纯被动执行医嘱和执行护理技术操作，扩展到运用护理程序对患者提供全身心的整体护理，解决患者的健康问题，满足患者的健康需求，体现出更多的护理专业特色；另一方面，随着医学分科的细化和新技术的应用，护理工作专科化程度也在增加，出现了不同专科的专家型护士。护士培训和继续教育要求提高，护理教育逐步转向大学教育。护理管理成为医院管理重要的子系统。

此期护理的特点有以下几点。

①强调护理是一个专业，护理学的知识体系逐步形成。一方面，护理学通过吸收相关学科的相关理论作为自己的理论基础，如健康的概念、环境的概念、一般系统论、适应论等；另一方面，护理工作者们通过自身的实践与研究，又建立了许多护理模式，如奥伦的自理模式、罗伊的适应模式等。所有这些，形成了护理学的理论框架与知识体系。

②以患者为中心，实施生理、心理及社会多方面的整体护理。

③护理人员应用护理程序要求的工作方法解决患者的健康问题，满足患者的健康需求。

④护士的工作场所主要还局限在医院内，护理的服务对象主要是患者，尚未涉足群体保健和全民健康。

（三）以人的健康为中心的护理阶段

由于科技的迅速发展和人们对健康需求的日益增长，威胁人类健康的疾病谱出现变化，医学社会化和大卫生的趋势越来越明显，保障健康成为社会发展的强劲动力，这使护理专业有了更广阔的视野和实践领域，"以人的健康为中心的护理"成为一种必然的选择。

在这一阶段，护理专业成为一门以基础医学、临床医学、预防康复医学为基础，并且与社会科学和人文科学相关的综合应用学科。护理工作已经从医院扩展到社区和家庭，从患者个体扩展到社会人群，从注重疾病、患者护理扩展到关注健康、提供生命健康全程护理，护士成为向社会提供初级卫生保健的主要力量。护理教育形成了从专科、本科到硕士、博士培养的完整体系，以满足护理专业发展的需要。

应当看到，世界各国社会经济、文化、教育、卫生等方面的发展水平有较大差异，导致护理专业的发展也很不平衡，总体上是发达国家发展水平较高，已经进入第三阶段，广大发展中国家发展较慢，面临困难较多。我国自改革开放以来，护理专业发展迅速，专业化程度和教育水平都有了长足进步，但是，面临医学的进步和诊疗技术的不断发展、人民群众健康需求的不断增长，护理专业逐步向更高水平发展已经成为不可逆转的趋势。

此期护理特点是：①护理学已成为现代科学体系中一门综合自然、社会、人文科学知识的、独立的、为人类健康服务的应用学科。②护理的工作任务由护理疾病转向促进健康；工作对象由原来的患者扩大为全体人类；工作场所由医院走向社区。

三、我国护理的发展趋势

（一）护理教育高层次化

随着人们对健康需求的日益增加，护理服务需求更加迫切，激烈的市场竞争，使得社会对护理人力资源的水平和教育层次也提出更高的标准。护理人员必须不断学习新的知识和技能来提高自己的能力和水平，护理教育也需依据市场对人才规格的需求，逐步调整护理教育的层次结构。2010年，我国各层次护理教育的招生数量比例可达到中专50%、大专30%、本科及以上20%的结构目标。今后护理人员的基本学历将从中专为主逐步转向以大专为主，护理学学士、护理学硕士、护理学博士人数将逐步增多。同时在培养目标上，将以提高护理人员素质作为主导目标，在培养护士良好护理理论知识和技能的基础上，注重心理素质和人文素质的培养，使其在变化和竞争中具有较强的社会适应能力。

（二）护理实践社会化

1. 社区护理

伴随我国老龄化社会步伐的加快，老龄人口增多，疾病谱改变，大大增加了老年护理和慢性病护理的需求，同时占人口2/3左右的妇女、儿童的特殊健康需求也在不断增加。社区护理便成为解决这些社会矛盾的重要途径。近几年来，美国已有超过35%的护士从事社区、家庭、学校、老人院等场所的护理工作。而我国目前仍有超过95%的护士局限在医院从事护理工作，社区护理发展现状与人们的需求存在较大差距。目前我国已将发展社区医疗护理列入国家医疗卫生体制改革与发展的重要内容。随着社区卫生保健网络的建立和加强，将会有越来越多的护士逐步迈出医院，深入社区、家庭对人们开展预防保健工作，对老年患者和慢性病患者进行家庭护理，充分发挥护理人员在预防疾病、促进和恢复健康中的作用，提高全社会人口的健康水平。

2. 专科护理

我国社区卫生保健网络逐步健全，部分病情较轻的患者或常见病的患者选择在社区内完成治疗。"小病在社区，疑难病进专科医院"将成为未来发展趋势。医院主要接受危险程度大和复杂程度高的患者，因此，要求护士对不同专科进行深入学习，从而在某一专科领域具备较高水平与专长；掌握先进仪器设备的使用；掌握护理急、危重症病患者的知识和能力，能独立解决该专科护理工作中的疑难问题，并可指导其他护理工作，成为专科护士。

（三）护理工作法制化

随着我国法制化建设的推进，国务院和卫健委相继分别颁布了《护士管理办法》和《医疗事故处理条例》等一系列相关的法律法规。这些法律的颁布，保护了患者和医疗机构的合法权益，同时也保障了医护人员的合法权益，维护了医疗秩序，保障了医疗安全，促进了医学科学发展。

国家制定颁布的《中华人民共和国护士管理条例》，即《护士条例》，已于2008年5月12日起施行，以立法的形式，明确各级卫生行政部门、医疗机构在护理工作管理方面的责任，保障护士的合法权益，完善护士执业准入制度，保证护士队伍素质，规范护士执业行为，以保障人民群众健康和生命安全。

（四）护理工作国际化

随着全球经济一体化进程的加快，护理领域的国际化交流与合作日益扩大，跨国护理援助和护理合作增多，知识和人才的交流日趋频繁。世界性的护理人力资源匮乏，使中国的护士有机会迈出国门，进入国际市场就业。面对这种国际化发展趋势，21世纪的护理人才应该是具有国际意识、国际交往能力、国际竞争能力和相应知识与技能的高素质人才。

知识链接

国际护士会简介

国际护士会（ICN）是各国护士学会的联盟，是独立的非政府性的组织，建立于1899年，总部设在日内瓦。有会员团体101个，代表100多万名护士，是世界上历史悠久的医药卫生界的专业性国际组织。其宗旨是促进各国护士学会的发展和壮大，提高护士地位及护理水平，并为各会员团体提供一个媒介平台以表达其利益、需要及关心的问题。ICN每4年举行一次国际大会，出版双月刊《国际护理综述》和专业性书籍，颁布并定期修订《护士准则》。1922年中华护士会加入了国际护士会。

（张　岚）

学习任务二　护理学的基本概念和任务

【任务目标】

(1) 了解护理学的基本概念。
(2) 了解护理学的基本任务。

一、护理学的定义

对护理学所下的定义，反映了一个团体或一个社会对护理的认识。这种认识会随着社会的发展和赋予护理专业的任务不同而有所变化。目前国际范围内尚无普遍认可的、统一的护理学定义。美国护理学会1980年针对护理学所下的定义已受到许多国家的赞同。这个定义就是"护理学是诊断和处理人类对现存的和潜在的健康问题的反应的科学"。这一定义包含了以下一些重要的概念。

（一）护理学是为人的健康服务的、综合了自然科学和社会科学知识的一门综合性应用学科

定义提出护理学研究的是人类对"健康问题"的"反应"，限定了护理学是为人的健康服务的一门科学。而人类对健康问题的"反应"则是多方面的，可以有生理的反应（如疼痛、感染），需要用生物医学的知识和其他自然科学的知识来解决；也可以有心理和情感方面的反应（如焦虑、抑郁），需要用心理学等社会人文科学的知识来处理。因此护理学是为解决人的健康问题而产生的一门综合性应用学科。

（二）护理学研究的是整体的人

护理学重视人对健康问题心身诸方面的反应，因此把人作为一个既有生物属性又有社会属性的人来对待。同时，护理学研究的不仅是有"现存健康问题"的人，还包括有"潜在的健康问题"的人，既有生病的人，也有未患疾病但有"健康问题"的人。

（三）护理工作的任务是促进健康、预防疾病、协助康复和减轻痛苦

护理学的定义限定了护理工作的任务。护理工作就是根据人们不同的健康状况，采取不同的护理方式。对于尚未生病和健康状况良好的人，护理的任务是促使其更加健康或保持健康；对尚未生病、尚未有健康问题但处在危险因素中的有可能出现健康问题的人，护理的任务是预防疾病；对已经患病或出现健康问题的人，护理的任务是协助其康复；而对病情危重或生命垂危的人，护理的任务则是尽量减轻其痛苦或使之能平静、安宁和有尊严地死去。

（四）护理工作需要用系统的工作方法即护理程序

由于护理是"诊断和处理"人类对健康问题的反应，因此要求从事护理工作的人必须具备识别反应的能力（评估、诊断）、制定处理方案的能力（计划）、实施处理方案的能力（实施）、判断处理效果的能力（评价）。这限定了护理工作一定要有系统的工作方法，即护理程序。

二、护理学的几个基本概念

（一）人

护理学是为人的健康服务的，研究的对象是人，因此对人的认识直接影响了护理学的研究领域、护理工作的内容和范围。

1. 人体是一个整体

和一般动物有机体一样，人首先是一个生物有机体，即是一个由各种器官、系统组成的，受自然的生物学规律控制的生物人。但是人又不同于动物，而是一个有意识、有思维、有情感，从事创造性劳动，过着社会生活的社会人。因此人具有生物的和社会的双重属性，并且将其有机地结合在一起，构成一个完整的个体。人的整体包含了生理、心理、精神、社会等各个方面，任何一个方面的失调都会对整体造成影响。

2. 人是一个开放系统

人是一个开放系统。不仅人体内部各个系统之间不停地进行着各种物质和能量的交换，同时人作为一个整体，又不断地同周围的环境（包括自然环境和社会环境）进行着能量、物质、信息的交换。因此人既受环境的影响，又可以影响环境，既可以适应环境，也可以改造环境。

3. 人有其基本需要

人作为一个生物人，从出生到衰老、死亡要经过不同的生长发育阶段，在每个不同的发育阶段会有不同的需求。从生理的角度讲，所有的人都有维持生存的基本需要，如吃饭、呼吸、排泄、休息等。作为一个社会人，人也有其基本需要，如感知、思维、表达情感、获得友谊和尊重、实现人的价值等。人的基本需要主要是通过个人的生长发育、参与社会活动等实现的。疾病、社会环境不稳定等因素会影响人的基本需要的满足，从而影响人的健康。

4. 人对自身健康有所追求

每个人都希望自己有健康的身体和健全的心理状态，会通过不同的方式满足其对健康的追求。同时人有责任维持和促进自身健康，在患病后努力恢复健康。这种需求和责任，是不能完全由医务人员代替的。护士有责任帮助人们认清和实现其目标。

（二）健康和疾病

从人是一个整体的概念出发，健康应该包括生理、心理及精神等诸方面的完好状态。世界卫生组织（World Health Organization，WHO）1948年提出的"健康"的定义是："健康不但是没有疾病和身体缺陷，还要有完整的心理状态和良好的社会适应能力。"

人体是一个开放系统，同环境特别是外界环境有着密切联系。外界环境许多是有益的，但有时也是有害的，当有害的环境作用于人体时，人体经过一系列调节活动，使其保持相对稳定状态，即保持机体的正常状态。因此也有人把健康定义为："生命活动的某一阶段，机体任何一个层次的结构与功能、生理与心理、机体与环境特别是社会环境，都各自保持着稳定和有序的统一状态，并保持在相对的正常范围之内就是健康。"

健康和疾病是连续、动态的过程。健康是一种状态，是不断变化的，因此没有绝对静止的健康状态。健康和疾病这对矛盾，在一定的条件下相互转化。健康和疾病之间很难找到明显的界线，每个人每时每刻都处在健康和疾病连续过程中的某一点上，并不断地变化着。

健康水平是受多方面因素影响的。健康是人的生理、心理和社会诸多方面的良好状态，因此影响健康的因素也是多方面的。

1. 生理因素

不同的生长和发育阶段会有不同水平的健康状态。有些生理性的畸形、疾病和精神方面的异常会有家族史或遗传史。

2. 心理精神方面的因素

人的情绪、性格包括对待压力和外界刺激的反应等都会直接影响到生理功能的改变，如高血压、心脏病都会因情绪剧烈变化而诱发和加重。个人的价值观念会影响人对自我的看法，而自我概念又会影响个体对健康的判断。一般人会根据有无自觉症状、根据处理日常生活的能力来判断自己是否健康。有人希望自己像运动员一样强壮、敏捷，但实际上达不到，就可能认为自己不健康而产生心理负担，以致影响健康。

3. 社会因素

个人的生活方式如饮食习惯、起居规律、卫生习惯、运动习惯、烟酒嗜好等都会极大地影响人的健康，越来越多的研究证明生活方式和行为习惯是造成疾病的最重要因素，也是最难以解除的因素。人的居住条件、卫生状况、经济状况都会直接影响到人的健康，如缺乏清洁的空气、饮用水，缺乏对污水、粪便的有效处理，缺乏营养等都会引起疾病和健康问题。人的受教育程度、宗教信仰和传统习惯会影响人对健康的认识以及健康的行为。有些愚昧落后的风俗习惯和迷信宗教活动违反科学，有损人的健康。一个人和家人、同事、朋友关系融洽，相处和睦，个人受到尊重和有成就感、归属感都会有益于人的身心健康，反之则有害健康。

（三）护理

护理是科学和艺术相结合的活动。护理是在科学指导下的一种活动。护士所从事的工作，为服务对象提供的护理是以自然科学和社会科学知识为指导的，如化学、物理、生物、生物医学、心理学、伦理学等。护理工作必须严格遵循科学的知识和规律，而不能盲干或不讲科学；同时，护理工作又是充满创造性的艺术。护理的对象千差万别、情况各不相同，要求护士灵活地、因人而异地应用科学知识，把每个人都看作独特的个体。因此护理的创始人南丁格尔女士1859年就指出护理使千差万别的人都能达到治疗和康复需要的最佳身心状态，这本身就是一项最精细的艺术。

护理是一种助人的活动。护理是帮助人们获得最大限度健康的一种活动。这种帮助基于不同的需要而有不同的形式和方法。对于完全没有能力照顾自己的人，如危重患者、失去自理能力的老年人、尚未获得自理能力的婴幼儿（在其父母或抚养人无法照顾时），护理就要帮助他们满足一切生存的需要；对自我照顾能力有缺陷的人，如急病期间、因治疗或手术影响不能完全依靠自己的力量满足基本需求的人，护理要帮助他们，协助他们满足基本需求，以使他们逐步恢复健康；而对有能力照顾自己的人，护理则是要提供必要的知识、技能，帮助他们保持健康、预防疾病。护士要很好地完成以上任务，必须具有高度的责任心、丰富的知识、敏锐的观察能力和解决问题的技巧。

护理是一个过程，其方法是护理程序。护理活动是一个过程，是和其他医务人员、服务对象及其家属互动的过程。过程中的各方面相互影响、相互作用，如和谐、一致，过程进展就会顺利，否则就会影响护理的质量和效果。同时，和所有的过程一样。

护理也具备三个特点。

①护理是一种有目的的活动。

②护理是一种有组织的活动。

③护理是一种持续不断的创造性活动。因此，护理的工作方法是护理程序。这点在以后的章节会专门介绍。

护理是一个专业。传统的护理工作限于单纯地做医生的助手，但由于护理学的不断发展，护理已从一个职业或单纯的一门技术逐渐发展成为一个专业。其作为一个专业有以下一些特点。

①具备明确限定的、系统组织的知识体系，这个知识体系由一组专门人员在实际活动中应用并具有很高的科学性。

②应用科学的方法扩大知识系统，用以改进教育和工作。

③在高等院校教育和培养本专业的人员。

④在制定本专业政策和控制本专业行为或活动方面有较强的自主性。

⑤在专业应遵循的伦理和道德的范围内发展。

⑥吸引那些认识到自己的工作是其生命的一部分并愿意通过为他人服务而对社会有所贡献的专业人员。

⑦通过提供继续发展的机会或经济保障等手段奖励或酬劳本专业人员。

护理逐渐发展成为一门专业，有其专业的约束和要求的行为。护理人员应该用专业人员的标准要求自己，并应努力地促进本专业的完善和发展。

三、护理学的任务

（一）护理学职能的转变

护理学的任务曾经历了研究如何护理疾病→如何护理患疾病的人→如何护理整体人的健康的几个重要阶段。

在如何护理疾病即以疾病为中心阶段，护理学是以如何消除疾病为主要研究任务的，协助医生诊断疾病、治疗疾病是护理人员的主要任务。整个护理过程是在医生指导下，陪伴患者和疾病斗争的过程。在这个阶段，护理主要是协助医生诊治疾病、执行各项操作和治疗方案的技术，护理学的主要任务是研究各类疾病的护理操作常规和规范。此阶段护理学没有自己独特的知识体系，护理学的基础理论就是医学的基础理论，护理的教育者和管理者都把护理操作技术作为评估护理工作质量的关键。

随着科学技术的发展，特别是心理学、精神病学等学科的进展，人们提出了人是一个整体的概念，重视疾病是发生在人身上的，从而确定了以患者为中心的整体护理思想。护理工作除了完成医嘱，按医嘱和护理规程要求完成各种处置，协助患者料理生活，帮助其尽早康复以外，护理学开始重视和研究人患病后的各种心理和情感反应以及相应的护理措施，包括如何提供心理和精神的支持和安慰；如何建立护患、医护以及护士和患者家属的良好关系，以便创造有利于患者恢复健康的环境；如何进行健康教育，指导患者尽快恢复健康、减少并发症，最大限度地发挥机体潜在功能等。我国的护理学正在努力朝这个方向前进。

对健康和疾病是连续、动态的过程的理解，对环境特别是社会环境的重视，使护理由在医院对已经患病的人的护理扩大到医院外，扩大到尚未患病的人，从护理一个个单独的人扩大到家庭、人群。在医院以外的社区里如居民区、学校、工厂、其他团体等，护士不仅要为患慢性病的人提供护理，还要宣传健康知识，指导人们如何预防疾病、保持健康，并且对一些孕产妇、新生儿进行家访等。在世界许多发达国家和部分发展中国家，护士已经成为向社会提供初级卫生保健的最重要力量。

（二）护理学的研究范围

护理学是健康科学（Health Sciences）的重要组成部分。其主要任务是研究如何促进和保持健康、预防疾病、协助康复、减轻痛苦，具体有以下几个方面。

1. 各种躯体疾病的护理

护理学在一百多年的发展过程中，逐渐形成了较为完整的疾病护理常规，积累了较为丰富的经验，这部分仍然是护理学要继续研究的重要范围，特别是各种高新诊治技术在临床的广泛应用，急症、危重患者抢救成功率的大大提高，都对疾病护理有了新的要求。例如重症监护、器官移植、多脏器衰竭等都要求护理人员有较高的水平。

2. 心理和精神支持

由于心理和生理密不可分的关系，研究心理因素和精神状态对健康的影响，成为护理学新的研究范围。特别是患者的心理变化规律，心理平衡的建立，环境和护士行为对患者心理的影响，心理状态对疾病预后的影响，健康人成为患者后的心理需求，患者家属的心理需求，家庭结构变化后的心理准备和需求（如新添人口或家庭失去人员），以及如何帮助人们学会应付日常生活中的心理压力，建立和健全完整、平衡的心理状态等都是护理学研究的范围。

（三）健康指导、咨询和教育

向人们宣传有关健康的知识，指导人们改变不健康的生活方式和行为习惯，教育人们学会自我护理的技能等都是护理学的研究范围，如怎样利用人际沟通的技巧传播健康知识，如何根据服务对象的文化背景、个性特点等采用最恰当的教育方式，如何组织教育内容，怎样才能有效地改变人们对健康的不正确的态度等。在这个方面，护士更像一个传播健康知识、培养健康态度和指导人们掌握健康技能的教师。

（四）护理工作中的伦理问题

社会的发展和科学技术的飞速进步，对健康科学产生了深刻的影响，如高科技在生物医学领域的广泛应用；生物工程技术、器官移植、试管婴儿、高科技维持呼吸循环等，都在健康领域带来了越来越多的伦理问题，护理学也不可避免地会涉及伦理学方面的研究，如患者是否有权利全面了解自己的病情、应不应该尊重患者决定自己生与死的选择、患者有没有权利决定对自己的治疗护理方案等许多问题。

（五）护士同其他健康保健人员的合作问题

护士是健康保健队伍中的重要成员，必须和其他专业的人员共同合作，才能完成为人类健康服务的任务，如同医生的合作、同检验人员的合作、同营养师的合作、同药剂师的合作等。护理学要研究护士的职权范围、如何建立正常的医护（包括和其他医务人员）关系、如何为了患者的利益解决同医务人员的认识分歧等。

（六）护理专业人员的自身发展

从事护理的专业人员有很多，护理学要研究护理人员的专业法规和政治、业务和心理素质要求、继续发展的方向和途径、护理人员自身的生理和心理特点及需求等。

（七）护理管理和护理教育

护理作为一个专业，有自己独特的管理和教育体系。护理管理大到全国性的专业团体的管理，小到一个病房的护理管理，包括管理的体制、组织结构、权利分配、人员的编制、工作人员和工作质量的评价等都是护理管理研究的范围。

护理教育则涉及如何培养合格的专业人员的问题，护理教育培养方向、培养目标、教育的层次、各个层次的衔接、护理教师队伍的构成、师资的条件、教师自身的成长与提高等都是护理教育要研究的内容。

（八）特殊人群和特殊环境的护理任务

护理学除了研究一般的人的护理外，还研究特殊群体的护理。这主要是指专门从事某些特殊任务的人群，如航天、深水、井下和特殊化学、物理状态下工作的人群的特殊护理要求。除此之外，社会有特殊健康需求的人群，还有老年人、妇女儿童，都是极易受到伤害的脆弱人群，有不同于一般成年人群的健康问题，这部分人群的护理也是护理学研究的重要领域。

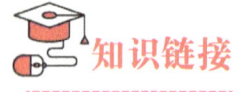

亚健康

亚健康是一个新的医学概念，是机体介于健康与疾病的边缘状态。临床检查无明显疾病，但机体各系统的生理功能和代谢过程活力降低，表现为身心疲劳、创造力下降，并伴有自感不适症状，这种生理状态称为亚健康状态。WHO称其为"第三状态"。WHO一项全球性调查结果表明，全世界真正健康（第一状态）的人仅占5%，患病者（第二状态）仅占20%，75%的人处于亚健康状态。亚健康状态具有动态性和两重性，其结果是回归健康或转向疾病。医务人员应积极采取措施促使其向健康转化。个体也可以通过自我调控、加强体育锻炼、做好心理调节等，积极促进向健康转化。

（张　岚）

学习任务三　护理学的发展

【任务目标】

了解护理学的发展趋势

一、世界卫生组织关于2000年人人享有卫生保健的目标

（一）目标的提出背景和含义

世界卫生组织（WHO）是联合国专门从事国际卫生工作的机构。它的宗旨是"使全世界人民获得最高水平的健康"。

1946年，WHO就提出了有关健康的定义。然而，到1970年代，全世界仍有10亿以上人口陷于贫穷、营养不良、疾病和绝望的恶性循环之中，特别是在发展中国家，有2/3的人得不到最起码的卫生服务，包括没有安全饮水设施。但是，多数国家的卫生保健机构设施集中于大城市，使整个人口的一小部分得到较好的医疗保健服务。有人统计全世界10%的人口消耗着近90%的卫生服务资源。这种十分不均衡的现象将无法使医疗体系满足日益增长的众多不发达地区人们的健康需求。面对世界的卫生状况和发展趋势，WHO于1977年5月第三十届世界卫生大会上决定各国政府和世界卫生组织在未来20多年中的主要目标是实现"2000年人人享有卫生保健"。1978年，WHO和联合国儿童基金会召开的国际初级保健会议上订立的《阿拉木图宣言》中提出实现这一目标的关键是发展初级卫生保健，即让每一个人都享受最起码的卫生保健。1979年，WHO制定了实现这一战略目标的指导原则和具体目标，其重点是面向发展中国家以及全世界带有普遍性的公共卫生问题。

"2000年人人享有卫生保健"的基本含义是"到2000年所有国家的所有人都应达到社会和经济两方面过有效生活的那种卫生和健康水平"。

（二）目标的基本政策和具体目标

1. 目标的基本政策
(1) 确认健康是一项基本人权，是全世界的一个共同目标。
(2) 人民不但有权，更有义务参加卫生保健的计划和实施。

（3）政府应对人民的健康负责。

（4）各国发展卫生事业，主要应依靠自力更生，但也需要国际的支持和合作，因为没有一个国家在卫生工作方面能够完全自给自足。

（5）确认卫生是社会发展的组成部分。因此实现这一目标，不能只靠卫生部门，而要依靠社会经济各部门的密切协作。

（6）必须充分利用世界资源来推动卫生工作及其发展，为此要促进卫生方面的国际合作。

2. 具体目标

（1）每个国家的全体居民都至少能获得基本卫生保健和第一级转诊设施。

（2）所有的人在其可能范围内，开展自我保健和家庭保健，并积极参与社会卫生活动。

（3）全世界的居民团体都能同政府共同承担对其成员的卫生保健责任。

（4）所有政府对人民的健康担负起全部责任。

（5）人民都有安全的饮水和环境卫生设备。

（6）人民都能够得到足够的营养。

（7）所有的儿童都得到主要传染病的免疫接种。

（8）发展中国家的传染病在公共卫生学的重要程度，到2000年不越过发达国家1980年的程度。

（9）使用一切可能的方法，通过影响生活的方式和控制自然、社会、心理环境来预防和控制非传染性疾病和促进精神卫生。

（10）人人都可以得到基本的药物。

WHO提出人人享有卫生保健的目标，主要强调了对群体的基本卫生保健，是从根本上改善人民总体健康水平的重要措施，这同我国政府"预防为主"的卫生工作总方针是一致的。目标的实现要靠政府、人民以及全社会的支持，特别是全体卫生保健人员的通力合作，而在这方面，护理人员更是责无旁贷。

二、2020年护理展望

（一）全球的健康状况

1. 人口增长和人口构成比的变化

1970年以来，世界人口增长速度开始减缓，预计到2025年继续下降到1.0%。然而由于有3/4的人生活在发展中国家，人口增长的沉重负担是这些国家实现2000年人人享有卫生保健的主要障碍。而且目前有近1/3人口年龄在10～24岁，全世界有20%的年轻人生活在中国。

由于人口增长速度减缓，生命周期延长，65岁以上老年人口持续增加。我国在1949年的人均期望寿命只有35岁，到1990年已达到70岁左右。老龄人口的增加，同时带来慢性病患者数量的增多，这些变化大大增加了老年护理和慢性病患者护理的需求。这些护理将不可能集中在医院内进行，而主要靠在家中或社区里提供。

2. 妇女儿童的健康需求

妇女儿童一直是所有健康服务对象中最容易受到伤害的群体。据WHO报道，每年有50万妇女死于怀孕或分娩，其主要原因是不安全的分娩和流产。在某些发展中国家，只有20%的产妇是由专业医务人员接生的。在我国部分边远、贫穷地区也存在着同样的问题。不清洁的接生条件导致世界上每分钟就有一个新生儿死于破伤风、每十分钟就有一位母亲死于同样原因。

在发展中国家，有1/3的儿童营养不良，其主要原因是贫穷、感染和母亲缺乏儿童喂养知识。碘缺乏威胁着世界上1/5的人口，首当其冲的受害者也是儿童。除此之外，一些通过免疫接种就可以避免的疾病仍然没有根除。仅1990年，脊髓灰质炎使20万儿童致残。麻疹、百日咳和过早停止母乳喂养及不适当的喂养引起的肺炎每年夺走400万儿童的生命。

3. 病因和疾病谱的变化

WHO关于健康的定义，使人们从新的角度审视健康和疾病的关系。近20年来大量研究证明了环境因素、生活方式、卫生服务和生物遗传因素对健康的影响。如癌症、心血管病、脑血管病、畸形等都同生活习惯、环境有密切的关系。

除了传染病、营养不良等疾病以外，发展中国家的心血管病、癌症以及同烟草、酒精、滥用药物有关的疾病正在增加，我国每年由于使用烟草而死亡的人数达300万。中国1981年共消耗香烟14 000亿支，占全球同年香烟消耗总量的1/4。心理障碍和情感性障碍的人数也正在逐步增加。另外艾滋病的蔓延已使200万人死亡。有效地控制以上疾病，就要求人们改变不良的行为和生活习惯，而健康教育则是帮助人们改变不良的行为和习惯的最佳手段。

（二）护理发展的趋势

面对全球性的健康问题，世界各国都在采取积极的对策。医疗保健面对的群体的扩大，特别是"2000年人人享有卫生保健"目标的提出，使面向少部分急、重症患者服务的卫生政策受到挑战，迫使各个国家重新考虑其卫生人力资源的分配问题。我国的卫生工作一直贯彻"预防为主"的方针，近年则更加重视群体的健康和初级卫生保健工作。作为卫生保健系统的重要力量——护理人员正在被赋予更多的责任。根据WHO等国际组织的报告，21世纪护理人员将主要承担以下任务。

1. 提供健康教育和指导

WHO指出，21世纪，个体、家庭和社会在满足其健康需求方面将扮演重要的角色，自我护理正成为一个发展的趋势，教会人们自理的知识和技术，将是对护理人员的新要求。护士要教给人们必要的知识，改变他们对健康的态度，帮助人们实践健康的生活方式，指导生病的人如何尽快康复和最大限度地发挥机体的潜能。尽管这种教育的效果远不如为急症患者提供的直接护理那样显而易见，但是引起疾病原因的变化已使人们必须对健康教育予以充分的注意。

随着老年人和慢性病患者的增加，将会出现越来越多的非专业护理人员。因此护士不仅仅要教会个体自我护理知识和技术，还要教育非正式的护理人员掌握必要的护理技术，如患者的家属、婴幼儿的父母、幼儿园和中小学校的教师以及社区、居委会的工作人员等，每一个护士必须具备良好的宣教能力。

2. 社区护理

老龄人口增多，慢性病患者增加以及占人口总数2/3的妇女和儿童的特殊健康需求增加，使越来越多的卫生保健人员将在初级卫生保健领域工作。从世界各个国家的情况看，其主要力量是护士。目前虽然有许多社区保健工作是医生承担的，但护理人员在社区服务中的任务正在逐步增加。目前许多发达国家已经主要由护士承担初级卫生保健任务，在21世纪这个趋势将会逐渐扩大到目前尚未充分发挥护理人员在该领域的作用的国家，特别是一些发展中国家。

3. 为危重症患者提供高质量、高技术的个体护理

随着社区保健的加强，大量不需要复杂技术和仪器处理的患者将在家庭和社区得到护理和治疗。这将大大增加住院患者的危重和复杂程度。这种变化要求护士必须掌握更为高级和复杂仪器的使用、更多的知识和更好的处理紧急突发事件的能力。同时大量先进技术的应用，将会提出越来越多的伦理和法律方面的问题。护理人员会面对日益增多的这方面的抉择。

4. 和其他健康保健人员平等合作

由于护理人员在卫生保健队伍中作用的扩大和受教育水平的提高，传统的护士仅仅是医生的助手的形象将逐渐消失。高科技的应用使医生在抢救危重患者生命、治愈急症患者方面获得了极好的声誉。同时具备较高技术的在大医院工作的护士又比在社区服务的护士具有更好的名誉和待遇。但是这种状况随着"2000年人人享有卫生保健"的提出而正在改变。由于健康保健已成为每一个公民的基本权利，每一个人都有权利得到安全、全面、可

负担起的和可接受的服务，因此大量人力、物力集中在大医院的状况将有所改变。医疗保健系统以医疗为主的情况会随着对社会保健的重视而有所改变。护士将成为整个保健队伍中的重要成员，并且和医生、营养师、药剂师、心理咨询人员、社会工作人员等紧密合作。每一个护士都必须具备良好的人际沟通能力和与他人有效合作的能力。

综上所述，21世纪的护理将会面对日益扩大的工作领域。社区、家庭将成为护理人员的重要工作场所；老年人、慢性病患者、妇女和儿童将是护士服务的重点人群；健康教育、人际沟通、与他人合作、为自己的专业行为负责将是对护士的基本要求。每一个护理人员都应该通过不同的途径，有意识地提高和塑造自己，使自己成为符合21世纪要求的护理专业人员。

【实践评析】

实践内容：

患儿王某，女，2个月，因"毛细支气管炎"收入院，遵医嘱给予微波治疗，护士在操作前进行"三查七对"并调节好参数（功率5 W），患儿由其母及其姑姑看护，治疗后不久，患儿出现哭闹，家长提出疑问，护士未予以重视，约1分钟后患儿哭闹加剧，遂见其背部皮肤发红，可见水疱，面积2 cm×1 cm（同时发现微波治疗仪功率增高至80 W），立即给予治疗，并暴露创面，请外科及皮肤科会诊，创面给予碘附纱布局部包扎，抗生素治疗。经过7天认真细致的治疗护理，患儿痊愈出院。给患儿带来了极大的痛苦，家属对此意见极大，经护士诚恳的道歉和相应的善后处理，家属的怒气渐消。

案例评析：

1. 事件发生原因

（1）护士对"三查七对"执行不力。护理工作制度规定在服药、注射、处置时必须严格执行"三查七对""一注意"，该患儿在治疗开始后出现哭闹且家长提出疑问，护士未及时进行查对和观察，微波治疗仪功率增高导致患儿背部烫伤。

（2）护士风险意识不强，管理不完善。微波治疗引起的烫伤已有前车之鉴，患儿出现哭闹后，护士未予重视，侥幸地以为患儿有其他不适，缺乏风险意识。

（3）健康宣教不到位。在治疗前，护士未向家长强调治疗中不得自行调节治疗仪的各种参数。

2. 如何避免与防范

（1）严格执行查对制度，认真调节和核对微波治疗仪的功率。

（2）有预见性地评估患者治疗中的危险因素。做任何操作的第一步都是评估，评估充分、到位，做到心中有数，才能够防患于未然；小于6个月婴儿行微波治疗时，易出现安全隐患，应将危险警示标注在醒目位置。

（3）治疗前，护士应向患者行健康宣教，告知治疗的目的、注意事项，并强调治疗中不得自行调节治疗仪的各种参数，否则会出现不良后果。

（4）定期对微波治疗仪进行维护保养，确保其正常的工作状态。

3. 正确的做法

（1）使用微波治疗仪过程中，应确认仪器的性能和运行状态良好，密切观察照射局部组织的状况。

（2）认真查对婴幼儿微波治疗医嘱，核查治疗功率的准确性。

（3）重视患儿的反应和家属的主诉，及时检查，发现问题及时处理。

（4）对患儿实施保护性隔离，请外科及皮肤科会诊，给予碘附纱布局部包扎。

（5）态度诚恳，真心道歉，取得谅解。

（张　岚）

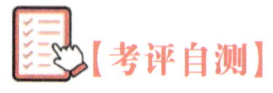【考评自测】

一、名词解释

（1）护理学

（2）个案护理

（3）功能护理

（4）小组护理

二、选择题

（1）南丁格尔创建世界上第一所正式护士学校是在（　　）。

　　A. 1858年　　　B. 1865年　　　C. 1860年　　　D. 1836年

　　E. 1856年

（2）中国护理界的群众性学术团体最早名为（　　）。

　　A. 中华护士会　　B. 中国护士会　　C. 中华护士学会　　D. 中华护理学会

　　E. 中国护理学会

（3）我国的第一所护士学校开办于（　　）。

　　A. 1907年　　　B. 1865年　　　C. 1860年　　　D. 1900年

　　E. 1888年

（4）南丁格尔就读的护士学校是（　　）。

　　A. 圣托马斯医院护士学校　　　　B. 凯塞威尔斯城护士学校

C. 克里米亚护士学校   D. 沙弗诺城护士学校

E. 佛罗伦萨护士学校

(5) 南丁格尔对护理事业的贡献有（　　）。(非单选题)

A. 创立了世界上第一所正式的护士学校

B. 带领护理人员在克里米亚战争中做出了突出贡献

C. 提出了护理的科学概念

D. 设立了南丁格尔奖章

E. 撰写了护理专著《护理札记》

附答案：

一、名词解释

(1) 护理学：一门以自然科学和社会科学为基础的研究维护、促进、恢复人类健康的护理理论、知识、技能及其发展规律的综合应用学科。

(2) 个案护理：由专人负责实施个体化护理，一名护理人员负责一位患者全部护理的护理工作方式。其适用于抢救患者或某些特殊患者，也适用于临床教学需要。这种护理方式，护士责任明确，并负责完成其全部护理内容，能掌握患者全面情况，但耗费人力。

(3) 功能护理：以工作为导向，按工作内容分配护理工作，医护各司其职。它是一种流水作业的工作方法，护士分工明确，易于组织管理，节省人力。但工作机械，缺少与患者的交流机会，较少考虑患者的心理社会需求，护士较难掌握患者的全面情况。

(4) 小组护理：以小组形式（3～5位护士）对一组患者（10～20位）进行整体护理。组长制定护理计划和措施，小组成员共同合作完成对患者的护理。这种护理方式能发挥各级护士的作用，能了解患者一般情况，但护士个人责任感相对减弱。

二、选择题

(1) C   (2) A   (3) E   (4) B   (5) ABCE

学习单元二 护士的素质及行为规范

"护士，是指经执业注册取得护士执业证书，依照《护士条例》规定从事护理活动，履行保护生命、减轻痛苦、增进健康职责的卫生技术人员。"护士被称为白衣天使。1914年在第一次中华护士会议中，钟茂芳提出将英文Nurse译为"护士"，大会通过，遂沿用至今。

【导入案例】

> 患者，女性，49岁。41岁患胃癌，手术切除。后来在7年当中，先后做了5次手术，切除了子宫、乳腺、右侧肺、右侧锁骨、右侧肱骨，定期放疗、化疗。至今生活很乐观。与她交谈时，她把与癌症作斗争的历程比喻为"一个微小的金字塔，是支持我生存的坚实基础，金字塔是孔雀石筑成的，它一直矗立在我心中"。她讲述了患癌后是怎样保持平衡和寻找目标的，探讨了生命和死亡的意义及癌症患者该怎么生活。她认为在她的抗癌过程中，护士给了她无穷的力量，真正做到了关爱患者。

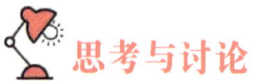 思考与讨论：

（1）患者在多次手术后有怎样的心理变化？
（2）护士在患者康复的过程中起了怎样的作用？

学习任务一　护士的素质

【任务目标】

（1）掌握护士的基本素质。

（2）了解护士素质的基本内容。

一、护士的素质

（一）护士素质的必要性

随着中国现代护理学的发展，护士需要帮助人们解决与健康有关的问题，即：减轻痛苦、维持健康、恢复健康、促进健康。而具备良好的思想道德素质、科学文化素质、专业素质、体态素质、心理素质是护士从事护理工作的基本条件。培养护士素质是一个长期反复的过程，是自我基础、环境和教育等多方面作用的结果。护士是医院工作人员的重要组成部分，护士的素质是指护士的思想道德、政治、业务水平以及在工作中的言行举止等，是提高护士质量的关键。

（二）素质的概念

素质是指个体完成工作活动与任务所具备的基本条件与潜在能力，是人与生俱来的自然特点与后天获得的一系列稳定的社会特点的有机结合，是人所特有的一种实力。

（三）护士基本素质的培养

护理工作直接关系到患者的安危及人民的健康。护理人员应具有敏锐的观察能力，并养成独立思考的习惯，分析病情时头脑要清醒，反应要灵敏，手脚要麻利，动作要迅速，做到细致周到、忙而不乱、井然有序，能及时观察到患者的病情变化，采取相应的果断措施，为抢救争取时间，使患者转危为安。高尚的无私奉献精神是护理工作者职业道德的主要内容，要最大限度地发挥护理人员的主观能动性。只有具有良好的素质，才能忠于职守，献身护理事业；才能以患者为中心，一切服务于患者。要做好优质护理服务，护理人员必须具备良好的素质，才能对患者具有强烈的感召力。护士的良好素质并非与生俱来的，而是靠崇高的理想和坚强的意志，并在实践中刻苦磨炼和培养起来的。

第一，树立献身护理事业的崇高理想。要想成为一名优秀护士，具有良好素质，就必须首先树立起热爱护理事业并为护理事业而献身的崇高理想。这是因为：首先，只有具备崇高的理想，才能理解护理工作的价值和意义，才能懂得为什么工作和应当怎样工作，从而为了实现自己的理想而主动自觉地加强学习。其次，只有树立起崇高的理想，才能真正爱护并尊重自己的工作对象，以解除患者痛苦为己任，想患者之所想，急患者之所急，痛患者之所痛。基于这种高尚的道德情操，就会自觉地注意使自己更好地适应患者的需要。最后，只有树立起献身护理事业的崇高理想，才能对搞好护理工作产生浓厚的兴趣。

第二，学习有关理论知识。为了培养良好的素质，必须学习有关理论知识，具备熟练的护理操作技术。护理人员素质和能力的高低是开展和深化人性化护理工作的基础。临床上每位护理人员要想真正做好人性化护理工作，单凭事业心焕发起来的热情是不够的，还必须较全面地掌握医学、护理学、人文学和社会学等知识，才能按照科学道理更快更好更全面地为患者的健康服务。因此，临床护士要加强继续教育，积极参加护理专科、本科的自考和函大教育，培养良好的兴趣和爱好，多阅读一些护理杂志，了解护理领域新动态、新信息，掌握护理新知识、新技术，培养和提高护理研究和实践能力，提高综合素质。

第三，加强实践锻炼。为了培养良好的素质，最关键的一环还是在实践中加强锻炼。为了在实践中取得更好的效果，应注意如下几点：首先，实践一定要自觉。这是指在实践中要有意识地培养素质，即把实践视为培养锻炼的好机会和好场所。不然，终日忙忙碌碌，心中无数，即使参加实践，进步也不快。其次，要在实践中不断进行评价。评价内容包括自我评价，与过去比，以了解自己的进步程度；与同志比，学人之长，避人之短；与患者及其家属的意见比，巩固成绩，克服不足。评价时还要和前面讲的五项基本素质比，因为这是在实践中锻炼培养的目标。最后，自觉而又严格地遵守为做好护理工作制定的各项规章制度，而且力争把它变成自己习惯化了的行为。这本身也正是对良好素质的培养。

二、护士的职业素质和品德修养

（一）护士的基本素质

1. 思想品德素质

具有热爱祖国、热爱人民、热爱护理事业的"三热爱"精神，为人民服务、为人类健康服务的"两服务"奉献精神；树立正确的人生观、价值观，以救死扶伤、实行人道主义为己任；具有诚实的品格、较高的慎独修养和高尚的思想情操。

2. 科学文化素质

为适应社会和护理学科发展的需要，护士必须掌握护理学科的基本知识与基本技能，具有一定的文化修养和自然科学、社会科学、人文科学等多学科知识，培养正确的审美意识，培养一定的认识美、欣赏美和创造美的能力。

3. 专业素质

具有良好的业务素质、必要的护理理论和人文科学知识，以及参与护理教育与护理科研的基本知识，勇于钻研业务技术，不断开拓创新。具有较强的实践技能、敏锐的观察能力和分析能力，能用护理程序的工作方法解决患者存在或潜在的健康问题。具有良好的心理素质，乐观、开朗、稳定的情绪，健康的体魄和规范的言行举止，严谨的工作作风，实事求是的精神，高度的责任心、爱心，做到慎言守密，保持良好的人际关系。

4. 体态素质

护士必须身体健康、功能健全、精力充沛，仪表文雅大方，举止端庄稳重，待人热情真诚，并养成个人的和集体的卫生习惯。

5. 心理素质

护士应具有较强的进取心，不断索取知识，丰富和完善自己，发展智力和培养能力。保持心理健康，乐观、开朗、情绪稳定，胸怀宽容豁达。具有高度的责任心和同情心、较强的适应能力、良好的忍耐力及自我控制力，灵活敏捷。具有良好的人际关系，同事间相互尊重，团结协作。

（二）护士的职业素质

护士的职业素质是指从事护理专业所需要的特殊性质方面的要求。

（1）热爱护理事业，热爱本职工作，具有为人类健康服务的敬业精神。

（2）关心患者疾苦，想患者所想，急患者所急，对患者有高度的责任心、同情心和爱心。

（3）有良好的医德医风，廉洁奉公。不做违反道德良心的不合法事情或不忠于职守的工作，以维护职业声誉。

（4）具有诚实的品格、较高的道德修养及高尚的思想情操。

（5）具有一定的文化修养、护理理论及人文科学知识以及参与护理教育与护理科研的基本知识。能胜任护理工作，并勇于钻研业务技术，保持高水平的护理。

（6）具有较强的护理技能，能应用护理程序解决患者存在或潜在的健康问题。

（7）应与同行及其他人员保持良好的合作关系，相互尊重、友爱、团结、协作。

（8）具有健康的心理、开朗稳定的情绪、宽容豁达的胸怀、健壮的体格。工作作风严谨、细致、主动、果断、敏捷、实事求是。

（9）注意文明礼貌，用语规范、态度和蔼、稳重端庄、服装整洁、仪表大方。

（三）护士的品德修养

护士的道德修养、道德信念与道德品质，影响并决定着护士对待护理工作及患者的根本态度，影响和制约着护士的行为和工作质量。因此，护士修养的目的在于树立正确的世界观、人生观、价值观，在平凡的工作中不断提高精神境界，完善自我。

1. 护士情感与情操

情感是人们内心世界的反映，护士的工作与工作对象及内容，决定了护士的情感有职业的特殊性。护士面对的是疾病缠身、身心处于痛苦状态的患者，有时甚至患者的亲朋好友都表现出厌烦的情绪，但作为护士，却要带着关心、爱护、体贴的情感去为患者进行各种治疗及护理。护士本身也是人，有个人的喜怒哀乐，但护士的角色要求护士一旦上岗，就要学会控制自己的情感，急患者之所急，想患者之所想，不因自己不愉快的情绪而影响患者的治疗及护理效果。

2. 护士的诚实与宽容

诚实是护士应具备的美德。护士为患者进行治疗和护理通常是独自完成，因此，护士不论在什么时候都要恪尽职守，按照操作规程去做。一旦出现差错绝不隐瞒并及时报告，尽快采取措施挽回损失。尽管护士的某种护理行为无人知道或患者长期无法察觉，但护士绝不能做有损患者健康的事，这是护理职业的特殊性对护士的道德良心提出的客观要求，因此，护士必须具有职业道德指导下的诚实品德。

宽容是待人处世的美德。护士应心胸宽阔，有容人之量。患者生病后，其心理与生理均发生变化，由于精神和肉体上的双重折磨，感情和意志都变得很脆弱，言行缺乏自制力，甚至会将疾苦造成的怨恨迁怒于医务人员。因此，护士应有宽容、谅解与忍让的美德，无论遇到怎样的境况，都不能与患者发生正面冲突，而应从体贴、关心入手，耐心说服、劝导，消除患者不良情绪，配合医护人员完成各项治疗及护理，使患者早日康复。

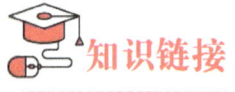
知识链接

健康四大基石

健康四大基石16字：合理膳食；适量运动；戒烟限酒；心理平衡。

（1）合理膳食10个字：一、二、三、四、五、红、黄、绿、白、黑。此即：每天1袋牛奶，250 g糖类，3份高蛋白；每周4次粗粮；每天500 g蔬菜和水果。番茄，红黄色的蔬菜，绿茶及绿色植物，燕麦（白），黑木耳。

(2) 适量运动2个字：三、五，即一次3 km，每次30分钟以上，每周至少运动5次。

(3) 戒烟限酒贵在坚持。

(4) 心理平衡做到"三乐"，即助人为乐、知足常乐、自行其乐。

（张　岚）

学习任务二　　护士的行为规范

【任务目标】

(1) 掌握护士的语言行为。

(2) 掌握护士的仪容仪表。

(3) 了解护士基本礼仪。

一、护士的语言行为

（一）语言的重要性

语言是人类用来交流的重要工具，可以反映一个人的文化素质和精神风貌，护士的语言也是护士素质的外在表现。护士的语言除具有一般语言沟通人与人之间关系的属性外，还是获得工作伙伴和服务对象信任与合作的有效手段。护士的语言既可以治疗疾病，又可以使疾病加重。护理工作中，护士的一言一行对服务对象都会产生影响，恰当的语言不仅能使服务对象得到心理满足、保持愉快心情，还能使其积极配合工作。护士语言的不良刺激，会引起服务对象不信任、忧郁、恐惧，甚至丧失信心，拒绝合作。所以护士必须掌握良好的语言沟通技巧，同服务对象进行有效的沟通，才能做好工作。人与人之间的交往，约有35%运用语言性沟通技巧。

（二）护士语言的基本准则

语言的规范性：语言内容要严谨、高尚、符合伦理道德原则、具有教育意义。语言要清晰、温和，措词要准确达意，语调要适中，交代护理意图要简洁、通俗、易懂。

语言的情感性：良好的语言能给患者带来精神上的安慰。

语言的保密性：护士必须尊重患者的隐私权，如对生理缺陷、精神病、性病等要保密。

符合礼仪的日常护理用语包括招呼用语、介绍用语、电话用语、安慰用语和迎送用语。

护理操作中的解释用语包括操作前、操作中和操作后用语。

二、护士的仪容仪表

护士作为白衣天使，更应该容貌服饰端庄大方，言行举止优雅得体，这样才能显示出护士的独特韵味来。有人说，人间的美，十有七八是女人创造的，护士是女人中的天使，护士的一举一动更应是美的展现。

容貌服饰美：护士应该淡妆上岗，化妆是为了彰显相貌的优点，遮掩相貌的瑕疵。护士由于职业的关系，化妆后应有一种"清水出芙蓉"的效果。恰当的表情也是护士容貌美的一个组成部分。一般来说，护士应该提供微笑服务，这种笑应是发自内心的。为了使笑容自然真诚，护士可以在内心想着高兴的事情，让会讲话的眼睛里流露出更诚挚的笑意，保持嘴角略微上翘。中国古代讲究笑不露齿，如果牙齿还可以的话，可以露出上面正中的6颗牙齿。也可以在内心发"一"的声音。掌握这几个要点，就可以拥有令人愉悦的笑容了。但是，当患者病情危重或者不治身亡的时候，你若保持机械的微笑表情对待家属，后果是可想而知的。

在服饰方面，燕式帽是护士职业的标志，授帽仪式的庄重程度一点也不比授予学位的仪式差。护士必须衣帽整洁，头发不宜过肩，前面露发3~5 cm，后面的长发可用发网套住。夏日必须穿长连裤袜，颜色只可是白色或者肤色。禁忌裙子与鞋子之间的隔断。鞋子建议穿白色坡跟软底鞋，无论冬夏，都是如此。裙的长度应高于白大褂的下摆，穿短裙的时候更要注意。

1. 站立姿势

一个训练有素的护士在街上行走，应该有那种人们在千百人中，能单凭你背后的走姿就可以大致推断出你的护士职业的效果。护士的站姿要求：头正颈直，嘴角微微上翘，双眼平视，两肩外展，双臂自然下垂。挺胸收腹，收臀并膝，两脚脚尖距离10~15 cm，脚跟距离3~5 cm。两手交叉于腹部，右手四指在上，握左手食指。这是规范站立姿势，主要用于比较正规的场合，平时可以采用自然站姿，即在规范站姿的基础上双手自然垂于身体两侧。

2. 端坐姿势

坐姿显示了一个人的文化素养。护士坐在椅子上，应该左进左出，从椅子后面走到椅子前面分五步，然后，将右脚后移半步，稍微侧头，顺左眼余光，抬左手从腰间往后下挪动理顺白大褂下摆，缓缓落座，臀部占椅面的1/2～2/3。

3. 行走姿势

在站立姿势的基础上，双手臂自然前后摆动30°左右，双脚落地在一条直线，不要扭动臀部。要求抬足有力，柔步无声。

4. 下蹲姿势

要求侧身蹲下，先后移右脚半步，左手整理衣服，缓缓下蹲，挺胸收腹，调整中心，收回右脚。注意不面对他人蹲下，也不要背对他人蹲下。

护士端盘的时候，应用双手拇指和食指掌住盘的两侧，其余三指分开托于盘的底部，原则上要求双手不能触及盘的内缘，需要开门时不要用脚踹门，可用后背开门。

护士坐小轿车的时候应该采取背入式，即先进背再进头，最后进脚。

三、护士基本礼仪

中国自古以来就是礼仪之邦，对一个人的最高评价应该是知书达礼。系统化整体护理在临床实践中的应用和发展，要求护理人员除拥有丰富的专业理论知识和熟练的操作技能外，还应具有良好的仪容仪表及专业形象。因此，要进一步改进护理工作，提高护理质量，首先必须从塑造护士礼仪着手。

随着现代化医学模式的转变和护理学的发展，严格护理管理、完善护理程序、强化护士高度的责任感都是不可缺少的促进要素。然而，贯穿这些要素其中，护士礼仪已成为当前护理教育中急需解决的问题，是临床护理工作的内在品质和灵魂。

对护士礼仪的认识。礼仪是护士的职业形象，仪表端庄、言谈举止良好、音容笑貌适宜都有助于培养积极的心态，养成高度的自制力和高超的领导才能，受到别人的尊重和爱戴，并在职业工作中获得惊人的成绩。语言是人们在社会生活中广泛运用的一种传递信息和交流情感、沟通人际关系的工具，是心灵的声音，护士美好的心灵要通过言谈举止体现出来，给患者留下美好的印象，从而获得患者的信任、尊重。

热情礼貌待人，产生美好的第一印象。患者入院时，当班护士迎上前去，目光正视患者，点头微笑问候，送患者到病房，让患者休息，护士作自我介绍，向患者介绍环境、经管医生、饮食作息并亲切告知患者将为其提供周到的服务，使患者感到亲切和温暖。住院患者由于环境改变和疾病影响，会有不愉快、不满甚至愤怒、忧郁等情绪。护士在护理工作中，要充分体现宽容大度、体贴耐心的职业性格，消除患者的不稳定情绪，引导患者积极配合治疗护理，保持轻松愉快的心境，使患者早日顺利康复。

规范的言行举止是与患者沟通的桥梁。在对患者进行护理治疗时，得体的称呼使患者感到自然、亲切，对老人应用尊称，年龄和自己相仿的可称姓名，对儿童可适当运用触摸以减轻儿童的陌生、恐惧感。护士在与患者交谈时，应用平等待人的态度，尊重患者的自尊心，既要使患者感到温暖、亲切，又要保持一定的严肃性。如：为患者解除忧虑时，话题可从同情、关心患者的问题谈起，诱导患者说出心中的忧愁，护士就能了解患者的心态，给予启发、引导和鼓励，用轻松愉快的语言缓解患者愁闷的心绪，获得与患者沟通的良好效果。

随着人类精神文明和物质文明的发展，人们的需求水平在不断提高，护士礼仪教育在临床护理中不容忽视，因此应该将护士礼仪教育贯穿于护理患者的各个环节中，从而提高护理整体素质。

【实践评析】

实践内容：

患者，男性，63岁，心肌缺血。来诊时患者一般情况尚好，自述胆囊炎病史10余年，近1周来因受凉及饮食不当出现肩背部及上腹部胀痛不适、恶心、乏力等症状。急查心电图大致正常。拟查心脏及腹部彩超。分诊护士陪送患者前往做检查时观察到患者面色、口唇苍白，很像心脏病面色。分诊护士主动准备好氧气袋及轮椅，让患者坐轮椅、吸氧气前往，但患者执意要步行，家属也认为没有大问题，只是饮食不合适而已。拗不过患者的护士只好让患者步行到约400 m之外的彩超室。检查过程中，患者突然尖叫几声、挣扎着要坐起，随之抽搐后神志丧失，经积极抢救无效死亡。这位患者虽然匆忙离开了人世，但家属对护士十分感激。因为，护士对病情有预见，如果不是因为家属的迁就，患者一定会按照护士的意图完成检查，也许会给患者多一些生存的时间。

案例评析：

（1）案例的成功之处在于护士能通过"观察到患者面色、口唇苍白，很像心脏病"预见到病情的严重性而主动"准备好氧气袋及轮椅，让患者坐轮椅、吸氧气前往"陪同检查。如果不是预见到病情的严重，一般平诊可以由患者自己前往完成检查。虽然患者拒绝坐轮椅，但护士对患者高度负责的精神使家属深受感动，在痛失亲人的背后流露出更多的是对护士服务的敬佩。

（2）老年性冠心病的特点是症状不典型、病情复杂、变化快，常因心绞痛症状不典型而被误诊。此例患者心电图大致正常，从自述症状看，很似胆囊炎，造成了分诊护士思想上对病情没有足够的重视。护士虽然认识到病情的严重性，遗憾的是"吸氧气、用轮椅"的措施未能实施，患者步行400 m，活动量增加，导致心脏负荷突然加重而出现了危及生命的心源性猝死。

（3）急性心肌梗死出现先兆症状时，应绝对卧床休息，以减轻心脏负担。一切日常活动由护士照料，各项检查尽可能在病房床边完成；若必须离开病房时，必须由医护人员陪同，用平车或轮椅送往检查室。一周后若无并发症可逐渐下床活动，但应避免劳累。

（张　岚）

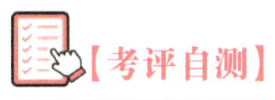【考评自测】

一、名词解释

（1）护理工作
（2）人际关系
（3）患者
（4）护患关系
（5）慎独

二、选择题

（1）下列护患关系中属于主动-被动型模式的是（　　）。
　　A. 昏迷患者　　　B. 骨折患者　　　C. 慢性心力衰竭患者　　　D. 肺心病患者
（2）护患关系的初始期，主要任务是（　　）。
　　A. 用具体行动帮助患者解决健康问题　　B. 圆满结束护患关系
　　C. 护患之间建立信任关系　　　　　　　D. 作自我介绍
（3）以下（　　）是患者的权利。
　　A. 及时寻求医护帮助　　　　　　　　　B. 按时按数交纳医疗费用
　　C. 平等医疗权　　　　　　　　　　　　D. 自由选择
（4）以下（　　）是患者的义务。
　　A. 隐私保密　　　　　　　　　　　　　B. 尊重医疗保健人员
　　C. 知情、同意　　　　　　　　　　　　D. 投诉
（5）关于角色的特征，下列哪项是错误的？（　　）
　　A. 角色的实现须通过互动才能完成　　　B. 某些角色是孤立存在的
　　C. 角色行为由个体完成　　　　　　　　D. 角色是可以互相转变的
（6）美国著名的社会学家（　　）将患者角色概括为四个方面。
　　A. Szasy　　　　B. Hollander　　　　C. Maslow　　　　D. Parsons

(7) 被医生诊断为晚期肺癌的一患者，第一个反应就是"这绝对不可能"，这是（　　）。

A. 角色适应　　　B. 角色缺如　　　C. 角色冲突　　　D. 角色强化

附答案：

一、名词解释

(1) 护理工作：是护士与患者为了医疗护理的共同目标而发生的互动过程。

(2) 人际关系：人们在社会交往活动中形成的相互之间各种心理形态的关系，反映了人与人之间在心理上的亲疏、远近。

(3) 患者：指患有疾病、忍受疾病痛苦及享有保健服务的人。

(4) 护患关系：是护理人员与患者之间在提供和接受护理服务过程中，自然形成的一种帮助与被帮助的人际关系。

(5) 慎独：是指在个人独处无人注意时，自己的行为也必须谨慎。

二、选择题

(1) A　(2) C　(3) D　(4) B　(5) B　(6) D　(7) B

学习单元三 护理学理论及相关理论

护理学是一门在自然科学与社会科学理论指导下的综合性应用学科，是研究有关预防保健与疾病防治过程中护理理论与技术的科学。随着社会的进步、科学技术的迅猛发展、人民生活水平的提高以及健康需求的增加，护理学已经由简单的医学辅助学科逐渐发展成为健康科学中的一门独立的学科。护理理论是对护理现象和活动本质与规律的总结，是在护理实践中产生并经过护理实践验证的理性认识体系。

【导入案例】

患者罗某，女，54岁，某公司总经理，因"发热、头痛"收入院。患者拿着入院证来到病房时，值班护士小何正在护士站处理医嘱，她见新患者到来，便抬头说："哦，新入院的吧，收到28床。"患者及家属来到28床坐下，约10分钟后小何推着护理车来为患者测量生命体征并做入院评估。"你是罗某吗？我现在给你测量生命体征。"小何说道。患者皱着眉头配合小何的要求，没说什么。第二天，罗某在意见簿上留下了一段话。"护士是天使，应使人感到温暖和舒适，怎么我遇见的就是这么冷冰冰的呢？"

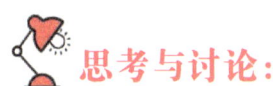
思考与讨论：

（1）事件是怎样发生的？事件发生的原因是什么？
（2）如何避免类似事件的发生？

学习任务一　护理学理论

【任务目标】

(1) 了解奥瑞姆的自理理论。
(2) 了解纽曼健康系统模式。
(3) 了解罗伊适应模式。
(4) 了解佩普劳的人际关系模式。

一、奥瑞姆的自理理论

(一) 奥瑞姆的自理理论内容

奥瑞姆认为护理应重视人对自理活动的需要，并提供帮助。奥瑞姆的理论由三部分组成，即自理学说、自理缺陷学说和护理系统学说。

1. 自理学说

自理是个体为维持自身的生命、健康和幸福所着手并采取的一系列活动。自理能力即自我照顾的能力。护理所关心的是个体的自理能力在特定时期是否能满足其自理需要。自理需要包括如下三方面。

(1) 普遍性的自理需要：也称日常生活需要，是个体为了满足生存的基本需要所必须进行的一系列活动，如摄取足够的氧气、食物和水等。

(2) 发展性的自理需要：是指在生命发展过程中各阶段特定的自理需要以及在某种特殊情况下出现的新的自理需要，如儿童期、青春期、怀孕期、更年期的自理需要。

(3) 健康状况欠佳时的自理需要：指个体患病、遭受创伤等情况下的自理需要，如寻求治疗的需要。

2. 自理缺陷学说

这是奥瑞姆自理理论的核心部分，阐述了个体什么时候需要护理。他认为，当一个人不能或不完全能进行连续有效的自我护理时，就需要护理照顾和帮助。

3. 护理系统学说

奥瑞姆指出护士应依据患者的自理需要和自理能力的不同而采取三种不同的护理系统：全补偿护理系统、部分补偿护理系统和支持-教育系统。

(1) 全补偿护理系统：全补偿护理系统是指患者没有自理能力，需要护士进行全面的帮助，以满足患者所有的基本需要。

(2) 部分补偿护理系统：是指患者有部分自理能力，但需要护士提供不同程度的帮助，才能满足患者的基本需要。

(3) 支持-教育系统：是指患者有自理能力，但需要护士指导、教育或提供最佳环境，才能达到自理的最佳水平。

（二）奥瑞姆自理理论与护理的四个基本概念

(1) 人。奥瑞姆认为，人是一个具有生理、心理、社会及不同自理能力的整体，人具有学习和发展的潜力，通过学习可以达到自我照顾的目的。

(2) 健康。奥瑞姆支持WHO关于健康的定义，认为良好的生理、心理、人际关系和社会适应是人体健康不可缺少的组成部分。

(3) 环境。奥瑞姆认为环境是存在于人的周围并影响人的自理能力的所有因素。人生活在社会中都希望能进行自我管理。大多数社会对不能自我满足自理需要的人是能接受并提供帮助的。自我帮助和帮助他人都被社会认为是有价值的活动。

(4) 护理。护理是预防自理缺陷发生和发展，并为有自理缺陷的人提供治疗性自理的活动，它是一种服务，一种助人方式。

（三）奥瑞姆自理理论与护理实践的关系

奥瑞姆把自己的理论和护理程序有机地联系在一起，其自理理论及观点已被广泛地应用到护理实践中。以奥瑞姆理论为指导的护理工作方法介绍如下。

1. 评估患者的自理能力和自理需要

护士通过收集资料确定患者是否存在自理缺陷、哪些方面存在自理缺陷及引起缺陷的原因等，以此来评估患者的自理能力和自理需要，从而决定患者是否需要护理帮助。

2. 设计恰当的护理系统

根据患者的自理能力和自理需要，选择全补偿护理系统、部分补偿护理系统或支持-教育系统，并确定预期护理结果，制订详细的护理计划。

3. 实施护理措施

根据护理计划提供相应的护理措施，以达到满足患者的自理需求、恢复和促进健康、增进自理能力的目的。

二、纽曼健康系统模式

以纽曼健康系统模式为理论框架应用于护理管理工作，是把医院中的护理管理工作看作一个与环境相互作用的开放系统，识别管理工作的压力源，通过三级预防帮助管理人员减少或消除压力源，掌握应对压力的技巧，从而提高整个护理团队的工作质量和效率，提高管理水平，形成和谐的工作氛围。

纽曼健康系统模式自问世以来，就以可靠性、整体性而著名，并作为理论基础运用于护理以及其他相关活动当中。其概念所涉及的范围之广、运用之灵活、内容之系统，使得它能够综合运用于学术以及管理活动，来提高专业护理人员的工作质量，以顺应21世纪卫生保健模式的转变。纽曼健康系统模式已被广泛运用于临床护理实践当中，但被应用于管理实践中却鲜有报道。护理管理是医院管理活动的重要组成部分，如何在护理管理工作中实践纽曼健康系统模式，并使护理工作获得可持续发展，是护理管理者面临的新课题。

（一）纽曼健康系统模式的基本内容

1. 纽曼健康系统模式的核心概念

核心部分又称基本结构：人类共需的生存因素和自身所具有的内外特征的总和，受到生理、心理、社会文化、精神与发展方面的功能状态及其相互作用的制约。弹性防线：对正常防线起缓冲、保护和过滤作用的机体防线，具有动态变化性，能在短期内急速变化。正常防线：个体在生长发育以及与环境持续互动过程中逐步建立的对内、外界压力源的正常、稳定的反应范围，即日常的康强稳定状态。抵抗线：由支持基本结构和正常防线的一系列已知和未知因素组成，它的具体内容与功能因人而异。

一级预防：当怀疑或发现压力源存在而压力反应尚未发生时，为强化机体的弹性防线，防止压力源入侵和压力反应产生而采取的措施。二级预防：压力反应发生以后所采取的强化抵抗线，减轻和消除压力反应，恢复机体稳定性的措施。三级预防：机体恢复相当程度的稳定性时，为了进一步维持和提高个体的稳定性，使其最大限度地恢复健康所采取的措施。

2. 纽曼健康系统模式的主要内容

纽曼健康系统模式为美国护理理论家Betty Neuman提出的一种护理理论，被广泛应用于护理行业中的各个领域。纽曼把人看作一个为了寻求平衡与和谐而与环境相互作用的开放系统，是由生理、心理、社会文化、成长发展及精神等变量组成的整体。当内外环境的刺激即压力源作用于机体时，机体通过防御功能即弹性防线、正常防线、抵抗线及基本结构进行控制、应对。为提高机体的应对能力，需应用三级预防机制控制压力源，增强防御系统的功能，以帮助服务对象保持或恢复系统的平衡与稳定，获得最佳的健康状态，即纽曼健康系统模式的核心内容（三级防御线和三级预防）。纽曼认为其要旨是通过有目的的干预使对象系统减少与压力源的接触或减轻不良的压力反应，以保持对象系统的稳定。

（二）纽曼健康系统模式在护理管理中的应用

1. 三级防御线及三级预防对压力源的应对机制

（1）一级预防措施及弹性防线的应对。

任何影响到管理工作的正常运转的因素都可称为压力源（本书就管理人员面对下属所带来的压力源进行分析），如员工不遵守医院的规章制度，个人利益与工作利益发生冲突，对于工作的职业倦怠，工作态度的怠慢，对上级的不满情绪等。面对这些问题，护理部可以在招聘护理人员时对新上岗的护士进行岗前培训，讲解医院的规章制度，对工作中可能会出现的问题提前给予警示，并告知一些妥善解决问题的办法，使护理人员在未来的工作中尽可能避免这些问题的发生。由于护理部意识到可能存在的压力源，并在压力反应尚未发生时，管理部门采取了以上一系列有效措施（即一级预防），预防性地避免压力反应的产生，从而对正常防线起到缓冲、保护和过滤作用，使系统免受压力源的侵害或免于产生压力反应，起到了弹性防线的作用。

（2）二级预防措施及正常防线的应对。

临床护理人员长期面对着来自各方面的压力，如护理患者、人际关系、工作量大、管理问题、协调关系、环境束缚、专业问题等。护士长期暴露在这些压力之下，很容易产生职业倦怠。加之一些护理人员对工作的态度不够端正、人际关系不协调等造成工作效率低下，差错屡有发生，甚至发生医疗事故。由于压力源持续作用于护理人员，由先前所加强的弹性防线的功能已不能再发挥作用，此时压力源已穿透弹性防线，侵犯到了正常防线并产生了压力反应（即工作效率低以及事故的发生影响了管理工作的正常运转），如果不加以干涉，压力源会进一步侵犯抵抗线，最终可能导致整个管理工作的瘫痪。

为了防止压力源进一步威胁到管理工作，医院有关部门可以采取一系列措施，如加强专业知识的教育，疏导护士的不良情绪，改变护士消极的应对方式，通过各种方式宣泄内心的感受。采取有针对性的措施控制压力源，并指导护士采取积极的方式应对压力，教会护士一些缓解紧张情绪及应对压力的技巧，如放松训练、自我心理保健、听音乐、旅游等，避免造成进一步的身心损害。如果管理部门能够及时有效地采取二级预防，就可以防止压力源在入侵到正常防线的同时进一步激活抵抗线，以保护基本结构，稳定整个系统，并促使其恢复到正常防线的康强水平。

（3）三级抵抗线的应对。

通过行之有效的二级预防措施，抵抗线功能发挥有效，使得整个管理工作回到了原来稳定的正常防线水平。如果希望管理工作能够更加有效地发挥作用，使得整个护理团队能够更加和谐地工作、紧密地联系，就应采取三级预防措施，如关心护士生活，定期开展减轻压力的训练，加强心理素质训练。采取各种措施激发护士的工作积极性，充分动用家庭、社会支持系统作为护士的坚强后盾，还应强化职业道德教育，使护士认识到护理工作虽平凡，但却是有价值、有意义的事业，应为护理事业的发展贡献自己的力量。鼓励创新的开放系统，倡导学习和提升个人工作技能，建立合理化建议奖励制度；从提高管理效能来说，可以发挥非正式组织的积极作用，建立长效的激励机制，包括用人激励机制，公开、公平的竞争激励，树立楷模的标杆激励，重视及时反馈在工作中的作用，同时护理管理者应重视发挥有效沟通的原则等。

2. 应对情况

（1）提高对压力源的防范，将压力反应降到最小。

由于护理工作的特殊性，护理人员在护理工作中不可避免地会出现一些不良情绪、态度或工作方面的负面反应，这些势必影响护理工作。因此，作为一名护理管理人员应做好防范，并对工作人员进行必要的教育、培训、指导等，使护理人员对面临的工作有一个比较清楚的认识，能够配合管理工作的进行。

（2）积极采取有效措施，使管理工作恢复正常。

据统计，国内护士职业倦怠感发生率在55.1%～59.1%。加之一些护理人员对工作的态度不够端正、人际关系的不协调等造成工作效率低下，差错屡有发生，甚至引发医疗事故。作为管理者，如果不加以干涉，任其发展，后果将不堪设想。在管理工作出现问题时必须及时采取有效的二级预防措施，消除护理人员的负面情绪，才能够较好地配合管理人员的工作，使得管理团队恢复到稳定状态。

（3）发挥工作热情，使护理团队更加和谐。

管理工作者的任务不仅是预防问题、解决问题，更重要的是带领整个团队，使其最大限度地发挥潜能，使得每个护理人员感到自己的价值所在，以发挥整个团队的效能。

三、罗伊适应模式

（一）历史背景

1964年，在加利福尼亚大学攻读硕士研究生之前，罗伊在导师Dorothy E. Johnson的指导下开始研究适应模式。该模式从整体的观点出发，着重探讨了人作为一个适应系统面对环境中的各种刺激的整体适应层面与适应过程。对患者的适应问题等产生的各种刺激加以判断，以调整、干预、控制刺激因素，解决适应问题，降低或避免无效适应，提高人在生理、自我概念、角色功能与社会关系方面的整体性、适应性的反应能力。

（二）罗伊适应模式对护理学四个基本概念的阐述

1. 人

罗伊认为护理的服务对象可以是个人、家庭、群体、社区或者社会。罗伊将人视为"一个整体适应系统"（a holistic adaptive system）。该概念结合了整体、系统、适应3大概念，即人是具有生物、心理和社会属性的有机整体；人作为一个开放系统，处于不断与其环境互动的状态，在系统与环境间存在着信息、物质和能量的交换；为了保持自身的完整性，人要不断地去适应环境的变化；适应就是促进人的生理、心理和社会完整的过程。

2. 健康

罗伊认为健康是处于和成为一个完整的和全面的人的状态和动态的过程。人的完整性表现为有能力达到生存、成长、繁衍、自主和自我实现的目的。家庭是为了促进和保持人的完整性，因此健康就是成功的适应。罗伊认为健康和疾病是人一生中不可避免的两个方面。当人能够适应不断的变化时，就能保持健康；当一个人应对无效，就会导致疾病。

3. 环境

罗伊认为环境由人体内部和外部的所有刺激构成。她将环境定义为围绕并影响个人或群体发展与行为的所有情况、事情及影响因素的综合。任何环境的变化都需要人付出能量去适应，适应是人对内外环境变化做出的积极反应。

4. 护理

罗伊认为护理是一门应用性学科，它通过促进人与环境的互动来增进个体或群体的整体适应能力。护理的目的就是促进适应性反应，减少或消除无效反应。为了达到促进个体适应性反应的目标，护士可采取措施控制各种刺激，使刺激全部作用于个体的适应范围之内；也可加强应对机制，提高人的适应水平，增强个体对刺激的耐受能力；鼓励个体创造性地运用应对机制，以成功应对刺激，维持个体的完整性，促进健康。

（三）罗伊适应模式基本内容

1. 刺激

罗伊认为刺激是能激发个体反应的任何信息、物质或能量单位。刺激可来自外界环境和内部环境，外界刺激根据其作用方式不同可以分为以下三种。

（1）主要刺激：当即面对的，需要立即应对的刺激。

（2）相关刺激：诱因性刺激，可观察、可测量到。

（3）固有刺激：有一定关系，但不易观察到、测量到。

2. 适应水平

一个人面对刺激时，能否输出适应反应，取决于其适应水平。个体所能承受或应对的刺激的范围和强度构成个体的适应水平。如刺激在人的适应区内，则适应系统将输出适应性反应；如刺激在人的适应区外，则输出无效反应。

3. 应对机制

应对机制是人作为一个适应系统，面对刺激时的内部控制过程。罗伊认为某些应对机制是先天的，也有的为后天学习获得。人的内在应对机制包括以下两种。

（1）生理调节：主要通过神经-内分泌渠道的调节来发挥作用。

（2）认知调节：主要通过认知-情感渠道的调节来发挥作用。

4. 适应方式

适应方式是个体通过调节者和认知者对刺激进行控制的结果，是机体应对机制的具体适应活动和表现形式，又称为效应器（effector），分别表现为以下4个方面。

（1）生理功能。

（2）自我概念。

（3）角色功能。

（4）相互依赖功能。

5. 输出

根据罗伊的适应系统模式，内外环境中的刺激作用于个体后，个体通过调节与控制所最终产生的行为是系统的输出部分。输出的结果分为两种形式：适应性反应和无效反应。适应性反应有利于促进人的完整性，无效反应则不利于维持人的完整性，容易导致疾病。人对变化能否适应取决于输入的刺激和人的适应水平的综合效应。

（四）罗伊适应模式与护理实践

自罗伊适应模式发展以来，已经被广泛应用于临床实践、护理管理、护理研究、护理教育等各领域。在临床护理实践方面，罗伊将适应模式与一般的护理程序相结合，以指导护士更全面地收集服务对象的健康资料，做出正确的护理诊断，制订科学的护理计划，以为服务对象提供有效的护理，促进其健康和完整性。

与一般的护理程序所不同的是，罗伊讲护理程序分为6个步骤，其中评估分为两个部分，即一级评估、二级评估、诊断、制定目标、干预和评价。

1. 一级评估

一级评估是指收集与生理功能、自我概念、角色功能和相互依赖4种适应方式有关的行为，又称为行为评估（assess of behaviour）。护士要判断个体输出的行为是否为适应性反应，是否有助于促进健康；识别个体出现的无效反应和需要护士帮助才能达到的适应反应。一级评估的内容包括以下几点。

（1）生理功能，包括氧气、营养、排泄、活动及休息、防御、感觉、水和电解质平衡、神经功能和内分泌功能。其中无效反应的生理活动表现为：缺氧、营养不良、腹泻、便秘、尿失禁、失眠、发热、疼痛、压疮、水肿、电解质紊乱、血糖过高、血压过高等。

（2）自我概念，包括自我和人本自我方面的功能表现。其中无效反应的生理活动表现为自卑、自责、自我形象紊乱、无能为力感等。

（3）角色功能，包括个体在家庭、单位、社会等各种角色的功能情况。其中无效反应可表现为角色不一致、角色冲突等。

（4）相互依赖功能，包括个体与其重要关系人、支持系统的互动状态方面的输出性行为。其中无效反应的表现如孤独、分离性焦虑等。

2. 二级评估

二级评估是对影响服务对象行为的3种刺激类型的评估，又称刺激评估。在该阶段，护士要对可能影响行为的内部和外部刺激因素进行全面评估，并识别主要刺激、相关刺激和固有刺激。

3. 诊断

完成一级评估和二级评估后，明确服务对象的无效反应及其原因，针对四个方面的反应方式推断出护理问题或护理诊断，并注意护理诊断的优先次序。排列时应根据威胁或影响个体生存、成长、繁衍和发挥潜能的程度考虑，将对个体生命威胁最大的，需要首先予以解决的护理诊断排列在最前面。

4. 制定目标

护理目标是提高护理对象的适应水平，促进护理对象生理功能、自我概念、角色功能和相互依赖功能的适应性反应，改变或避免无效反应，从而维护护理对象的健康。

5. 干预

护理干预是护理措施的制定和落实。护理措施的选择和实施应遵循适应模式的基本观点，主要通过控制各种刺激和扩大护理对象的适应区域来达到护理目标。控制刺激不仅应针对主要刺激，还应注意对相关刺激和固有刺激的控制。扩大适应区域应了解其生理调节和心理调节的能力和特点，给予必要的支持和帮助。

6. 评价

评价的目的是检验护理措施的有效性。评价的方法是继续运用一级评估和二级评估收集有关资料，以确定是否达到预期目标。对尚未达到预期目标的护理问题需要找出原因，以确定继续执行护理计划或修改护理计划。

四、佩普劳的人际关系模式

（一）佩普劳对4个基本概念的阐述

1. 人

人是一个生理、心理和社会方面都处于动态变化的有机体。人具有生化的、生理的和人际关系的特征和需要。

2. 健康

健康是人的各种生理和心理的需求得到满足，是人存在和人生发展过程中向着创造性的、建设性的、有价值的人生前进时的各种活动。

3. 环境

环境是指与人相互作用的重要因素，如文化、家庭、道德等。

4. 护理

护理是帮助人们满足现有需要的，建立重要的、治疗性的人际关系的过程。

（二）佩普劳将护患关系的发展分为四个时期

1. 熟悉期

熟悉期是护士和患者互相认识的阶段。此期患者有寻求专业性帮助的需要；护士通过收集患者资料增进双方了解。

2. 确定期

确定期是护士确定适当的专业性帮助的阶段。此期患者对护士做出选择性反应，可有独立自主、不依赖护士或与护士相互依赖或被动地完全依赖护士3种情况，并表达其对健康问题的认识；护士通过观察患者和收集资料找出患者存在的问题，确定为患者提供何种帮助，制订护理计划。

3. 开拓期

开拓期患者从护理过程中获益，健康逐渐恢复。此期患者易出现依赖与独立的冲突，护士应帮助患者恢复自理能力。

4. 解决期

此期患者需要得到满足，身体基本康复，情绪良好；护士帮助患者恢复生理上和心理上的自理能力。人际关系模式认为，护士在护理过程中应对患者承担帮助者、教育者、咨询者、领导者、代理人等多种角色，以达到维护和促进患者健康的目的。

【实践评析】

实践内容：

患者李某，女，42岁，因子宫肌瘤在某医院妇科9加床住院。张护士带着实习护士小杨去给李某输液，评估了李某的血管后，张护士便指导小杨操作，护士小杨用碘酒消毒后就直接给患者穿刺，张护士发现后便很严厉地对小杨说："你怎么不用酒精脱碘就直接输液了呢？"性格内向的小杨顿时面红耳赤，结果穿刺失败。本来对住加床就不满意的李某一下就火了，认为是小杨操作错误致使穿刺不成功，非要科室给她一个说法。

案例评析：

（1）带教老师教育护生的时机不妥。培养护士的动手能力是一个长期的过程，也是一个循序渐进的过程，操作失败也属于正常现象。在护士出现操作程序错误时，带教老师未回避患者而当场指出护生操作中存在的问题，一方面给护生造成心理压力，后续操作难以保证质量，另一方面也让患者产生不良情绪，对护生产生偏见。

（2）在进入临床实习操作前，护生应在老师的教导下反复使用模具进行练习，熟悉整个操作流程。带教老师应主动让护生在老师的指导下参与临床护理技能实践，耐心细致地讲解操作中的要领，只有多实践，护生才能尽快掌握各项护理操作，成为合格的护士。

（张　岚）

学习任务二　护理学相关理论

【任务目标】

（1）掌握系统理论的概念及其基本属性。

（2）了解系统理论在护理实践中的应用。

（3）熟悉护理学相关理论的概念、分类和特征。

一、一般系统论

（一）系统的基本概念

"系统"一词，来源于古希腊语，是由部分组成整体的意思。系统是由若干相互联系、相互作用的要素所组成的具有一定结构和功能的有机整体。系统由一些要素（子系统）所组成，这些要素间相互联系、相互作用；每个要素有自己独特的功能和结构，系统的功能则具有各要素不具备的整体功能。

一般系统论是关于次系统与超系统的学说，指出一个系统是由许多相互关联、相互作用的要素组成的整体，每个要素都具有其独特的功能，系统本身具有整体功能，且几个系统可联合成更大系统，系统是按复杂程度的层次排列组织的。较简单、低层次的系统称为次系统，较复杂、高层次的系统称为超系统。一个系统是次系统还是超系统是相对而言的，例如：人体由各组织器官组成，每个组织器官是人体的次系统，人体是各个组织器官的超系统；家庭由个体组成，每个家庭成员都是家庭的次系统，家庭是个体的超系统；家庭是社区的次系统，社区是家庭的超系统，同时又是社会的次系统。

（二）系统的分类

按人类对系统是否施加影响分类，系统可分为自然系统和人为系统。自然系统是自然形成、客观存在的系统，如人体系统、生态系统。人为系统是为某特定目标而建立的系统，如护理质量管理系统。现实生活中，大多数系统为自然系统和人为系统的综合，称复合系统，如医疗系统。

按系统与环境的关系分类，系统可分为开放系统和闭合系统。开放系统是指与周围环境不断进行着物质、能量和信息交换的系统，如人体系统、医疗系统、教育系统等。开放系统和环境的交往是通过输入、输出和反馈来完成的。物质、能量和信息由环境流入系统的过程称输入，而由系统进入环境的过程称输出。系统的输出反过来又进入系统并影响系统的功能，称系统的反馈。开放系统正是通过输入、输出及反馈与环境保持协调和平衡，并维持自身的稳定。闭合系统是指不与周围环境进行物质、能量和信息交换的系统。绝对的闭合系统是不存在的，只有相对的、暂时的闭合系统。

按组成系统的内容和要素的性质分类，系统可分为实体系统和概念系统。实体系统是指由物质实体构成的系统，如机械系统。概念系统则是由非物质实体构成的系统，如理论系统。但大多数情况下，实体系统和概念系统是相互联系，以整合的形式出现的。

按系统的运动状态分类，系统分为动态系统和静态系统。动态系统即系统的状态会随时间的变化而变化，如生态系统。静态系统则不随时间的变化而改变，它是具有相对稳定性的系统。但绝对的静态系统是不存在的。

（三）系统的基本属性

1. 整体性

系统的整体性主要表现为系统的整体功能大于系统各要素功能的总和。系统的整体功能建立在系统要素功能基础之上，要增强系统的整体功效，就要提高每个要素的素质，充分发挥每个要素的作用；同时对系统中各要素的结合以及要素、整体、环境间的相互作用进行优化。

2. 相关性

系统的相关性是指系统各要素之间是相互联系、相互制约的，其中任何一个要素发生了功能或作用的变化，都要引起其他各要素乃至于整体系统功能或作用的相应变化。各要素与整体系统间也是相互联系和影响的，各要素的变化都将影响整体功能的发挥。

3. 动态性

动态性是指系统随时间的变化而变化，系统的运动、发展与变化过程是动态性的具体反映。如系统为了生存与发展，需要不断调整自己的内部结构，并不断与环境进行互动。

4. 目的性

任何系统都有自身特定的目的。系统的最终目的在于维持系统内部的平衡和稳定，求得生存与发展。

5. 层次性

任何系统都是有层次的。对于某一系统而言，它既是由一些次系统（要素）组成，同时，它自身又是更大系统的超系统（要素）。系统的层次间存在着支配与服从的关系。高层次支配着低层次，起着主导作用。低层次从属于高层次，它往往是系统的基础结构。

（四）系统论在护理中的应用

（1）促进整体护理思想的形成。

（2）组成护理程序的理论框架，护理程序是临床护理中一个完整的工作过程，包含评估、诊断、计划、实施和评价五个步骤。护理程序是一个开放系统。输入的信息是护士经过评估后的患者基本健康状况，经诊断、计划和实施后，输出的信息主要为护理后患者的健康状况。经评价后进行信息反馈，若患者尚未达到预定健康目标，则需要重新收集资料、修改计划及实施，直到患者达到预定健康目标。因此，一般系统论组成护理程序的理论框架。

（3）作为护理理论或模式发展的框架。如罗伊的适应模式、纽曼的系统模式等。这些理论或模式又为护理实践提供了科学的理论指导，也为护理科研提供了假设的依据。

（4）为护理管理者提供理论支持。

二、压力理论

（一）压力与压力源概述

1. 压力

压力又称应激、紧张。对压力的定义倾向于以下表达。

（1）压力是环境中的刺激所引起的人体的一种非特异性反应。这是"压力学之父"塞利（Selye）的观点。他所提出的非特异性反应是指一种无选择地影响全身各系统或大部分系统的反应。

（2）压力是人与环境交互作用出现的一种结果。这是压力学理论家拉扎勒斯（Lazarus）的观点。他认为压力是来自环境或内部的压力源的需求超过个人、社会等的适应资源时所产生的结果。

2. 压力源

凡是能够对身体施加影响而促发机体产生压力的因素均称为压力源。

（二）塞利的压力理论

汉斯·塞利（Hans Selye）是加拿大生理心理学家，他于20世纪40、50年代对压力进行了广泛的研究，并著成了其理论代表作《压力》（又译为《应激》），阐明了其理论的核心内容。

塞利认为GAS（全身适应综合征）和LAS（局部适应综合征）的反应过程分为三个阶段，即警告期、抵抗期和衰竭期。警告期：机体在压力源的刺激下，出现一系列以交感神经兴奋为主的改变，如血糖、血压升高，心跳加快，肌肉紧张度增加。这种复杂的生理反应的目的就是动用机体足够的能量以克服压力。抵抗期：若压力源持续存在，机体进入抵抗期。此期，所有警告期反应的特征已消失，但机体的抵抗力处于高于正常水平的状态，使机体与压力源形成对峙。对峙的结果有两种：一是机体成功抵御了压力，内环境重建稳定；二是压力持续存在，进入衰竭期。衰竭期：由于压力源过强或过长时间侵袭机体，使机体的适应性资源被耗尽，故个体已没有能量来抵御压力源，这样，不良的生理反应就会出现，最终导致个体抵抗力下降、衰竭、死亡。

（三）压力理论在护理中的应用

（1）明确压力与疾病的关系。压力理论清楚地揭示了压力与疾病的关系：压力可能成为众多疾病的原因或诱因，而疾病又会对机体构成新的伤害。

（2）帮助护士识别患者的压力，进而缓解和解除压力。压力理论系统地描述了个体在抵抗压力源过程中的反应，这就为护理人员识别患者压力提供了良好的观察要点，也使护士制定措施缓解和解除压力有了依据。

（3）帮助护士认识自身压力，并减轻工作中的压力。

三、成长与发展理论

（一）弗洛伊德的性心理学说

弗洛伊德（Freud），奥地利神经科医生，他通过精神分析法观察人的行为，创建了性心理学说。弗洛伊德学说包含三大理论要点。

弗洛伊德的意识层次理论：弗洛伊德认为意识是有层次的，分为意识、前意识和潜意识。意识是人对自己身心状态及环境中的人及事物变化的综合察觉与认识，是直接感知的心理活动部分；潜意识是人们没有意识到的深层的心理活动部分；前意识介于意识和潜意识之间。潜意识的心理活动是一切意识活动的基础。潜意识中潜伏的心理矛盾、心理冲突等常常是导致个体产生焦虑不适乃至于心理障碍的症结。

弗洛伊德的人格结构理论：人格由三部分组成，本我是人格最重要的部分，是潜意识欲望的根源，包含遗传的各种内容，与生俱来。本我受快乐原则支配，目的在于争取最大的快乐和最小的痛苦。

自我是大脑中作用于本我与外部世界的一种特殊结构，其功能是在本我的冲动和超我的控制发生对抗时进行平衡。自我考虑现实，遵循唯实原则。超我为维持社会准则的一种特殊结构，属良心和道德范畴。其发展源自与环境的互动，特别是权威形象的影响。发展的过程就是人格结构三部分相互作用结果的反映。

弗洛伊德的人格发展理论：从性心理发展的角度论述人格发展，他将心理发展分为五个阶段。

1. 口欲期

1岁以前为口欲期。此期原欲集中在口部。原欲是一种原始本能冲动。婴儿的吸吮和进食欲望若能得到满足，可带来舒适和安全感；若未得到满足或过于满足，则会造成人格的固结现象，从而出现日后的吮手指、咬指甲、吸烟、酗酒等。

2. 肛门期

1~3岁为肛门期。此期原欲集中在肛门区。健康的发展建立在控制排便所带来的愉快经历上，从而养成讲卫生、有秩序的习惯，能控制自己。固结则会造成缺乏自我意识或自以为是等。

3. 性蕾期

3~6岁为性蕾期。此期原欲集中在生殖器。孩子最初的性情感是向双亲发展的，男孩通过恋母情结而更喜欢母亲，而女孩则通过恋父情结偏爱父亲。健康的发展在于与同性别的父亲或母亲建立起性别认同感。固结则会造成性别认同困难或难以建立正确的道德观念。

4. 潜伏期

6岁至青春期为潜伏期。此期孩子把性和攻击的冲动埋在潜意识中，而将精力集中在智力和身体活动上。愉快来自外在的环境，固结则会造成压迫或强迫性人格。

5. 生殖期

青春期开始后原欲又重新回到生殖器。但青年人已将注意力从双亲转移到自己所喜爱的性伴侣身上，而建立起自己的生活。若此阶段失败，可导致个体出现身心方面的功能失常。

（二）艾瑞克森的心理社会发展学说

艾瑞克森（Erikson）是弗洛伊德的学生，美国哈佛大学心理及人类发展学教授。他将弗洛伊德的理论扩展至社会方面，故称为心理社会发展学说。艾瑞克森认为人格的各部分分别是在发展的各阶段形成的，个体应通过所有这些阶段发展成一个完整的整体。

艾瑞克森将人格发展分为8期，每一时期各有一主要的心理社会危机要面对，危机处理是否恰当将导致正性或负性的社会心理发展结果。解决得愈好就愈接近正性，也就愈能发展成健康的人格。

运用艾瑞克森学说，护理人员可通过评估患者所表现出的正性或负性危机解决指标，分析在其相应的发展阶段上的心理社会危机解决情况，给予相应的护理。

（三）皮亚杰的认知发展学说

皮亚杰（Piaget），瑞士杰出的心理学家，他通过对儿童行为的详细观察发展了认知发展学说。皮亚杰认为儿童思维的发展并不是由教师或父母传授给儿童的，而是儿童主动与环境相互作用、主动寻求刺激、主动发现的过程。认知发展过程分为四个阶段。

1. 感觉运动期

0~2岁为感觉运动期。此期思维的特点是婴幼儿通过其身体的动作与感觉来认识周围的世界。

2. 前运思期

2~7岁为前运思期。此期儿童的思维发展到了使用符号的水平，即开始使用语言来表达自己的需要。但思维尚缺乏系统性和逻辑性，以自我为中心，观察事物时只能集中于问题的一个方面，而不能持久和分类。

3. 具体运思期

7~11岁为具体运思期。此期儿童不再以自我为中心，能同时考虑问题的两个方面或更多方面，如能接受物体数目、长度、面积、体积和重量的改变，想法较具体，开始具有逻辑思维能力。

4. 形式运思期

12岁以后为形式运思期。此期青年人思维迅速发展，进入纯粹抽象和假设的领域。他们能单独在心中整理自己的思想，并能按所有的可能性作推测和判断。

皮亚杰的认知发展学说被护理工作者广泛运用在与儿童的沟通上。

四、角色理论

（一）角色定义

角色的含义为：处于一定社会地位的个体或群体，在实现与这种地位相联系的权利与义务中，所表现出的符合社会期望的模式化的行为，所以，角色是人们在现实生活中的社会位置及相应的权利、义务和行为规范。

（二）角色特征

1. 角色之间相互依存

角色在社会中不是孤立存在的，而是与其他角色相互依存，即一个人要完成某一角色，必须有一个或一些互补的角色存在。如要执行学生的角色，必须有教师角色的存在；要完成护士的角色，必须有患者角色的存在。

2. 角色行为由个体完成

只有在个体存在的情况下，才会拥有某一角色。社会对每一个角色均有"角色期待"，如学生要有学生的行为准则，教师要有教师的形象。个体根据自身对角色期待的认识与理解而表现出相应的角色行为，带有一定的主观性。

3. 多种角色普遍存在

每个人在一生中会获得多种角色，在不同的时间、空间里会同时扮演多种不同的角色。一个人承担的最重要角色是与家庭、职业相关的角色。

（三）护士角色

护士角色是指护士应具有的与职业相适应的社会行为模式。当代护士被赋予了多元化的角色，一般护理人员所扮演的多重角色包括以下几种。

1. 护理者

护士独特的功能就是在人们不能自行满足其基本需要时，提供各种护理照顾，以满足生理、心理、社会、文化、精神等方面的需要，帮助人们促进健康、维持健康、恢复健康、减轻痛苦。因此提供健康照顾是护士的首要职责。

2. 计划者

护士运用专业知识和技能，收集护理对象的生理、心理、环境、社会状况资料，评估护理对象的健康状况，提出护理问题，制订切实可行的护理计划，并负责护理计划的实施、评价。

3. 管理者

护士需对日常的护理工作进行合理的组织、协调与控制。作为护理领导者，要管理人力资源、计划资金和物质资源的使用，制定本科室、本单位的发展方向；作为普通护士，要为护理对象制订护理计划，和其沟通交流，使护理对象得到优质服务。

4. 教育者

每个护士都应依据护理对象的不同特点进行健康教育，向其传授日常生活的保健知识、疾病的预防和康复知识，以改善护理对象的健康态度和健康行为，从而获得良好的生活质量。另外，护士之间还要互相学习，并参与临床带教，向下一级护士传授理论知识和实践经验。

5. 协调者

护理对象所获得的最适合的整体性医护照顾，来自各种不同的健康专业人员和非专业人员。护士需联系并协调与之有关人员及机构的相互关系，以使诊断、治疗、救助和有关的卫生保健工作得以互相配合、协调。

6. 咨询者

护士应运用治疗性的沟通技巧来解答护理对象的问题、提供有关信息，给予情绪支持和健康指导，澄清护理对象对健康和疾病问题的疑惑，使护理对象清楚地认识到自己的健康状况，并积极采取有效措施。

7. 维护者

患者在住院前、住院中和出院后会接触许多健康服务者,护士有责任帮助患者从其他健康服务者那里获得信息,并维护患者的利益不受侵犯或损害。

8. 研究者和改革者

护士应积极参与护理研究工作,通过科学研究来验证、扩展护理理论和护理实践,改革护理服务方式,发展护理新技术,推动护理事业不断发展。

(张 岚)

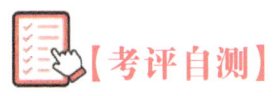【考评自测】

一、名词解释

(1) 系统
(2) 天然系统
(3) 人造系统
(4) 封闭系统
(5) 开放系统
(6) 动态系统
(7) 静态系统
(8) 物质系统
(9) 概念系统
(10) 需要

二、选择题

(1) 首次提出"一般系统论"的科学家是( )。

　　A. 马斯洛　　　　B. 凯利希　　　　C. 贝塔朗菲　　　　D. 罗伊

(2) 系统的基本属性不包括( )。

　　A. 层次性　　　　B. 整体性　　　　C. 目的性　　　　D. 反馈性

(3) 按组成系统的要素分类,系统可分为( )。

　　A. 自然系统和人造系统
　　B. 开放系统和封闭系统
　　C. 动态系统和静态系统
　　D. 物质系统和概念系统

(4) 按组成系统的内容分类,将系统分为( )。
    A. 自然系统和人造系统
    B. 开放系统和封闭系统
    C. 动态系统和静态系统
    D. 物质系统和概念系统

(5) 有关系统的描述,正确的是( )。
    A. 系统的整体功能是各不同组成部分功能的综合
    B. 开放系统是没有边界的
    C. 开放系统与外界环境不断进行物质、能量、信息的交换
    D. 反馈是系统对环境进行控制的过程

(6) 有关开放性系统的描述,正确的是( )。
    A. 人是一个开放性系统
    B. 开放性系统没有边界
    C. 开放性系统的目标是维持外部的稳定和平衡
    D. 开放性系统通过输入和输出过程与环境发生作用

(7) 需要的特点不包括( )。
    A. 需要的对象性   B. 需要的满足性
    C. 需要的独特性   D. 需要的历史制约性

(8) 影响需要满足的因素中,内在因素包括( )。
    A. 生理因素   B. 环境因素   C. 社会因素   D. 文化因素

(9) 影响需要满足的因素中,外在因素包括( )。
    A. 安全因素   B. 情绪因素   C. 认知因素   D. 环境因素

(10) 患者在住院期间获得病房如家的感觉是满足了人类需要层次中的( )。
    A. 生理的需要   B. 安全的需要
    C. 爱与归属的需要   D. 自尊的需要

附答案:

一、名词解释

(1) 系统:是指由若干相互联系、相互作用的要素所组成的具有一定结构和功能的整体。

(2) 天然系统:是指由自然物所组成的、客观存在的系统。

(3) 人造系统:是指为达到某种目的而人为建立起来的系统。

(4) 封闭系统:是指不与外界环境进行物质、能量和信息交换的系统。

(5) 开放系统:是指与外界环境不断进行物质、能量和信息交换的系统。

(6) 动态系统：是指系统状态随着时间的变化而变化。

(7) 静态系统：是指系统状态不随时间变化，具有相对稳定性。

(8) 物质系统：是指以物质实体构成的系统。

(9) 概念系统：是指由非物质实体构成的系统。

(10) 需要：是人脑对生理与社会要求的反映。

二、选择题

(1) C　(2) D　(3) A　(4) D　(5) C　(6) A　(7) B　(8) A　(9) D　(10) C

学习单元四 护理程序

护理程序（nursing process）是一种运用系统方法科学地认识、分析和解决问题的工作方法和思想方法，是现代护理学发展到一定阶段，以新的护理理论为基础，不断发展而来的产物，标志着护理学科方法论意识的形成。

"护理程序"一词是在1955年由美国护理学者海尔（L. Hall）首先提出的，她认为护理工作应是"按程序进行的工作"。Johnson于1959年将护理程序分为评估、决定及行动3个步骤。1961年奥兰多（I. J. Orlando）撰写了《护士与患者的关系》一书，提出了3个步骤：患者的行为、护士的反应、护理行动有效计划。1967年尤拉（H.Yura）和渥斯（Walsh）完成了第一本有权威性的《护理程序》教科书，确定护理程序有4个步骤：评估、计划、实施和评价，其中"评估"的步骤中包含"护理诊断"的内容。1973年北美护理诊断协会（North American Nursing Diagnosis Association，NANDA）成立，第一次会议之后，编辑出版了《护理实践的标准》一书，许多护理专家提出应将护理诊断作为护理程序的一个独立步骤。由此护理程序才由以往的4步成为目前的5步，即评估（assessment）、诊断（nursing diagnosis）、计划（planning）、实施（implementation）和评价（evaluation）。评估阶段是护理程序的第一步，采取各种方法和途径收集与护理对象健康有关的资料，并对资料进行分析和整理；然后对评估获得的资料对照标准进行分析，找出护理对象存在的问题，即确定护理诊断；护理计划的制订是以护理诊断为依据的，先列出护理诊断的次序，确定预期目标，然后制定相应的护理措施，并且将其成文；实施阶段是落实护理计划的具体护理活动，是护士每天按照护理计划，选择性地为护理对象提供具体护理服务；评价阶段是护理活动后，将护理对象健康状况变化的结果，对照预期目标进行判断，确定目标达到的程度。

20世纪80年代初期，美籍华人学者李式鸾到中国讲学，将美国的责任制护理制度引入中国，以护理程序为中心的责任制护理开始实行。1994年美籍华人学者袁剑云博士引入整体护理思想，部分医院开始试点开展整体护理，以患者为中心，视患者为生物、心理、社会多因素构成的开放性有机整体，以满足患者身心需要、恢复健康为目标，运用护理程序的理论和方法，实施系统、计划、全面的护理。1996年全国整体护理协作网正式组建。目前，我国广大护理人员正在积极探索适应我国国情的具有中国特色的整体护理实践模式。

【导入案例】

患者，男性，55岁，被挤压在铲车和主车体之间。急诊时自述肋部疼痛剧烈，呼吸费力。呼吸48～50次/分，脉搏氧饱和度78%。胸部X线片：双侧肋骨多处骨折、胸骨骨折。急诊手术固定，术后予氧气吸入、雾化吸入排痰等护理，病情逐渐好转出院。

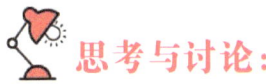

思考与讨论：

护士在接诊时需要注意什么事项？

学习任务一　护理程序的概念

【任务目标】

(1) 了解护理程序的定义及理论基础
(2) 掌握护理程序的特性
(3) 了解护理程序对护理实践的指导意义

一、护理程序的定义

护理程序是以促进和恢复护理对象的健康为目标所进行的一系列有目的、有计划的护理活动，是一个综合的、动态的、具有决策和反馈功能的过程。要对护理对象进行主动、全面的整体护理，使其达到最佳健康状态。护理程序是一种科学地确认问题和解决问题的工作方法和思想方法。

二、护理程序的理论基础

在运用护理程序的过程中会涉及很多理论，如系统论、基本需要层次论、解决问题论、信息交流论和压力与适应理论等。系统论是护理程序的理论框架；人的基本需要层次论为发现患者的健康问题、预见患者的需要、对护理诊断进行排序提供了理论依据；解决问题论为寻求解决健康问题的最佳方案及评价效果奠定了方法论的基础；信息交流论则赋予护士与各相关人员沟通的能力和技巧，从而确保程序的顺利运行。

护理程序是一个开放系统，具有输入、输出和反馈的过程。通过评估，收集患者的基本健康资料，将这些信息输入系统中，经过系统的分析整理，确定护理诊断，制订护理计划，实施护理措施，然后将护理后患者的健康状况输出，对比预期目标评价结果，如果未达到目标，重新评估，将新的信息反馈回系统，修改计划并实施，直到患者达到预期目标，护理程序终止。

三、护理程序的特性

1. 贯穿以服务对象为中心的观念

护士在应用护理程序进行工作时要充分体现护理对象的个体特性，根据护理对象生理、心理和社会等方面的需要进行护理活动。按照程序提供护理服务，改变了护士以往被动执行医嘱的局面，调动了护士的积极主动性。护士在确认患者需要的基础上，并在有患者参与的情况下进行护理，所做的一切目的均在于解决患者的问题、满足个体需要。由于同样的问题可以由不同原因引起，因此可采用不同措施予以解决，充分体现了以人为中心的整体护理思想，而不单纯是针对疾病和症状的护理。

2. 有特定的目标性

运用护理程序的根本目的就是解决护理对象的健康问题及因健康改变而引起的反应，保证护士能为患者提供高质量、高效、全面的护理。

3. 循环的、动态的过程

护理程序并不是将5个步骤执行一次就可以完结，而是需要随着患者反应的变化，不断地、重复地运用护理程序组织护理工作，因而它具有动态、循环的特点。

4. 组织性和计划性

护理程序由特定的5个步骤构成，运用护理程序能有效地避免护理活动出现杂乱无章的现象。护理程序为护士工作提供指南，按照程序要求，使护理服务有重点、有层次、有计划、有次序地进行。

5. 互动性和协作性

为保证护理质量，运用护理程序时，要求护士在工作中随时与患者、医生及其他服务人员进行交流，在制订计划和实施计划时取得患者的理解，使患者从被动接受护理转变为主动参与并配合护理，在参与过程中使患者的健康意识和自理能力得到增强，并且使护士与护理对象建立起友好的、相互信任的关系。

6. 普遍适应性

无论护理对象是个人、家庭还是社区，无论护理工作的场所在医院、社区诊所还是老人院，护士都可以运用护理程序提供护理服务。

7. 具有创造性

护士可运用评判性思维，根据护理对象的特殊需要及健康问题创造性地设计解决问题的方案，提供个体化的护理。评判性思维是指个体在复杂的情境中，能灵活地运用已有的知识经验，对问题及解决方法进行选择、识别、假设，在反思的基础上进行分析、推理，做出合理判断和正确取舍的高级思维方法及形式。

8. 以科学理论为依据

护理程序的产生和发展是护理学科学化的结果，在护理程序中体现了护理学的现代理论观点及多种理论的运用，如系统论、基本需要层次论、解决问题论等。

9. 涉及多学科的特性

护理程序是一个开放系统，其运用要求护士具备多学科的知识，应用生物学、心理学、人文学及社会学的知识和人际沟通的技巧，充分发挥护理程序的每个步骤的功能，使护理程序成为有效的工作流程。

四、护理程序对护理实践的指导意义

护理程序是一个解决问题的程序，是护士为护理对象提供护理照顾时所使用的一种科学方法，这种方法可以保证护士系统地、有条理地、高质量地满足护理对象的需求。

（一）对护理专业的意义

护理程序的运用进一步明确了护理工作的范畴和护士的角色。护士在临床工作中不仅仅是被动地执行医嘱，还应该主动发挥独特性的功能，以护理程序为框架，为患者提供全面的、系统的、高质量的护理。护理程序对护理管理提出了新的、更高的要求，尤其在临床护理质量评价方面有了新的突破。护理程序的运用对护理教育在课程设置、教学内容安排、教学方法的运用等多方面的改革具有指导性的意义。护理程序也推进了护理科研的进步，引导科研的方向，使护士在考虑研究重点和研究方向时更注重于将护理对象作为一个整体的人。在许多护理理论专家如奥瑞姆、罗伊的护理模式中都阐述了理论与护理程序的关系，因此护理程序本身也是护理学专业化的重要标志之一。

（二）对护理对象的意义

护理对象是护理程序的核心，护理程序的目的和所有内容涉及的都是护理对象。在护理程序的应用过程中，护士与护理对象密切接触，有利于与护理对象建立起良好的治疗性的护患关系，而良好的护患关系，有利于加快护理对象的康复进程。在护理中护士把服务对象作为整体的人看待，一切护理活动都是为了满足其需要，服务对象是护理程序的直接受益者。

（三）对护理人员的意义

护理程序是系统化整体护理的核心，在护理实践中运用护理程序，使护理工作摆脱了过去许多年来执行医嘱和常规的被动工作的局面，使护士与医生的关系由从属关系转变为合作伙伴，护士运用知识和技能独立、主动解决问题，培养了护士创造性的工作能力，由此取得的成绩使护士增加了成就感；护理程序的运用，要求护士不断扩充自己的知识范畴，从而培养了学习能力，促进护士在职教育和继续教育的发展；护士在运用护理程序解决问题的过程中，需要独立做出判断，锻炼了决策能力；每天与不同的患者、家属及其他医务人员的接触，提高了护士的人际交往能力；在运用护理程序的过程中，护士不断思考、学习，也有利于促进护士建立科学的、批判性的思维方式。

（帅品花）

学习任务二　护理程序的步骤

护理程序由评估患者的健康状况、列出护理诊断、制订护理计划、实施护理计划和评价护理目标5个步骤组成（图4-1）。

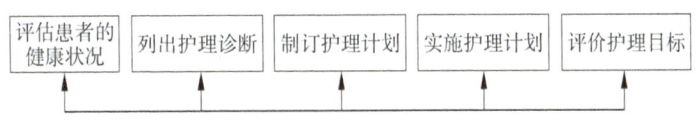

图4-1 护理程序的步骤

一、护理评估

护理评估是一个系统地、连续地收集、记录护理对象有关健康资料的过程，是护理程序最基本的步骤。护理评估是一个连续的过程，从与患者第一次见面时开始，直到患者出院或护理照顾结束时才终止。护士应随时收集有关患者反应和病情变化的资料，以便及时发现问题、确定诊断，修改和补充护理计划。护理评估贯穿于护理工作的始终，贯穿于护理程序的全过程。

（一）收集资料的目的

（1）为做出正确的护理诊断提供依据。
（2）为制订护理计划提供依据。
（3）为评价护理效果提供依据。
（4）为护理科研积累资料。

（二）资料的来源

1. 直接来源

患者是资料的直接来源。只要患者意识清楚，精神稳定，能正确地进行语言表达，就可作为资料收集的主要来源。通过患者的主诉和对患者的观察、体格检查等直接获得资料。

2. 间接来源

（1）与患者有关的人员，如亲属、朋友、同事。
（2）其他医务人员，如医师、营养师、心理医师或其他护理人员。
（3）病案记录及实验室检查报告。
（4）医疗和护理的有关文献资料。

（三）资料的种类

1. 主观资料

主观资料即患者的主诉，包括患者的经历、感觉以及他所看到的、听到的或想到的对于自身健康状况的主观感觉，如疼痛、麻木、胀痛、瘙痒，或感到软弱无力等。

2. 客观资料

客观资料是护士运用自己的感官，通过望、触、叩、听、嗅等方法或借助医疗仪器检查而获得的有关患者的症状和体征，如面色发绀、双肺呼吸音粗、心律失常、血压 90/60 mmHg、体温 39.5℃等。

（四）资料的内容

1. 患者的一般资料

一般资料如姓名、性别、出生年月、民族、职业、文化程度、住址、宗教信仰、婚姻及个人爱好等。

2. 现在健康状况

本次住院的主要原因，此次发病情况，入院方式及医疗诊断，目前主要不适的主诉及当前的饮食、营养、睡眠、自理、排泄、活动等日常生活形态。

3. 既往健康状况

既往健康状况如患病史、手术史、药物过敏史、婚育史、烟酒嗜好以及家族史。

4. 护理体检

主要体检项目包括身高、体重、生命体征、意识、瞳孔、皮肤、口腔黏膜、四肢活动度、营养状况以及心、肺、肝、肾的主要阳性体征等。

5. 心理社会状况

有无恐惧、紧张心理，对疾病的认识程度，对治疗有无信心，对护理有何要求，希望达到的健康状态，以及影响患者的其他社会因素，如家庭关系、经济状况、所享受的医疗待遇、工作环境等。

6. 最近进行的实验室及其他检查的结果

查看护理对象最近各种检查的结果报告、实验室检查的数据，取得第一手资料，以便动态持续地观察护理对象的病情变化。

（五）收集资料的方法

收集资料的方法包括观察、护理体检与询问病史（交谈）。

1. 观察

观察是指护士在临床实践中，用感官或借助一些辅助器具如血压计、听诊器、体温计等，有目的地收集患者有关资料的方法。患者入院后护士与患者的初次见面就意味着观察的开始。观察是一个连续性的过程，通过观察，护士可以获得护理对象生理、心理、精神、社会、文化等各方面的资料。一位有经验、有能力的护士随时都在观察，且能机警、敏锐地以适当的方式及时做出正确判断。

2. 护理体检

护理体检是评估中收集客观资料的方法之一。护士运用视诊、触诊、叩诊、听诊等方法，按照身体各系统顺序对患者进行全面的体格检查。其目的是了解患者的健康状况，确定患者的护理诊断，从而制订护理计划。护理体检应与医疗体检的侧重点不同，如对肢体活动障碍或偏瘫的患者，护士应着重评估双侧肢体活动、感觉和肌肉张力情况，不必像医生一样进行整个神经系统的检查。

3. 交谈

交谈是人与人之间交换意见、观点、情况或感情的过程，护士与患者进行有效的交谈是收集资料的重要方法之一。交谈分正式和非正式交谈两种。正式交谈指事先通知患者准备，有明确目的、有计划的交谈；非正式交谈指护士在进行日常工作过程中随意地穿插一些与健康相关的话题。正式交谈时应注意以下几个问题。

（1）安排合适的环境：谈话环境要安静、舒适，不受干扰，并有适宜的照明，让患者在轻松、自然、和谐的环境中，陈述自己的内心感受。

（2）说明交谈的目的及需要的时间：向患者解释交谈的目的、交谈所需的时间，让患者有心理准备。

（3）引导患者抓住交谈主题：针对交谈主题有计划、有目的地进行，如护士事先准备好交谈提纲，引导患者按顺序讲出，一般从主诉、一般资料开始，再引向既往健康状况、心理社会情况等。当患者叙述时，不要随意打断或提出新的话题，但要有意识地引导患者抓住主题，对患者的陈述做出适当的反应，如点头、微笑等，对其提出的问题，要给予一定解释。交谈告一段落，可按交谈内容做一小结，并反馈给患者征求患者意见，离开前要向患者致谢。

（六）记录

收集的资料需及时记录。主观资料的记录尽量用患者自己的语言，并加上引号。客观资料的记录要应用医学术语，描述的词语应确切，要能正确反映患者的问题，避免护士的主观判断和结论。

二、护理诊断

护理诊断是护理程序的第二步,在这一步要找出护理对象的健康问题,确定护理诊断。

(一)定义

护理诊断是关于个人、家庭或社区对现存的、潜在的健康问题或生命过程的反应的一种临床判断,是护士制订护理计划的基础。

"护理诊断"一词1953年首次在Virginia Fry的论著中出现,到了1973年,美国护士协会正式将护理诊断纳入护理程序,并授权在护理实践中使用。北美护理诊断协会(NANDA)从1973年第一次会议开始,一直致力于护理诊断的确定、修订、发展和分类工作。我国1995年9月由卫生部护理中心主办,在黄山召开全国第一次护理诊断研讨会,建议在我国医院中使用被NANDA认可的护理诊断名称。

(二)组成部分

在最新出版的《护理诊断手册》中,每项护理诊断由4个部分组成:名称、定义、诊断依据以及相关因素。

1. 名称

名称是对护理对象的健康问题的概括性描述,分为以下类型。

(1)现存的。

现存的名称指护理对象目前已经存在的健康问题,如"皮肤完整性受损""焦虑""气体交换受损"等。

(2)潜在的。

潜在的名称指目前未发生但有危险因素存在,若不采取护理措施,就会在将来发生的问题,如"有皮肤完整性受损的危险""有窒息的危险"。

(3)健康的。

健康的名称是个人、家庭或社区从特定的健康水平向更高的健康水平发展的护理诊断,如"母乳喂养有效"。

2. 定义

定义是对名称的一种清晰、精确的解释,并以此与其他诊断做鉴别。例如:"体温过高"的定义为个体处于体温高于正常范围的状态。

3. 诊断依据

诊断依据是做出该诊断的临床判断标准,这些判断标准是相关的症状、体征以及有关病史。诊断依据分为主要依据和次要依据，前者指证实一个特定诊断所必须存在的症状和体征，后者指可能出现的症状和体征。

4. 相关因素

相关因素是指影响个体健康状况，促成护理诊断成立和维持的因素，常见因素包括生理、治疗、年龄等因素。

【护理诊断举例】

名称：活动无耐力。

定义：个体进行日常活动或其他活动时，生理耐受能力降低的状态。

诊断依据：

1. 主要依据

（1）活动时疲乏无力。

（2）活动时或活动后有异常生理反应：①心率增快，休息3~5分钟不能恢复；②呼吸加快或出现呼吸困难；③血压降低或明显升高。

2. 次要依据

（1）面色苍白或发青。

（2）眩晕、意识模糊。

（3）心电图显示有心肌缺血或心律失常。

相关因素：

（1）病理生理因素。

供氧障碍性疾病或慢性消耗性疾病等使代谢能量消耗增多。

（2）治疗因素。

长期卧床或绝对卧床，手术及肢体制动，服用镇静催眠、麻醉药品，化疗药物副作用等。

（3）情境因素。

工作、生活负担过重，承担角色过多，缺乏休息，情绪抑郁、焦虑或应激状态等。

（4）年龄因素。

老年人新陈代谢率低下。

（三）书写护理诊断的注意事项

（1）所列护理诊断应简明、准确、规范，使用统一的护理诊断名称。对引起问题的相关因素、症状和体征的描述，用"与……有关"作为连接词。

（2）一项护理诊断只针对一个问题。

(3) 避免与护理目标、措施、医疗诊断相混淆。
(4) 所列诊断应是护理职责范畴内能够予以解决或部分解决的。
(5) 护理诊断的描述应准确，避免引起法律纠纷。

（四）医护合作性问题

在临床中，护士常遇到一些问题，而这些问题确实需要护理干预，这就是合作性问题，是指医生和护士共同合作才能解决的问题，多指由于脏器的病理生理改变所致的潜在并发症，例如"潜在并发症：出血性休克"。

对于医护合作性问题，护理的重点在于监测其发生和情况的变化，要运用医嘱和护理措施共同处理，以减少并发症的发生。

三、护理计划

护理计划是针对护理诊断制定的具体护理措施，是护理行动的指南。其目的是要确定护理对象的护理重点，明确预期目标，提供护理评价标准，设计护理措施的实施方案。

（一）排列护理诊断的优先次序

将所做出的护理诊断按病情轻重缓急确定先后次序，以保证护理工作高效、有序地进行。

1. 排列顺序

(1) 首优问题。

首优问题指直接威胁患者生命，需立即解决的问题，如休克患者的"体液不足""心输出量减少"。

(2) 中优问题。

中优问题指虽然不直接威胁患者的生命，但如不尽早解决，给其精神上或躯体上带来极大的痛苦，严重影响其健康的问题，如"腹泻""有感染的危险"。

(3) 次优问题。

次优问题指人们在应对发展和生活变化时所产生的问题。这些问题往往不是很急迫或需要较少帮助即可解决，如"营养失调：高于机体需要量"。

2. 排序原则

(1) 优先解决危及生命的问题。

(2) 按基本需要层次论先解决低层次需要问题，后解决高层次需要问题。

(3) 在与治疗、护理原则无冲突的情况下，患者主观上迫切需要解决的问题，可优先解决。

（4）现存的问题优先处理，但不要忽视潜在的、有危险性的问题。

（二）设定护理目标（预期结果）

设定护理目标是指患者在接受护理后，期望能够达到的健康状态，即最理想的护理效果。

1. 陈述方式

陈述方式为主语+谓语+行为标准+状语。

（1）主语。

主语指护理对象，有时可省略"患者"二字。

（2）谓语。

谓语指护理对象将能够完成的行为，该行为必须是可观察到的，如能够做到、说明、演示、走、喝、告诉、列出等。

（3）行为标准。

行为标准是护理对象完成该行为所要达到的程度，包括时间、速度、距离、次数、重量等，如每天步行50米，每次10分钟。

（4）状语。

状语指在什么样的条件下达到目标，如在什么时间、什么地点、什么状态下完成行为动作，如在护士的指导下、借助支撑物等。

举例：患者2周后拄着拐杖走路。（正确）

护士2周后帮助患者拄着拐杖走路。（错误）

2. 目标分类

目标有长期和短期之分。

（1）长期目标。

长期目标需要较长时间才能达到。如：患者在出院前，说出糖尿病饮食治疗的具体措施。

（2）短期目标。

短期目标在短期内能达到，一般少于7天。例如：患者在1天内学会尿糖定性试验；患者在7天内会正确地为自己注射胰岛素。

第一天，患者说出自己对注射胰岛素的有关想法。

第二天，患者能够指出注射用具的构造，无菌与非无菌部位，并会用注射器抽吸药液。

第三天，在护士指导下，患者可运用无菌操作法，抽吸指定药液，并在代用品如特制枕头上练习注射。

第四天，患者能说出常用注射部位，在体表能正确地指出皮下注射部位，并继续在代用品上练习注射。

第五至第七天，在护士指导下，患者会按无菌操作原则，正确、安全地给自己注射胰岛素。

3. 陈述目标的注意事项

（1）目标陈述要简单明了，切实可行，患者认可接受，属护理工作范围之内。

（2）目标陈述要针对一个具体问题，即来自一个护理诊断，但一个护理诊断可有多个目标。

（3）目标必须可被观察和测量，避免用含糊不清的词语，如了解、掌握、增强、好、尚可等。

（4）目标陈述主语必须是患者，避免用"使患者""让患者"等词语，因为这种陈述方式是指希望护士完成什么，而不是患者做什么。

（三）选择护理措施

1. 护理措施的类型

护理措施可分为三类：依赖性护理措施、独立性护理措施和协作性护理措施。依赖性护理措施是指护士遵医嘱执行的措施，如遵医嘱给药；独立性护理措施是指不依赖医生的医嘱，护士能够独立提出和采取的措施，如吸痰、吸氧；协作性护理措施是指护士与其他医务人员合作完成的护理活动，如为患者行胸腔穿刺。

2. 护理措施的内容

内容主要包括病情观察、基础护理、专科护理、心理护理、功能锻炼、健康教育、执行医嘱等。

3. 制定护理措施的要求

（1）措施应与医疗工作协调一致，与其他医护人员相互配合。

（2）一个护理目标可通过几项护理措施来实现，按主次、承启关系排列。

（3）护理措施必须有针对性，否则，既定目标无法实现。

（4）护理措施应明确、具体、全面、可操作性强。

（5）护理措施应以科学的理论为依据。

（四）计划成文

护理计划是将已确定的护理诊断、目标、措施等各种信息按一定规格组合而形成的护理文件。可将护理计划设计成表格，其中包括护理诊断、护理目标、护理措施，若把护理程序的最后一步效果评价也设计其中，则利于前后对照。在护理措施中可列出具体实施的时间、方法与要求等。

四、实施

实施是将计划中的各项措施付诸实践。所有的护理诊断都要通过实施各种护理措施得以解决。其工作内容包括：实施措施、写出记录、继续收集资料。实施这一步要求护士不仅具备丰富的专业知识，还要具备熟练的操作技能、敏锐的观察能力和良好的人际沟通能力，才能保证患者得到高质量的护理。

实施计划的过程可分为三步。

1. 准备

准备工作包括进一步审阅计划，分析实施计划所需要的护理知识与技术，预测可能发生的并发症，考虑如何有效预防，安排实施计划的顺序、人力、物力与时间。

2. 实施

将计划内的护理措施进行分配、实施。应将医疗与护理有机结合，保持护理与医疗活动的协调一致，与其他医务人员相互配合；及时解答患者及家属的疑问，充分发挥患者及家属的积极性，进行健康教育，指导他们共同参与护理计划的实施活动；要熟练运用各项护理操作技术，同时密切观察执行计划后患者的反应及效果，如出现新的问题，及时收集资料，迅速、正确处理。

3. 记录

实施各项护理措施后，应及时准确地进行记录，包括护理活动的内容、时间及患者的反应等。记录可采用文字描述或填表等方式。

五、评价

评价是将患者经过护理后的健康状态与护理计划中预定的目标进行比较并做出判断的过程，是护理程序的第五阶段。从这项活动可以了解患者是否达到预期的护理目标，需求是否得到满足，健康问题是否解决。虽然这是程序的最后一个步骤，但实际上评价贯穿整个护理过程，因为在程序的每个步骤中，护士一直不断地在进行评价，而最后一步的评价是一个全面的检查。评价的核心内容是患者的行为和身心健康的改善情况。

（一）衡量目标实现程度的标准

将患者目前的健康状况与目标中预期的状况进行比较，判断目标是否实现及实现的程度，可分3种情况：①目标完全实现；②目标部分实现；③目标未实现。

例如，预定目标为"患者一周后能行走20 m"，一周后的评价结果为：

（1）患者已能行走20 m——目标完全实现。

（2）患者能行走10 m——目标部分实现。

（3）患者拒绝下床行走或无力行走——目标未实现。

（二）分析目标未完全实现的原因

如果目标部分实现或未实现，应分析整个护理程序，寻找原因。

（1）所收集的资料是否准确和全面。

（2）护理诊断是否正确。

（3）设定的目标是否科学、切实可行。

（4）选择的护理措施是否恰当，执行是否有效。

（三）重审护理计划

1. 停止

目标全部实现的护理诊断，也就是护理对象的问题已经解决，应停止此诊断，同时停止与其相关的措施。

2. 修订

针对目标部分实现和未实现的护理诊断，重新收集资料，分析造成的原因，对护理诊断、目标、措施中不恰当的地方加以修改。

3. 删除

经评估收集资料，分析或实践验证不存在或判断错误的诊断，应予以删除。

4. 增加

针对未发现或新出现的护理诊断，应及时加入护理计划中。

（四）评价方式

（1）护士自我评价。

（2）护士长或护理教师的评价。

（3）医院质量控制委员会的评价。

总之，护理程序的5个步骤相互联系、相互依赖、相互影响，是一个循环往复的过程。例如针对一个患者，当其入院后，护士应该对其生理、心理、社会等方面的状况和功能进行评估，即收集这些方面的有关资料，根据这些资料判断患者存在哪些护理问题，即做出护理诊断，围绕护理诊断制订护理计划，之后实施计划中制定的护理措施，最后对执行后的效果及患者的反应进行评价。护理程序的任何一步出现问题，都将影响其他步骤的进行。例如：评估阶段，如果收集的资料不全面或不准确，那么根据这些不完整或不正确的资料所确定的护理诊断，必然不能真正体现患者的健康问题，紧接着的计划也会出现问题；另一方面，评价虽然处于护理程序的最后一步，但同时又贯穿于护理程序的各个步骤，对比护理结果与预期目标，可运用评价的方法，找出评估资料是否存在问题、评价诊断是否准确、计划是否有针对性以及具体实施的情况，以便在今后的护理工作中不断改进。无论护理对象是个人、家庭还是社区，无论护理工作的场所是医院、社区诊所、家庭病房，还是保健康复机构，护士都可用护理程序组织护理工作，因为这种科学的、有目的的、有计划的工作方法是护士为患者提供高质量的、以患者为中心的整体护理的根本保证。

【实践评析】

实践内容：

患者，男性，6岁，红皮病型银屑病。入院体查：体温39.2℃、脉搏124次/分、呼吸36次/分、血压80/44 mmHg，神志清楚，全身皮肤有大量银白色鳞屑，并出现弥漫性潮红浸润，部分鳞屑脱落，有渗液及大量散在大小不等的脓点，头皮有厚积鳞痂，口、鼻周及眼结膜均充血发红，布满分泌物及痂皮，耳廓明显发红肿胀，伴有畏寒、头痛、不思饮食、大便干结，全身不适，因疼痛而哭闹，强迫体位。血、尿、便常规检查均无异常。入院后在一般药物治疗的基础上，对患儿进行护理评估，针对存在的护理问题，及时采取有效护理措施，患儿病情迅速好转，住院9天治愈出院。

案例评析：

经过分析资料，案例存在以下主要护理诊断：体温过高——与感染及皮肤调节功能障碍有关；舒适的改变——与疼痛、瘙痒有关；皮肤完整性受损——与疾病演变有关；自我形象紊乱——与皮肤完整性损伤有关；营养失调（低于机体需要量）——与疾病消耗及进食困难有关。

主要护理措施：

1. 保护性隔离

皮肤是人体的第一道屏障，此患儿全身皮肤完整性受损，且有部分糜烂渗液，很容易加重或出现再次感染而导致败血症。因此，应实施保护性隔离，住单人病房，每日紫外线消毒2次；严格执行无菌操作，避免交叉感染；控制探视人员，预防呼吸道感染；每日更换内衣、被单1次，用开水烫洗内衣裤；使用一次性消毒单，保持床单清洁、干燥，用消毒床刷及时清扫脱落的痂皮。

2. 饮食护理

口周结痂而疼痛，使患儿不敢进食，故要使用吸水管进食高热量、高维生素的全流质饮食，多饮水，进食菜汤及水果泥，补充维生素；禁止进食有可能引起过敏的食物，如儿童小食品、方便面、鱼、虾、蛋类、大肉等以及辛热食物，如羊肉、鸡肉、狗肉等，防止燥热伤阴。

3. 五官护理

每日2次用无菌生理盐水棉球擦拭口、眼、鼻及外耳道内的分泌物及即将脱落的痂皮，每次进食后用吸水管含温开水漱口，防止口腔感染。

4. 皮肤护理

防止搔抓及皮肤再次受损。穿棉布内衣，去除裤腰、袖口等处的松紧带，减少对皮肤的刺激；使用柔软、质轻的棉被，减轻对皮肤的摩擦；剪短指甲，晚上用小手帕包裹小儿双手，防止搔抓。白天给患儿提供喜欢的玩具、播放音乐、讲故事，以分散小儿的注意力，减少搔抓；反复给患儿讲解不能搔抓的原因及搔抓的后果；翻身时给予协助，尽量鼓励患儿自己变换体位，避免抱、拖、拉等动作；输液时尽量不扎止血带，若确实需要时，可先用无菌纱布包裹扎带部位，以减轻对皮肤的再损伤；测量血压时，先用消毒治疗巾包裹皮肤，再使用袖带；输液时用一条胶布固定针柄，然后用窄绷带包扎固定，以免损伤皮肤及出现胶布过敏现象。

5. 疼痛护理

各种操作集中进行，尽量减少对皮肤的摩擦和刺激；输液时用新洁尔灭消毒皮肤，因为乙醇对皮肤刺激性大，易产生疼痛而增加患儿痛苦，还有可能出现过敏反应。

6. 皮肤创面护理

皮肤创面护理以尽可能保持皮肤的完整性为原则。对有渗液的部位用2%～3%的硼酸溶液湿热敷，每日1次；痂皮皲裂严重处涂以烧伤湿润膏以软化痂皮，减轻疼痛，促进创面的修复；嘱患儿及家长不要强行撕脱痂皮，使痂皮自然脱落，以免损伤皮肤。

7. 心理护理

学龄前期是儿童心理发育上的一个重大转折时期，患儿已有一定的自我意识和审美能力。由于自我形象改变，可能会遭受周围小朋友的歧视、取笑甚至辱骂，心理上产生永久性的伤害。因此，在积极治疗的同时，家长要反复引导，多关心患儿，护理人员多接触患儿，使其有一种被接纳、被喜欢的感觉，消除心理上的创伤。在病情好转后让患儿多照镜子，使他及时分享疾病好转后的快乐和喜悦，树立战胜疾病的信心，同时使患儿从直观上认识到反复搔抓产生的后果，以更好地配合治疗。

8. 出院康复指导

向家长提供可能引起疾病复发的相关信息，制定健康教育处方，避免各种诱发因素。平时禁用刺激性强的肥皂、洗衣粉等清洁剂洗衣服；尽量不用各种洗发液及化妆品；洗澡时不用盆浴而用淋浴，勿用力搓洗，以保护皮肤角质层；饮食中注意维生素及纤维素的摄取，保持大便通畅；避免使用易过敏的药物，如青霉素类、磺胺类、头孢类等；帮助孩子养成良好的卫生习惯，平时不抓耳挠腮、抠鼻子摸眼，最大限度地减少对皮肤的不良刺激。

（帅品花）

【考评自测】

一、名词解释

（1）护理程序

（2）护理诊断

（3）PSE公式

（4）合作性问题

（5）护理目标

二、选择题

（1）首先提出责任制护理，强调以患者为中心实施护理的护理学者是（　　）。

　　A. 罗伊　　　　B. 奥兰多　　　　C. 尤拉　　　　D. 海尔

（2）第一本权威性的护理书/《护理程序》的作者是（　　）。

　　A. 尤拉/渥斯　　B. 尤拉/奥兰多　　C. 海尔/渥斯　　D. 海尔/尤拉

（3）将以护理程序为中心的责任制护理引入我国的人是（　　）。

　　A. 袁剑云　　　B. 李式鸾　　　　C. 罗伊　　　　D. 海尔

（4）属于客观资料的表现是（　　）。

　　A. 疼痛　　　　B. 面色潮红　　　C. 恶心　　　　D. 呕吐

（5）护理程序的结构最基本框架是（　　）。

　　A. 信息交流论　　　　　　　　　B. 一般系统论

　　C. 解决问题论　　　　　　　　　D. 人的基本需要层次论

（6）资料的主要来源是（　　）。

　　A. 患者　　　　B. 病历　　　　　C. 患者家属　　　D. 其他医务人员

(7) 下列不属于患者资料收集的内容的是（ ）。
　　A. 患者的家族史、过敏史　　　　　　B. 患者的心理应对情况
　　C. 患者家庭成员的婚育史　　　　　　D. 患者的活动方式及自理程度
(8) 护理程序的基础是（ ）。
　　A. 护理评估　　B. 护理诊断　　C. 护理计划　　D. 护理实施
(9) 护理体检的方法不包括（ ）。
　　A. 视诊　　　　B. 化验　　　　C. 触诊　　　　D. 叩诊
(10) 开放式提问的特点是（ ）。
　　A. 患者只能回答是或不是　　　　　　B. 有诱导性
　　C. 无约束性　　　　　　　　　　　　D. 点出主体

附答案：

一、名词解释

(1) 护理程序：是指导护理人员以满足护理对象身心需要、促进和恢复健康为目标，科学地确认护理对象的健康问题，有计划地为护理对象提供系统、全面、整体的护理的一种工作方法。

(2) 护理诊断：是关于个人、家庭、社会对现存的或潜在的健康问题及生命过程中问题的反应的一种临床判断，是护士为达到预期结果选择护理措施的基础，这些预期结果应能通过护理职能达到。

(3) PSE公式：护理诊断的陈述包括三个结构要素，即P（Problem 护理诊断的名称，即健康问题）、S（signs and symptoms 症状和体征）、E（etiology 相关因素），简称PSE公式。

(4) 合作性问题：是需要护士进行检测以发现其发生和情况变化的一些生理并发症，是要护士运用医生的医嘱和护理措施来共同处理以减少并发症发生的问题。

(5) 护理目标：是护理对象接受护理措施后，期望能够达到的健康状态或行为的改变，是评价护理效果的标准。

二、选择题

(1) D　(2) A　(3) B　(4) B　(5) B　(6) A　(7) C　(8) A　(9) B　(10) C

学习单元五　医疗卫生服务体系

医疗卫生服务体系是贯彻实施国家的卫生工作方针政策，领导全国和地方卫生工作，制定具体政策，组织专业人员和群众运用医药卫生科学技术，推行卫生工作的专业组织机构。它的主要任务是防病治病，保障人类健康和提高人口素质。

【导入案例】

患者，女性，32岁，妇科病就医。接诊医生一边为患者开处方，一边告诉患者"赶快去排尿上床做检查"。患者接受医生检查后又给了一张B超检查单，告诉她要做B超检查。可是，B超室医生要求患者憋足尿再来做检查。刚刚排尿，再憋足尿谈何容易？患者无奈，只好不停地喝水，喝得直想吐，但尿量还是没有达到要求。时不待人，中午停诊，憋足了尿的患者怎么也坚持不到开诊时间了。水火无情，再次无可奈何的患者不得不排尿后再喝水。就这样，检查完已经又到了下班时间，患者只好改日转诊到另家医院检查治疗。另家医院的分诊护士亲切地问："早上排尿了吗？如果没有排尿请稍等一下看是否做B超。"患者紧缩的心放松了，冰凉的双手暖和了些许。医生问诊后让她先憋尿做B超检查，然后排尿做妇科检查，不到一小时，一切检查完毕，诊断结果明确。患者拿着诊断结果，热泪盈眶地对医生、护士说："就这么简单的一句话，我在前面那家医院折腾了一天也没有个结果，你的一句话使我的心情轻松了许多，病减轻了八分，即使再大的病我也能挺住！"

思考与讨论：

（1）在本案例中，患者情绪出现浮动的原因何在？
（2）尝试论述护士语言表达的重要性。

学习任务一　我国医疗卫生服务体系

【任务目标】

（1）了解我国医疗卫生服务体系的组织结构与功能。

（2）了解我国护理组织系统。

一、组织结构和功能

（一）组织结构

根据我国卫生组织系统的性质和任务，其组织结构主要分三类：卫生行政组织、卫生事业组织和群众卫生组织。

1. 卫生行政组织

我国的卫生行政组织包括中华人民共和国卫生部、国家中医药管理局、国家计划生育指导委员会和国家药品监督管理局等，以及各地卫生厅（局、科）、计划生育指导委员会（所）和药品监督管理部门等。

2. 卫生事业组织

卫生事业组织是具体开展业务工作的专业机构。目前，其按工作性质大体可分为以下6类。

（1）医疗机构。

医疗机构包括各级综合医院、专科医院、疗养院、康复医院、卫生院、门诊部等。

（2）卫生防疫机构。

卫生防疫机构包括各级卫生防疫站和专科防治机构。专科防治机构如寄生虫病防治所（站）、结核病防治院（所）、职业病防治院（所）、放射卫生防护所等。

（3）妇幼保健机构。

妇幼保健机构包括各级妇幼保健院、所、站及儿童保健所，计划生育部门独立成立的地、县、乡各级计划生育技术指导站（服务站）。

（4）药品检验机构。

全国药品检验机构分国家药品监督管理局以及下属的省（自治区、直辖市）、地（市、州）、县（市）各级药品检验机构。

(5)医学教育机构。

医学教育机构由高等医药院校、中等医药学校和卫生干部进修学院、学校等机构组成。

(6)医学研究机构。

我国医学研究机构按管理隶属关系分为独立和附设性研究机构两类，按专业设置分为综合的和专业的两类，按规模分为研究院、研究所、研究室三类。

3. 群众卫生组织

群众卫生组织是由专业人员在政府行政部门的领导下，按不同任务所设置的机构，可分为以下三类。

(1)群众性卫生机构。

群众性卫生机构由国家机关和人民团体的代表组成的群众性卫生组织，如爱国卫生运动委员会、血吸虫病或地方病防治委员会等。

(2)社会团体组织。

社会团体组织指由卫生专业人员组成的学术性社会团体，如中华医学会、中华预防医学会、中国药学会、中华护理学会等，各学会下设不同的专科学会，各省、市设相应的分会。学术性社会团体组织的业务主管部门是中国科学技术协会，行政主管部门是卫生部。

(3)群众团体。

群众团体指由广大群众卫生工作者和群众卫生积极分子组成的团体，如中国医师协会、农村卫生协会等。

除上述卫生组织机构外，根据一些机构的主要职责还设立了健康教育机构、生物制品研制机构、血站、民营及合资医疗机构。

(二)组织功能

我国的卫生组织机构是以行政体制建立为基础，在不同行政地区设置不同层次、不同规模的卫生组织。每个层次的卫生组织按医疗、预防、保健、教育和科研等主要职能配置。

1. 卫生行政组织

卫生行政组织是贯彻实施国家对卫生工作的方针、政策，领导全国和地方卫生工作，提出卫生事业发展的战略目标、规划，制定具体政策法规和监督检查的机构。

卫生部是主管全国卫生工作的国务院组成部门；国家中医药管理局为卫生部管理的主管国家中医药事业的行政机构；国家药品监督管理局主管全国药品监督管理工作。其他各级卫生行政组织的主要任务是：贯彻国家对卫生工作的方针、政策，结合各地的实际情况，制定卫生事业发展规划和工作计划，并进行控制反馈，组织经验交流，总结推广提高，按行政区分级管理。

2. 卫生事业组织

（1）医疗机构。

医疗机构医疗机构是以治疗疾病为主要任务，结合预防、康复和健康咨询等，为保障健康进行医学服务的医疗劳动组织。医疗机构目前是我国分布最广、任务繁重、卫生人员最集中的机构。

（2）卫生防疫机构。

卫生防疫机构是以预防疾病为主要任务，运用预防医学理论、技术进行卫生防疫工作监测、监督、科研、培训的专业机构，是当地卫生防疫业务技术的指导中心。各级卫生防疫机构的主要任务包括：流行病学、劳动卫生、环境卫生、食品卫生、学前卫生、放射卫生等卫生防疫监测；对所辖地区的厂矿企业、饮食服务行业、医疗机构、学前托幼机构、公共场所等经常性开展卫生监督和对新建、改建、扩建的厂矿企业、城乡规划等预防性卫生开展监督；对爱国卫生运动进行技术指导；根据防病灭病工作开展科研和卫生标准的科学实验；进行卫生防疫宣传教育，普及卫生除害防病科学知识；负责在职卫生防疫人员的培训和卫生专业人员的生产实习任务及防疫站的卫生监测工作。

（3）妇幼保健机构。

妇幼保健机构以承担妇女、儿童预防保健任务为主，负责制定妇女、儿童卫生保健规划；妇女、儿童卫生监测，妇幼保健、计划生育技术指导、婚前体检、优生、遗传咨询工作；以及保健、临床医疗、科研、教学和宣传工作等。

（4）药品检验机构。

药品检验机构以承担发展我国现代化医药学和传统医药学为主要任务。各级药品检验机构的共同职责和任务包括：依法实施药品审批；药品质量监督、检验和技术仲裁工作；有关药品质量、药品标准、中草药制剂、药检新技术等科研工作；各药品检验机构以及药品生产、经营使用单位机构的业务技术工作指导、药品检验工作交流、人员培训等。

（5）医学教育机构。

医学教育机构以发展医学教育，培养医药卫生人才为主要任务。每年输送各类卫生人员，并对在职人员进行专业培训。

（6）医学研究机构。

医学研究机构以医药卫生科学研究为主要任务，贯彻党和国家有关发展科学技术的方针政策和卫生工作方针，对推动医学科学和人民卫生事业的发展奠定基础。

3. 群众卫生组织

（1）群众性卫生机构。

全国和各级爱国卫生运动委员会是国务院和各级人民政府的非常设机构，以协调有关各方面的力量，推动群众性除害灭病、卫生防病为主要任务。爱国卫生工作的基本方针是：政府组织、地方负责、部门协调、群众动手、科学治理、社会监督。

（2）社会团体组织。

社会团体组织的主要工作是开展学术交流，编辑出版学术刊物，普及医学卫生知识，开展国际学术交流等。

（3）群众卫生组织。

群众卫生组织以协调各级政府有关部门，开展群众卫生和社区福利工作为主要任务。

二、我国护理组织系统

（一）卫生部护理管理机构

卫生部下设的医政司护理处是卫生部主管护理工作的职能机构。

其职责和任务是：负责为全国城乡医疗机构制定实施有关护理工作的政策、法规、人员编制、规划、管理条例、工作制度和技术质量标准等，配合教育、人事等部门对护理教育、人事等项工作进行管理，并通过卫生部护理中心，进行护理质量控制和技术指导、专业骨干培训和国际合作交流。

（二）卫生部护理中心

卫生部护理中心系1985年经卫生部批准建立，是卫生部领导全国护理工作的主要参谋和咨询机构。

其主要任务是：协助卫生部加强对护理管理、护理教育的领导及临床护理质量控制和技术的指导；组织部分护理教学师资和在职护理骨干的培训工作；收集国内外护理科技信息和情报资料，开展护理科学研究和学术交流，为我国护理学科建设提供资源咨询。

（三）各省、自治区、直辖市及其下属各级卫生行政部门的护理管理机构

各省、自治区、直辖市卫生厅（局）均有一名厅（局）长分管医疗和护理工作。地（市）以上卫生厅（局）医政处（科）配有一名具有一定专业技术水平、临床护理经验和组织管理能力的主管护师（或主管护师以上技术职称），全面负责本地区的护理管理。部分县卫生局也配备专职护理管理干部，以加强护理管理工作（图5-1）。

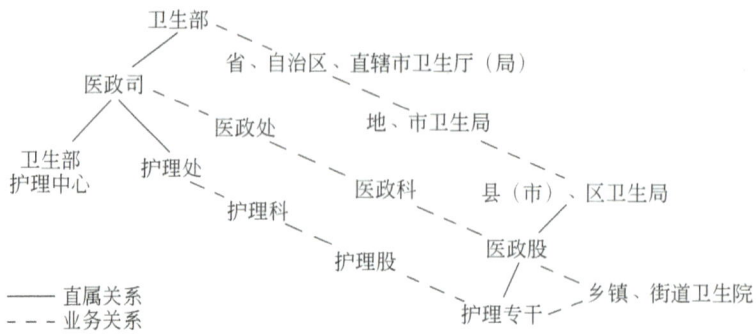

图 5-1 各级卫生行政部门护理管理系统

各级管理机构和人员的主要职责和任务是：在各级主管护理管理工作者的领导下，根据上级精神和实际情况，负责制定本地区护理工作的具体方针、政策、法规和护理技术标准；提出并实施发展规划和工作计划，检查执行情况，组织经验交流，负责听取护理工作汇报，研究解决存在的问题；与当地护理学会相互配合，共同做好工作。

（四）中华护理学会

中华护理学会是我国护理科技工作者的学术性群众团体，是中国科学技术协会所属的一个专门学会，受卫生部和中国科协的双重领导。全国各个省、自治区、直辖市成立分会并形成网络，相互合作或独立进行各种学术活动。

学会的宗旨和任务是：团结全国广大护理人员，为繁荣和发展中国的护理事业，为促进护理学科出成果、出人才，积极开展国内外学术交流和技术培训，组织重点学术课题的探讨和科学研究；编辑出版《中华护理杂志》和其他护理学术资料，如《华护信息》《中华护理学会会刊》等；向广大群众普及卫生保健和护理知识；开展对会员的继续教育，努力提高会员的学术水平；推荐、奖励优秀学术论文和科普作品；对国家重要的护理技术、政策和有关问题提供咨询，提出合理化建议；反映护理科技工作者的意见和呼声，维护其正当权益。

（五）医院内护理组织系统

医院内护理组织系统是医院总系统中的一个分系统。目前我国医院实行护理部主任、科护士长、护士长三级管理或总护士长、护士长两级管理的护理指挥系统。病室护理管理实行护士长负责制。

（陈燕芳）

学习任务二　医院与社区服务

【任务目标】

(1) 掌握医院的概念。
(2) 了解卫生服务体系。

一、医院

医院是社会系统中的一个有机组成部分，必须适应社会环境的改变和发展。医院的社会功能是提供医疗服务，与卫生系统的其他部门，如预防、保健、医学教育和科研机构互补，共同承担保障人民健康的社会职能。

（一）医院的概念与任务

1. 医院的概念

医院是对群众或特定人群进行防病、治病的场所，备有一定数量的病床设施、相应的医务人员和必要的设备，通过医务人员的集体协作，运用医学科学理论和技术，以对住院或门诊患者实施科学的和正确的诊疗、护理为目的的医疗事业机构。

2. 医院的任务

卫生部颁发的《全国医院工作条例》指出：医院的任务是"以医疗为中心，在提高医疗质量的基础上，保证教学和科研任务的完成，并不断提高教学质量和科研水平。同时做好扩大预防，指导基层和计划生育的技术工作"。

（二）医院的类型与分级

1. 医院的分类

根据不同划分条件，可将医院划分为不同类型（表5-1）。

表 5-1 医院分类

划分条件	类型
按收治范围	综合医院、专科医院、康复医院、职业病医院
按特定任务	军队医院、企业医院、医学院校附属医院
按地区	城市医院（市、区、街道医院）、农村医院（县、乡、镇医院）
按所有制	全民所有制医院、集体所有制医院、个体所有制医院、中外合资医院
按卫生部分级管理制度	一级医院（甲、乙、丙等）、二级医院（甲、乙、丙等）、三级医院（特、甲、乙、丙等）

综合医院是设有一定数量的病床，分内、外、妇产、儿、眼、耳鼻喉、皮肤、中医科等各专科及药剂、检验、影像等医技部门和相应人员、设备的医院。对患者具有综合整体治疗、护理能力，通过医务人员的协作，解决急、难、危、重患者的健康问题。

专科医院是为诊治专科疾病而设置的医院，如传染病院、结核病防治院、精神病防治院、妇产科医院、眼科医院、口腔医院、胸科医院、肿瘤医院等。设置专科医院有利于集中人力、物力，发挥技术设备优势，开展专科疾病的预防、治疗和护理。

2. 医院的分级

1989年，我国医院实行分级管理制度。医院分级管理就是按照医院的功能和相应规模、服务地域范围和隶属关系、技术力量、管理水平及服务质量等综合水平，将其划分为一定级别和等次的标准化管理。在卫生部提出的医院管理方案中，医院被分成三级（一、二、三级）、十等（每级分甲、乙、丙等，三级医院增设特等）。

一级医院是直接为一定社区提供医疗卫生服务的基层医院，主要指农村乡、镇卫生院和城市街道卫生院。其主要功能是直接对人群提供一级预防，并进行多发病、常见病的管理，对疑难重症做好正确转诊，协助高层次医院搞好住院前后的服务。

二级医院是跨几个社区提供医疗卫生服务的医院，是地区性医疗预防的技术中心，主要指一般市、县医院及省辖市的区级医院和相当规模的厂矿、企事业单位的职工医院。其主要功能是提供医疗护理、预防保健和康复服务，参与指导对高危人群的监测，接受一级医院转诊，对一级医院进行业务指导，进行一定程度的教学和科研。

三级医院是跨地区、省、市以及向全国范围提供医疗卫生服务的医院，是具有全面医疗、护理、教学、科研能力的医疗预防技术中心，主要指国家、省、市直属的市级大医院及医学院校的附属医院。其主要功能是提供全面连续的医疗护理、预防保健、康复服务和高水平的专科医疗服务，解决危重疑难病症，接受二级医院转诊，对下级医院进行指导和培训，并承担教学、科研任务。

（三）医院的组织机构与功能

1. 医院的组织机构

不同级别的医院所承担的社会职能和服务功能有所不同，但医院的机构设置基本类同。当前医院的组织机构模式，大致可分为三大系统，即诊疗部门、辅助诊疗部门和行政后勤部门（图5-2）。

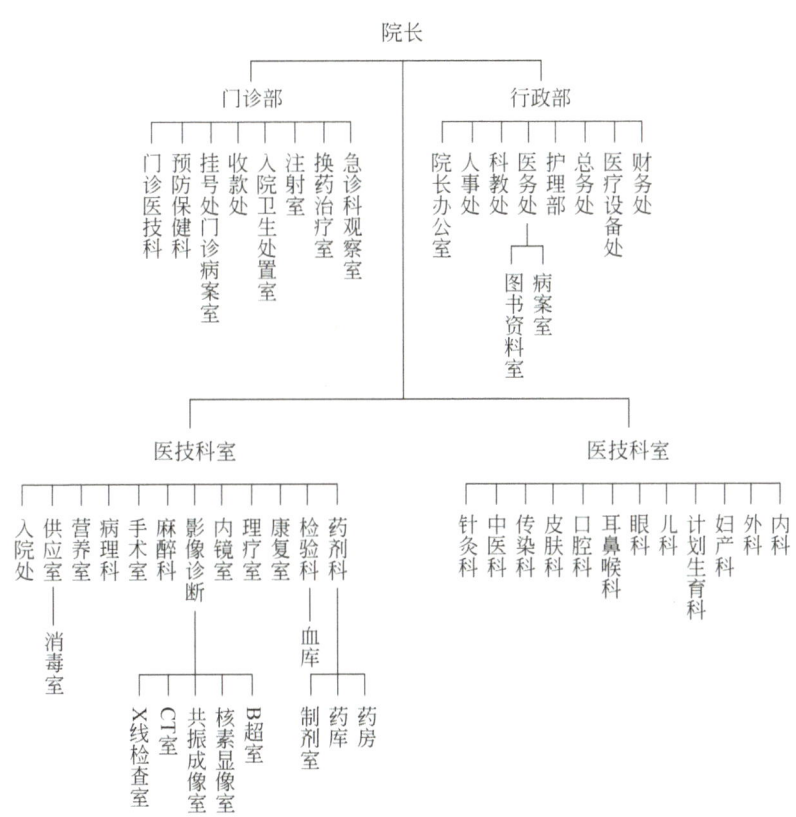

图5-2　医院的组织机构

2. 医院的功能

（1）医疗。

医疗医疗是医院的主要功能。医院医疗工作以诊疗与护理两大业务为主体，与医院医技部门密切配合，形成一个医疗整体为患者服务。医院医疗分为门诊医疗、住院医疗、急救医疗和康复医疗。门诊、急诊医疗是第一线，住院医疗是中心。

（2）教学。

医学教育的一个显著特点是，对每个不同专业不同层次的专业人员、技术人员的培养，都必须经过学校教育和临床实践两个阶段。在职人员也需不断接受继续教育，更新知识和技术，才能适应医学科技发展的需要。因此，教学是医院的一项重要任务。医学教育任务的比重，可根据医院性质决定。

(3) 科学研究。

医院是发展医学科学的主要阵地，许多临床上的问题是科学研究的课题。开展临床研究，才能促进医学发展，提高医疗质量。

大多数二级以上的医院均具有以上功能，二级以下的医院由于其条件所限，大部分仅以医疗为主，无法进行教学和科学研究。

(4) 预防和社区卫生服务。

医院不仅要诊治患者，还须进行预防保健工作，提供社会医疗护理服务，成为人民群众健康保健服务的中心。各级医院要发挥预防保健功能，开展社区家庭服务，指导基层做好计划生育工作，进行健康教育、健康咨询及疾病普查工作，提倡健康的生活方式和加强自我保健意识，以延长人们的寿命和提高生活质量。

以上四项功能不是孤立的，而是相互联系、相辅相成的。应以医疗为中心，医疗与其他三项功能相结合，围绕医疗工作统筹安排，全面完成各项任务。

(四) 医院护理工作（门诊部、急诊科、病区）

1. 门诊部

门诊部是医院面向社会的窗口，是医疗工作的第一线，是直接对人民群众进行诊断、治疗和预防保健的场所，医护人员要提供优质的服务，使患者得到及时诊断和治疗。

(1) 门诊部的设置和布局。

门诊工作具有来往人员多、病种杂、交叉感染的可能性大、季节随机性强、工作人员流动性大、看病时间短等特点。医院要创造良好的门诊环境，以方便患者为目的，突出公共卫生原则，做到美化、绿化、安静、整洁、布局合理，备有醒目的标志和路牌，使患者感到亲切、放松，对医院有信任感，易于合作。

门诊部设有挂号处、收费处、化验室、药房、综合治疗室与分科诊察室等。诊察室应备诊察床，床前有遮隔设备；室内设洗手池，桌面整洁，各种检查用具及化验单、检查申请单、处方等应放置有序。综合治疗室内设有必要的急救设备，如氧气、电动吸引器、急救药品等。

(2) 门诊的护理工作。

1) 预检分诊：预检护士需由实践经验丰富的护士担任，应热情、主动接待来医院就诊的患者，在扼要询问病史、观察病情的基础上，做出初步判断，给予合理分诊指导和传染病管理，做到先预检分诊，后挂号治疗。

2) 安排候诊与就诊：患者挂号后，分别到各科候诊室依次就诊。护士应做好候诊、就诊患者的护理工作。①开诊前准备好各种检查器械，保持良好的诊疗环境和候诊环境。②分理初诊和复诊病案，收集整理化验单、检查报告等。③根据病情测量体温、脉搏、呼吸等，并记录于门诊病案上。④按先后次序叫号就诊。必要时护士应协助医生进行诊查工作。⑤随时观察候诊患者病情，遇到高热、剧痛、呼吸困难、出血、休克等患者，应立即安排提前就诊或送急诊室处理；对病情较重或年老体弱者，可适当调整就诊顺序。

3）健康教育：利用候诊时间开展健康教育，可采用口头、图片、黑板报、电视录像或赠送有关手册等不同形式。对患者提出的问题应耐心、热情地给予解答。

4）治疗：执行需在门诊部进行的治疗，如注射、换药、导尿、灌肠、穿刺等，严格执行操作规程，确保治疗安全、有效。

5）消毒隔离：门诊人群流量大，患者集中，易发生交叉感染，因此要认真做好消毒隔离工作。对传染病或疑似传染病患者，应分诊到隔离门诊就诊，并做好疫情报告。

2. 急诊科

急诊科是医院诊治急症患者的场所，是抢救生命的第一线，24小时开放。对危及生命的患者和意外灾害事件，应立即组织人力、物力，按照急救程序进行抢救。急诊科护士应有良好的素质，具备各种急诊抢救知识和经验，技术熟练，动作敏捷。急诊科护理的组织管理和技术管理应最优化，达到标准化、程序化、制度化。

（1）急诊科的设置和布局。

急诊科一般设有预检处、诊疗室、治疗室、抢救室、监护室、观察室、换药室等。此外，还配有药房、化验室、X射线室、心电图室、挂号室及收款室等，形成一个相对独立的单位。

急诊科环境要宽敞，光线明亮，空气流通，安静整洁；要有专用通道和宽敞的出入口，标志和路标醒目，夜间有明显的灯光，要以方便急诊患者就诊为目的和最大限度地缩短就诊前的时间为原则，以争取抢救时机。

（2）急诊的护理工作。

1）预检分诊：患者被送到急诊科，应由专人负责出迎。预检护士要掌握急诊就诊标准，做到一问、二检查、三分诊、四登记。遇有危重患者立即通知值班医生及抢救室护士，遇意外灾害事件应立即报告有关部门组织抢救，遇有法律纠纷、刑事伤害案件、交通事故等事件，应迅速与医院保卫部门或直接与公安部门取得联系，并请家属或陪送者留下。

2）抢救工作：①物品准备。要备好各种急救药品和抢救设备，一切抢救物品要做到"五定"，即定数量品种、定点安置、定人保管、定期消毒灭菌和定期检查维修。护士需熟悉所有抢救物品的性能和使用方法,并能排除一般性故障,使急救物品完好率达100%。②配合抢救。严格按操作规程实施抢救措施,做到分秒必争。在医生来到之前,护士应根据病情做出初步判断,给予紧急处理,如测血压、给氧、吸痰、止血、配血、建立静脉输液通道、进行人工呼吸、胸外心脏按压等,医生到达后,立即汇报处理情况,积极配合抢救,正确执行医嘱,密切观察病情变化,为医生提供有关资料。

做好抢救记录和查对工作。记录要求字迹清晰、及时、准确。必须注明时间,包括患者和医生到达的时间、抢救措施落实时间(如用药、吸氧、人工呼吸等执行和停止时间)。各种急救药品的空安瓿、空瓶、输血空袋须经两人核对后方可弃去。

3)病情观察:急诊科设有一定数量的观察床,置于急诊观察室。收治暂不能确诊或已明确诊断、病情危重但暂时住院困难者,或需短时间留观后可以返家者。留观时间一般为3～7天。护理人员应对留观患者进行入室登记,建立病案,认真填写各项记录,书写留观室病情报告;对留观患者要主动巡视、密切观察,及时处理医嘱,做好晨晚间护理,加强心理护理,做好出入室患者及家属的管理工作。

3. 病区

病区是住院患者接受诊疗、护理及休养的场所,也是医护人员全面开展医疗、预防、教学、科研活动的重要基地。

(1)病区的设置和布局。

每个病区设有病室、治疗室、抢救室、危重病室、医护办公室、配膳室、盥洗室、浴室、库房、厕所、洗涤间及医护休息室、示教室等。有条件应设置患者学习室、娱乐室、会客室、健身室等。

病区实行科主任、护士长负责制。每个病区设30～40张病床为宜,每间病房设2～4张床或单床,尽量配有卫生间。病床之间最好有屏风或布帘,以便在必要时遮挡患者。普通病室两床之间的距离不少于1 m。

(2)病区护理工作。

临床护理的核心内容是以患者为中心,运用护理程序对患者实施整体护理,满足其生理、心理和社会的需要,促使其早日康复。主要内容可归纳为:

1)准确评估患者健康状况,正确进行护理诊断,及时制订护理计划,全面落实护理措施,及时评价护理效果,并适时补充修改护理计划。

2)巡视病室,进行临床病情观察,了解患者的病情变化及治疗效果。

3)了解患者心理需求及变化,认真做好心理护理。

4)执行医嘱,协助医生完成各项诊疗护理技术操作和抢救工作,杜绝各种差错事故的发生。

5）做好患者的生活护理，满足患者舒适、清洁、安全方面的需要。

6）做好病区消毒隔离工作，预防医院感染的发生。

7）开展健康教育，指导患者进行功能锻炼等自护活动。

8）严格按要求书写和保管各种护理文件。

9）做好入院、出院、转院及死亡患者的护理工作。

10）做好病区环境管理工作，避免和消除一切不利于患者康复的环境因素。

11）开展临床护理科研，不断提高临床护理的质量和水平。

二、社区卫生服务

社区卫生服务是指社区内的卫生机构及相关部门根据社区内存在的主要卫生问题，合理使用社区的资源和适宜技术，主动为社区居民提供的基本卫生服务。社区卫生服务是以人群健康为中心、家庭为单位、社区为范围、需求为导向，以妇女、儿童、老年人、慢性病患者、残疾人等为重点，以解决社区主要卫生问题、满足基本卫生服务需求为目的，融预防、医疗、保健、康复、健康教育、计划生育技术服务等为一体的，有效、经济、方便、综合、连续的基层卫生服务。其目的是提高全民族的健康水平及生活质量。

（一）社区的概念

"社区"一词来源于拉丁语，意为以一定的地理区域为基础的社会群体。早在19世纪，德国学者汤尼斯（F. Tonnies）提出：社区是以家庭为基础的历史共同体，是血缘共同体和地缘共同体的结合。美国学者戈派革（Goeppinger）认为：社区是以地域为基础的实体，由正式和非正式的组织、机构或群体等社会系统组成，彼此依赖，行使社会功能。

我国著名社会学家费孝通先生将社区定义为：若干社会群体（家庭、氏族）或社会组织（机关、团体）聚集在某一地域里形成的一个生活上相互关联的大集体。

世界卫生组织认为："社区是由共同地域、价值或利益体系所决定的社会群体。其成员之间相互认识，相互沟通及影响，在一定的社会结构及范围内产生及表现其社会规范、社会利益、价值观及社会体系，并完成其功能。"简言之，社区是一定地域内具有某些共同特征的人群在社会生活中所形成的共同体。

（二）社区服务

社区服务是政府实行一项福利政策的社会公益事业，是社区建设的重要组成部分，有利于合理利用卫生资源，控制医疗卫生费用的迅速增长，同时还将有利于加强慢性非传染性疾病的预防和控制，满足人民群众对基本卫生的需求。它的内容十分广泛，在不同的社区条件下，它的具体内容和项目可以各不相同。目前，我国城镇已形成了一个较为完整的社区服务体系。

（三）社区卫生服务的特点及内容

1. 预防保健为主

社区卫生服务的宗旨是提高社区人群的健康水平，以预防疾病、促进健康为主要目标。通过一级预防途径，如卫生防疫、传染病管理、意外事故防范、健康教育等，达到促进健康的目的。相对医院护理工作而言，社区卫生服务更侧重于积极主动的预防，通过运用公共卫生及护理的专业理论、技术和方法，促进社区健康，减少社区人群的发病率。

2. 强调群体健康

社区卫生服务是以社区整体人群为服务对象，以家庭及社区为基本的服务单位，收集和分析社区人群的健康状况，运用护理程序的工作方法，解决社区存在的健康问题，而不是单纯照顾一个人或一个家庭。社区人群包括健康与疾病、残障或临终的人、家庭、团体，各年龄段及社会各阶层的人群。

3. 分散性及服务的长期性

社区卫生服务的对象居住相对比较分散，使得社区卫生服务的工作范围更广，对交通的便利性提出了一定要求；另外，社区中的慢性病患者、残疾人、老年人等特定服务对象对社区卫生服务的需求具有长期性。

4. 综合性服务

社区卫生服务的主要目标是通过服务提高人群的健康水平，而非单纯地治疗疾病，因此社区卫生服务除了预防疾病、促进健康、维护健康等，还要从整体全面的观点出发，从卫生管理、社会支持、家庭和个人保护、咨询等方面对社区人群、家庭、个人进行综合性服务。

5. 可及性服务

社区卫生服务属于初级卫生保健范畴，基本要求应是社区所有人群在需要时能得到相应的服务。这就要求社区卫生服务具有就近性、方便性、主动性，以满足社区人群的需求。因此可及性服务是社区卫生服务的显著特点。

6. 具有较高的自主性与独立性

社区卫生服务的工作范围广，而且要运用流行病学的方法来预测和发现人群中容易出现健康问题的高危人群。在许多情况下，社区卫生工作人员需要单独解决面临的健康问题，因此，社区卫生服务工作有较高的独立性，需要具备一定的认识问题、分析问题和解决问题的能力。

7. 多学科协作性

社区卫生服务是团队工作。为了实现社区健康的目标，除需与医疗保健人员密切配合外，还要与社区的行政、福利、教育、厂矿、机关等各种机构的人员合作，才能完成工作。也需要利用社区的各种组织力量，如家政学习班、社区事业促进委员会、准父母学习班等，加上公众的参与来开展工作。

（陈燕芳）

学习任务三　卫生服务策略

【任务目标】

（1）了解全球卫生战略。

（2）了解初级卫生保健。

（3）了解健康新视野。

一、全球战略目标

1977年5月，世界卫生组织在瑞士日内瓦召开第30届世界卫生大会时做出决定，世界卫生组织和各国政府的主要卫生目标应该是：到2000年使世界所有人的健康状况能在社会和经济两方面都享有卓有成效的生活水平，即称"2000年人人享有卫生保健"（Health for All by the Year 2000，HFA/2000）。这一目标指的是：实现人人都能够有成效地进行工作，能积极参加所在社区的社会生活，每个人都应享有初级卫生保健，而且卫生保健起始于社区、家庭、学校和工厂等。

1. 21世纪人人享有卫生保健的总目标

（1）使全体人民增加期望寿命和提高生活质量。

（2）在国家之间和国家内部改进健康的公平程度。

（3）使全体人民利用可持续发展的卫生系统提供的服务。

2. 21世纪人人享有卫生保健的价值

人人享有卫生保健的战略目标旨在使人们普遍并在其整个一生有机会实现并保持最佳

健康水平。其重要价值如下：

（1）承认享有最佳健康水平是一项基本人权：健康是充分享有一切其他权利的前提，要确保全体人民能利用可持续发展的卫生服务体系，使其发挥最高健康潜能。

（2）伦理：加强伦理在卫生政策、研究和提供服务方面的应用，指导人人享有制订和实施卫生保健计划的权利。伦理是人人了解卫生保健政策和参与实践的基础。

（3）公平：消除个人和群体之间不公平和不合理的差别，实施强调团结的、面向公平的政策和战略。

（4）性别观：体现人人享有卫生保健的要求，必须将性别观纳入卫生政策和策略。承认女性与男性的同等需求，是卫生政策最基本的要求。

二、初级卫生保健

1978年9月6~12日，世界卫生组织和联合国儿童基金会（UNICEF）联合在阿拉木图召开了国际初级卫生保健会议（简称阿拉木图会议）。会议发表的《阿拉木图宣言》明确提出：推行初级卫生保健（Primary Health Care，PHC）是实现"2000年人人享有卫生保健"这一目标的基本策略和基本途径。

（一）初级卫生保健的概念

1. 狭义概念

初级卫生保健指主要由基层卫生人员提供给居民必需的保健服务。在我国，基层卫生人员是指农村乡、镇卫生院（所）、城镇社区或地段医院（卫生所）的卫生人员，以及机关、学校、厂矿、企事业单位保健站（室）的医务工作者。在发达国家，是指全（通）科医生和护士。总之，初级卫生保健一般由社区卫生工作者承担。

2. 广义概念

广义概念包括4层含义。

（1）从居民的需要和利用来看，初级卫生保健是居民最基本的、必不可少的，是居民团体、家庭、个人均能获得的，是费用低廉、群众乐于接受的卫生保健。

（2）从在卫生工作中的地位和作用来看，初级卫生保健应用了切实可行、学术上可靠的方法和技术；是最基层的第一线卫生保健工作；是国家卫生体制的一个重要组成部分和基础；与通常所说的卫生服务有所不同，工作内容上更加广泛，且涉及多个政府部门。

（3）从政府职责任务来看，初级卫生保健是各级政府及有关部门的共同职责；是各级人民政府全心全意为人民服务、关心群众疾苦的重要体现；是各级政府组织有关部门和社会各界参与卫生保健活动的有效形式。

（4）从社会经济发展来看，初级卫生保健是社会经济总体布局的重要组成部分，必须与社会经济同步发展；是社会精神文明建设的重要标志和具体体现；是一项社会福利的系统工程。

（二）初级卫生保健的要素

根据《阿拉木图宣言》，初级卫生保健工作可分为4个方面、8项内容。

1. 4个方面

（1）促进健康。

该项包括健康教育、保护环境、合理营养、饮用安全卫生水、改善卫生设施、开展体育锻炼、促进心理卫生、养成良好生活方式等。

（2）预防保健。

在研究社会人群健康和疾病的客观规律及它们和人群所处的内外环境、人类社会活动的相互关系的基础上，采取积极有效的措施，预防各种疾病的发生、发展和流行。

（3）合理治疗。

及早发现疾病，及时提供医疗服务和有效药品，以避免疾病的发展与恶化，促使早日好转痊愈，防止带菌（虫）和向慢性发展。

（4）社区康复。

对丧失了正常功能或功能上有缺陷的残疾者，通过医学、教育、职业及社会的措施，尽量恢复其功能，使他们重新获得生活、学习和参加社会活动的能力。

2. 8项内容

（1）对当前主要卫生问题及其预防和控制方法的健康教育。

（2）改善食品供应和合理营养。

（3）供应足够的安全饮用水和基本环境卫生设施。

（4）妇幼保健和计划生育。

（5）主要传染病的预防接种。

（6）预防和控制地方病。

（7）常见病和外伤的合理治疗。

（8）提供基本药物。

1981年，在第34届世界卫生大会上，除上述8项内容外，又增加了"使用一切可能的方法，通过影响生活方式和控制自然、社会心理环境来预防和控制非传染病和促进精神卫生"一项内容。由此可见，工业发展可能带来的职业性伤病，生活方式改变所致的慢性病、外伤和肿瘤的预防，精神卫生等，都应包括在初级卫生保健内容之中。

三、健康新视野

全球人口不断增加，平均期望寿命延长，人口结构改变，老年人口比例增加，带来一系列新的问题。卫生问题面临新的挑战，必须研究新的策略，以便有效地利用各国与地区的卫生服务以及有限的卫生资源，成功地解决新老卫生问题。WHO对其成员国制定的本世纪卫生政策的原则是：继续坚持执行"人人享有卫生保健"的战略，并依据各国、各地区的实际情况制订各自的行动计划。

1994年，WHO西太平洋地区办事处提出了建立"健康新视野"（new horizon）的战略框架，并于1995年发表《健康新视野》重要文献，明确指出：未来的工作方向必须将侧重点从疾病本身转向导致疾病的危险因素和促进健康方面来；未来的卫生干预必须是以人为中心，以健康状况为中心；健康保护与健康促进是未来年代的两个核心概念。健康保护是在承认人类生命脆弱性的前提下，向人群提供必要的科学技术援助，防止各种有害因素对健康的损害。健康促进是指个人与其家庭、社会和国家一起采取措施，鼓励健康的行为，增强人们改进和处理自身健康问题的能力。西太平洋地区的工作方针要求：采取强调个人责任的办法，鼓励和促进人们采取健康的生活方式，并保证给人们提供一种高质量的生活环境。

健康新视野的实施包括：

1. 生命的培育

确保婴幼儿不仅能在生命的最初几年内得以存活，并适当培育，使其在一生中能发挥潜能。

2. 生命的保护

支持个体全面发展和维持健康的生活方式，保护他们免受潜在有害环境所引起的疾病的困扰，目的在于尽可能以最经济有效和公平的方式，延长富有创造力、健康及没有伤残的生命。

3. 晚年的生活质量

使所有老年人获得并保持充满创造力及有意义生活所必需的身体、精神和社会适应能力。

卫生服务体系必须促进政府和各经济部门间在提高医疗服务水平上的交流和协作，促进自我保健和家庭保健，充分支持个人和社区、社会行之有效的行为，在卫生服务发展的基本措施上，依靠科技与教育、制定相关政策、完善法制建设，以增加投入和强化管理为基点，在确保重点的前提下，努力实现卫生事业与经济、社会各个领域的协调发展，为达到健康新视野的目标而努力。

【实践评析】

实践内容：

患儿，男性，3天，体重3.14 kg，在某乡镇卫生院出生，产程顺利，Apgar评分10分。于出生后第2日出现反应差、呕吐、拒食等，进行输液治疗。采用头皮静脉穿刺输液，输液过程出现穿刺部位轻微肿胀，护士检查回血良好，继续维持输液。夜间家属过度疲劳未发现，于次日晨发现输液部位肿胀逐渐扩大，至中午肿胀面积扩大至整个前额发际、面部等处，使眼睛成为一条细线，引起了家属极度的不满而转诊。转诊后经过医护人员认真护理，精心治疗，肿胀部位很快消退。

案例评析：

（1）新生儿，特别是早产儿、低体重儿血管细小，间距隐匿，给穿刺带来很大困难。由于新生儿自身抵抗力低下，皮肤敏感度差，对表皮疼痛无明显反应，对液体外渗的不适反应不能及时感觉，如果渗出未被及时发现或者处理不当，很容易造成局部组织肿胀、坏死等。因此，对新生儿输液治疗时，应加强临床护理观察，积极采取相应的干预措施，减少渗液现象的发生。

（2）新生儿发生液体外渗的原因是多方面的。药物方面主要是药物浓度和药物本身的理化刺激，包括药物的酸碱度、渗透压、药物浓度、药物对细胞代谢功能的影响等；新生儿本身的体质因素，如血管细小、充盈度差，尤其在疾病状态下组织有效循环灌注不足，如休克、硬肿时，血管渗透性增加；穿刺技术的影响及环境温度等，如室温及液体温度过低、输液量过大、时间过长、速度过快等均可造成液体外渗。

（3）为了防止液体外渗，首先应正确选择静脉。临床报道表明，新生儿头皮静脉输液外渗发生率为9.9%，明显低于四肢静脉输液的外渗率（四肢静脉外渗率为22.8%）。新生儿头皮血管表浅、固定、直观，血液供应丰富，静脉呈网状分布，且没有静脉瓣，顺行或逆行穿刺均不影响输液的正常进行。

（4）掌握熟练的穿刺技术，进针时针头与静脉成10°～15°角，做到一针见血。穿刺成功后妥善固定针头。输入高浓度或刺激性强的药物时，一旦发生红肿或渗出，立即拔针更换部位重新穿刺。掌握正确的药物浓度，减慢滴速，减小压力，如使用钙制剂、20%甘露醇等药物时，确认无误后再输入。输液速度和压力适中，严防液体外渗或外漏现象的发生。对需要静脉滴注多巴胺的患儿，应建立2条静脉通路，2～4小时更换输入。

（帅品花）

【考评自测】

一、名词解释

（1）医院

（2）初级卫生保健

二、选择题

（1）受压局部皮肤按摩错误的方法是（　　）。
    A. 蘸50%乙醇按摩　　　　B. 以手掌大小鱼际紧贴皮肤
    C. 作离心方向的按摩　　　D. 压力由轻到重，由重到轻

（2）在身体空隙处垫以软枕的作用是（　　）。
    A. 架空受压部位　　　　　B. 降低局部皮肤所承受的压力
    C. 减少皮肤受摩擦的刺激　D. 固定体位、安全防护、防止坠床

（3）各期压疮局部处理均可采用（　　）。
    A. 拇指腹环形按摩　　　　B. 3%过氧化氢溶液冲洗
    C. 抗生素纱布湿敷　　　　D. 红外线照射

（4）口腔护理的目的不包括（　　）。
    A. 清洁口腔　　　　　　　B. 去除口臭
    C. 清除口腔内一切细菌　　D. 治疗口腔溃疡

（5）正常人一般不易引起口腔感染，是由于唾液中含有（　　）。
    A. 游离酸　　B. 脂肪酸　　C. 溶菌酶　　D. 淀粉酶

（6）0.02%呋喃西林溶液用于口腔护理的机制为（　　）。
    A. 广谱抗菌作用　　　　　B. 改变细菌生长的pH环境
    C. 放出新生态氧　　　　　D. 促进溃疡愈合

（7）用于真菌感染的漱口溶液是（　　）。
    A. 生理盐水　　B. 4%碳酸氢钠　　C. 3%过氧化氢　　D. 3%硼酸

（8）下列哪种患者需做特殊口腔护理？（　　）
    A. 消化不良　　B. 胃炎　　C. 肺脓肿　　D. 昏迷

（9）选用0.1%醋酸溶液进行漱口适用于下列哪种细菌感染？（　　）
    A. 霉菌　　　　　　　　　B. 革兰阴性菌
    C. 肺炎双球菌　　　　　　D. 铜绿假单胞菌

（10）为昏迷患者进行口腔护理操作中错误的是（　　）。
    A. 张口器从门齿之间放入

B. 棉球少蘸漱口液

C. 用止血钳夹紧棉球，每棉球限用1次

D. 口腔干裂可涂液体石蜡

(11) 口腔护理操作方法下列（　　）不对。

A. 协助患者侧卧或头偏向一侧

B. 弯盘置于患者口角旁

C. 先擦舌面及硬腭部，再擦牙齿各面

D. 先擦牙齿各面，再擦舌面及腭面

附答案：

一、名词解释

（1）医院：医院是指以向人提供医疗护理服务为主要目的的医疗机构。其服务对象不仅包括患者和伤员，也包括处于特定生理状态的健康人（如孕妇、产妇、新生儿）以及完全健康的人（如来医院进行体格检查或口腔清洁的人）。医院最初设立时，是供人避难的场所，医院内还备有娱乐节目，使来者舒适，有招待意图，后来才逐渐成为收容和治疗患者的专门机构。

（2）初级卫生保健：初级卫生保健指主要由基层卫生人员提供给居民必需的保健服务。在我国，基层卫生人员是指农村乡、镇卫生院（所）、城镇社区或地段医院（卫生所）的卫生人员，以及机关、学校、厂矿、企事业单位保健站（室）的医务工作者。在发达国家，其是指全（通）科医生和护士。总之，初级卫生保健一般由社区卫生工作者承担。

二、选择题

（1）C　（2）B　（3）D　（4）C　（5）C　（6）A　（7）B　（8）D　（9）D　（10）A　（11）C

学习单元六　患者入院和出院及运送的护理

经门诊或急诊医生初步诊断后，认为需要住院观察、检查和治疗的患者，由医生填写住院证，患者或家属持住院证到住院处办理入院手续。做好患者入、出院的护理工作是将整体护理原则贯穿始终，也是满足患者身心需要的具体体现。它有利于组织、指导患者适应医院环境，积极配合治疗，从而缩短病程，促进康复。

【导入案例】

患者，女性，32岁，乳腺癌，准备手术治疗。入院后患者情绪一直低落，不多说话，医护人员与其交流的话语很少，甚至无法交流。责任护士为患者做术前心理指导及术后功能训练，说不了几句话就会出现僵局。有一次，护士只好陪患者坐在病床上，抚摸着患者的双手，耐心等待患者倾诉。最终患者道出了不多说话的缘由：患病前夫妻关系不好，一直想离婚但没有下决心，现在自己身患癌症，不仅失去了健康，也失去了女性的身材，以后的日子该怎么过啊！患者的一席话，使护士恍然大悟，这不正是患者这几天沉默寡言的原因吗？

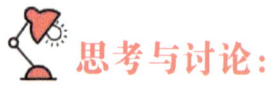

思考与讨论：

（1）患者入院时，了解患者心理状态的必要性。

（2）和患者交流时，护士应注意的事项。

学习任务一　患者入院的护理

【任务目标】

(1) 了解基本入院程序。
(2) 了解患者入院后的初步护理。
(3) 了解分级护理。

一、入院程序

入院程序是指门诊或急诊患者根据医生签发的住院证，自办理入院手续至进入病区的过程。

（一）办理入院手续

患者或家属持医生签发的住院证到住院处办理入院手续，如缴纳住院保证金、填写登记表格等。手续办完后，由住院处通知相关病区值班护士，根据病情做好新患者入院准备。对急需手术的患者，可先手术后补办入院手续。

（二）实施卫生处置

根据患者的病情及身体状况，在卫生处置室对其进行卫生处置，如给患者理发、沐浴、更衣、修剪指甲等。危、急、重症患者可酌情免浴；对有体虱或头虱者，先行灭虱，再沐浴、更衣；传染病患者或疑似传染病患者应送隔离室处理。患者换下的衣服或不需要的物品可交家属带回或由住院处按照手续存放。

（三）护送患者进入病室

由住院处护理人员携门诊病历护送患者入病区。根据病情可选用不同的运送方式，如步行、轮椅、平车等。护送途中注意安全和保暖，不应停止必要的治疗（如输液、给氧等）。根据患者病情安置合适卧位，以免患者不适。护送患者入病区后，与病区值班护士就患者病情、所采取或需继续的治疗与护理措施、患者的个人卫生情况交换信息，同时对物品进行交换。

二、患者进入病区后的初步护理

（一）一般患者入病区后的护理

1. 准备床单位

病区护士接到住院处通知后，立即根据病情需要准备患者床单位。传染病患者应安置在隔离病室。备齐患者所需用物，如面盆、水杯、痰杯、热水瓶等。将备用床改为暂空床，根据病情可在床上加铺橡胶单和中单。

2. 迎接新患者

护士应以热情的态度、亲切的语言确认并接待患者，引导患者至指定的床位并妥善安置。向患者及其家属做自我介绍，说明自己将为患者提供的服务内容及职责；介绍病区其他医务人员及同室病友；介绍患者床单位的设备和使用方法，如呼叫系统、病床调节装置、电视、电话、电灯等；介绍病区布局，如洗手间、配餐室、医护办公室等；介绍病区的有关规章制度，如探视时间、禁止吸烟等；告知患者常规标本的留取方法及摆放位置；引导患者及其家属认识病区环境。亲切的入院接待可以消除患者的不安情绪，帮助患者尽快适应医院环境，增强患者的安全感和对护士的信任。

3. 测量

测量患者体温、脉搏、呼吸、血压及体重并做好记录。需要时测量身高。

4. 通知负责医生

诊察患者，必要时协助医生为患者体检、治疗。

5. 通知营养室

通知营养室为患者准备膳食。

6. 填写

填写住院病历和有关护理表格。

（1）用蓝黑钢笔逐项填写住院病历及各种表格的眉栏。

（2）用红墨水笔将患者入院或转入时间纵行填写在当日体温单相应时间的 40~42 ℃ 横线之间。

（3）记录首次测得的体温、脉搏、呼吸、血压、体重和身高值。

（4）填写患者入院登记本、诊断卡（一览表卡）、床头（尾）卡。

（5）排列住院病历，顺序为：体温单、医嘱单、入院记录、病历及体格检查、病程记录（手术单、分娩记录单等）、会诊记录、各种检验报告单、护理病案、住院病案首页、住院证及门诊病案。

7. 执行

入院医嘱及紧急护理措施须认真执行。

8. 入院护理评估

按护理程序收集患者的健康资料，对患者的健康状况进行评估。了解患者的身体情况、心理需要及健康问题，为制订护理计划提供依据。

（二）急诊患者入病区后的护理

病区接收的急诊患者多从急诊室直接送入或由急诊室经手术室手术后转入，病区护士接到通知后应根据患者情况做好护理工作。

1. 准备床单位

护士应立即备好床单位，并在床上加铺橡胶单和中单，将患者安置在重危病室或抢救室。对于急诊手术患者应准备好麻醉床。

2. 备好急救物品及药品

急救物品及药品如氧气、输液器具、吸引器、心电监护仪、除颤器、急救车等。通知医生做好抢救准备。

3. 配合抢救

患者入病室后，护士应积极配合医生进行抢救，并密切观察病情变化，做好护理记录。如医生未到位之前，护士应根据病情做出初步判断，给予紧急处理，如吸氧、吸痰、止血、建立静脉输液通道等。

4. 暂留陪送人员

对于不能正确叙述病情和需求的患者，如语言障碍、听力障碍、意识不清的患者或婴幼儿等，须暂留陪送人员，以便询问病情等有关情况。

三、分级护理

分级护理（level of care）是根据患者病情的轻、重、缓、急及对患者自理能力的评估，给予特级、一级、二级、三级共4个级别的护理。

（一）特级护理

1. 适用对象

特级护理适用于病情危重，需随时观察，以便进行抢救的患者，如严重创伤、复杂疑难的大手术后、器官移植、大面积灼伤、多器官衰竭以及患者某些严重的内科疾病等的患者。

2. 护理内容

（1）安排专人24小时护理，严密观察病情及生命体征变化，及时准确填写特别护理记录。

（2）制订护理计划，严格执行各项诊疗及护理措施，及时评价。

（3）备好急救药品及物品，并定期检查。

（4）加强基础护理，预防并发症，确保患者安全。

（二）一级护理

1. 适用对象

一级护理适用于病情危重，需绝对卧床休息的患者，如各种大手术后、休克、昏迷、瘫痪、高热、大出血、肝肾衰竭患者和早产婴等。

2. 护理内容

（1）每15~30分钟巡视患者1次，观察病情及生命体征变化。

（2）制订护理计划，准确执行各项诊疗及护理措施，及时准确填写特别护理记录。

（3）加强基础护理，预防并发症，满足患者身心需要。

（三）二级护理

1. 适用对象

二级护理适用于病情较重，生活不能自理的患者，如大手术后病情稳定者、年老体弱者、慢性病不宜多活动者，以及幼儿等。

2. 护理内容

（1）每1~2小时巡视患者1次，观察病情。

（2）按护理常规护理。

（3）给予必要的生活协助及心理护理，满足患者身心需要。

（四）三级护理

1. 适用对象

三级护理适用于病情较轻，生活基本自理的患者，如患者一般慢性病、处于疾病恢复期及择期手术前的准备阶段的患者。

2. 护理内容

（1）每天到患者床边巡视观察病情2次。

（2）按疾病护理常规护理。

（3）给予健康指导，督促患者遵守医院规章制度，满足患者身心需要。

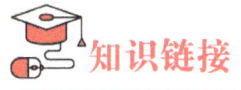 知识链接

分级护理制度

新中国成立初期，国家百废待兴。由于多年战争纷繁，除享有盛誉的"协和"和其他一些设备优良、人才集中、水平较高的医院外，大部分医院护理手段落后，护理程序相对混乱，规范化、制度化、程序化无从谈起。

解放军西北军区第一陆军医院护理部主任张开秀，西北军区后勤部卫生部高级护校校长黎秀芳，20世纪50年代同在西北军区从事护理工作。她们共同合作，分析研究，精心探索，于1954年创造性地提出了根据患者病情分轻、重、危"三级护理"的分级护理制度。这即目前我国医院普遍实行的护理级别分类（特级护理、一级护理、二级护理、三级护理）的初始。这一制度试行后，差错事故明显减少，护理质量得到提高，并有利于人力的合理安排以及工作的有条不紊。

（帅品花）

学习任务二　患者出院的护理

【任务目标】

（1）了解患者出院前的护理。

（2）了解患者出院当日的护理。

（3）了解患者出院后的护理。

一、患者出院前的护理

（一）通知患者及家属

医生根据患者康复情况同意其出院并决定出院日期。护士根据出院医嘱，将出院日期提前通知患者及其家属，协助做好出院准备。

（二）进行健康教育

护士根据患者的康复情况，进行恰当的健康教育，指导患者出院后在饮食、服药、休息、功能锻炼和定期复查等方面的注意事项。必要时向患者及其家属提供有关书面资料，便于患者或其家属掌握有关的护理知识、技能和要求。

（三）做好心理护理

护士应注意观察患者的情绪变化，特别是自动出院的患者，给予鼓励和安慰，以减轻患者因离开医院所产生的恐惧和焦虑。自动出院的患者应在出院医嘱上注明"自动出院"，并由患者或家属签名认可。

（四）征求患者意见

征求患者及其家属对医院工作的意见，以便改进工作，不断提高医疗护理质量。

二、患者出院当日的护理

（1）执行出院医嘱：

1）停止一切医嘱，注销所有治疗、护理执行单，如服药单、注射单、治疗单、饮食单等。

2）撤去"患者一览表"上的诊断卡及床头（尾）卡。

3）填写患者出院登记本。

4）患者出院后需继续服药时，护士按出院医嘱处方到药房领取药物，交给患者或其家属带回，并指导用药常识。

5）用红色钢笔在体温单40～42 ℃，相应出院日和时间栏内书写出院时间。

（2）填写患者出院护理记录（护理评估单）。

（3）协助患者及其家属清理用物，归还寄存的物品，收回患者住院期间所借物品并消毒处理。

（4）协助患者或家属办完出院手续，收到住院收费处签写的出院通知单后，根据患者病情，步行护送或用平车、轮椅推送患者出院。

三、患者出院后的处理

1. 床单位的处理

患者离开病室出院后方可整理床单位，避免给患者造成心理上的不适感。

（1）撤去病床上的污被服，放入污衣袋，由洗衣房收回，根据出院患者疾病种类决定清洗和消毒方法。

（2）用消毒液擦拭床旁桌、床旁椅及床。

（3）非一次性使用痰杯、脸盆，须用消毒液浸泡。

（4）将床垫、床褥、棉胎、枕芯等置于日光下曝晒，也可选用紫外线灯照射或臭氧机消毒。

（5）病室开窗通风，更新室内空气。

（6）传染性疾病患者离院后，需按传染病终末消毒法进行处理。

2. 铺好备用床

铺好备用床，准备迎接新患者。

3. 病历整理

按要求整理病历，交病案室保存。

（帅品花）

学习任务三　患者床单位的准备

【任务目标】

（1）了解患者床单位的准备。

（2）了解铺床法。

一、患者床单位的准备

（一）患者床单位及设备

患者床单位是指医疗机构提供给患者使用的家具和设备，它是患者住院期间休息、睡眠、饮食、排泄、活动与治疗的最基本的生活单位。患者床单位的固定设备有：床、床上用品（床垫、床褥、枕芯、棉胎或毛毯、大单、被套、枕套，必要时备橡胶单和中单或一次性中单）、床旁桌、床旁椅及床上桌，另外床头墙壁上有照明灯、呼叫装置、供氧和负压吸引管道等设施。患者床单位的设备及管理要以患者舒适、安全和有利于患者康复为前提。

1. 床

床是病室的主要设备,卧床患者的休息、活动、运动、治疗和护理等都在病床上进行(图6-1)。因此,病床一定要符合实用、耐用、舒适、安全的原则。其主要的要求和特点如下。

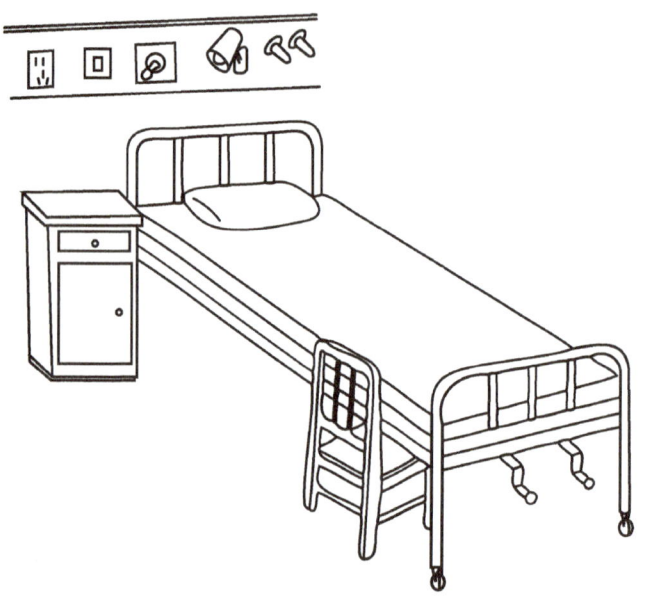

图6-1 床单位

(1)病床高度能升降。

一般病床长2 m,宽0.9 m,高0.6 m。高度能升降的病床可满足不同医护人员操作的需要,防止工作时身体过度伸展或弯曲,避免工作人员腰背部肌肉过度疲劳或发生损伤。同时,降低病床高度又能方便患者上、下床,从而保证了患者的安全。

(2)床上、下部分的高度能调整。

床头、床尾或膝下支架可分别摇起,能根据患者的舒适度及病情需要调节体位。

(3)便于移动。

病床四脚应安装脚轮,方便移动,节省体力;同时脚轮旁应装有固定器,根据需要可随时固定。

(4)加设床栏。

病床两侧加设活动床栏,可预防老人、小孩、意识不清的患者坠床,保证患者的安全。

2. 床上用品

（1）床垫。

床垫的长、宽与床同规格，厚约 10 cm。垫芯多选用棕丝、棉花、木棉、马鬃或海绵，包布多选用牢固的布料制作。由于患者大多数时间卧于床上，床垫宜坚硬，以免承受重力较多的部位凹陷。

（2）床褥。

床褥铺于床垫上，长、宽与床垫规格相同。一般选用棉花做褥芯，棉花吸水性强，并可防止床单滑动。

（3）枕芯。

枕芯长 0.6 m，宽 0.4 m，内可装木棉、人造棉、蒲绒或羽绒等。

（4）棉胎。

棉胎长 2.3 m，宽 1.6 m，多选用棉花胎，也可用人造棉或羽绒被。

（5）大单。

大单长 2.5 m，宽 1.8 m，选用棉布制作。

（6）被套。

被套长 2.5 m，宽 1.7 m，用棉布制作，尾端开口处可有系带。

（7）枕套。

枕套长 0.65 m，宽 0.45 m，选用棉布制作。

（8）橡胶单。

橡胶单长 0.85 m，宽 0.65 m，两端各加棉布 0.4 m。

（9）中单。

中单长 1.7 m，宽 0.85 m，用棉布制作。

3. 床旁桌

床旁桌放置在床头一侧，用于摆放患者日常所需的物品或护理用具等。

4. 床旁椅

每个患者床单位至少应有一把床旁椅，供患者、探视者或医护人员使用。

5. 床上桌

床上桌供患者在床上进食、写字、阅读之用，也可用于暂时放置医护人员所需的清洁物品。不需要使用时可收起，以节省空间。

6. 床头墙壁上的装置

床头灯用于患者阅读或医护人员治疗、护理时的照明。呼叫装置便于患者需要帮助时发出求援信息。因此，呼叫装置的使用方法应在患者入院时介绍，按钮或拉绳必须放在患者方便触及处。另外，供氧、负压吸引等设备在患者需要时使用。

二、铺床法

病床与一般床铺要求不同，因为患者不仅休息、睡眠在床上，有的患者饮食、便溺、治疗、护理、娱乐、学习等均在床上。因此，病床是否整洁、舒适、实用，与患者的治疗、休养有着密切的关系，同时对病室的环境也有影响。

（一）铺床的要求

（1）床铺要铺得平整、舒适、安全、实用。
（2）铺床时物品要齐全，动作要轻稳，注意节时省力。

（二）各种病床的铺法

1. 备用床

目的：使病室清洁整齐，预备接收新患者。

用物：病床、床垫、棉褥、大单、棉被或毛毯、被套、枕芯及枕套。

操作步骤：

（1）携用物至床旁，移开床头柜及椅子，并将用物依使用顺序放在椅上。

（2）检查病床及床垫，铺上棉褥，将大单的正面向上，中线与床中线对齐后平铺在棉褥上，再将一侧床头和床尾的大单拉紧，叠成直角或斜角塞于床垫下，然后将床边中部的大单也拉紧塞于床垫下，再转至床对侧，将大单依同法铺好。

（3）将被套反面平铺于床上，再将棉被铺在被套上面，从被套开口处将上层被套和棉被同时向上翻卷至床头，套好被套，拉平，系好带子。将被子两侧齐床垫折成被筒，被头离床头约5寸，床尾部棉被齐床垫回折于床上，或塞于床垫下。

（4）将枕套套好，拉平，系好带子，放于床头棉被上。

（5）放回床头柜及椅子，将床位排列整齐。

2. 麻醉床（图6-2）

目的：便于接收和护理全麻术后未醒的患者，保护患者安全度过麻醉苏醒期，并保护床褥不被血液或呕吐物污染。

用物：除备用床用物外，另加橡皮单及中单各2条、麻醉护理盘（内盛弯盘、开口器、压舌板、舌钳、牙垫、纱布或软纸、止血钳或镊子、鼻导管、吸痰管、手电筒等）、吸痰器、氧气、听诊器、血压计、输液架、护理记录单。天冷时备热水袋。

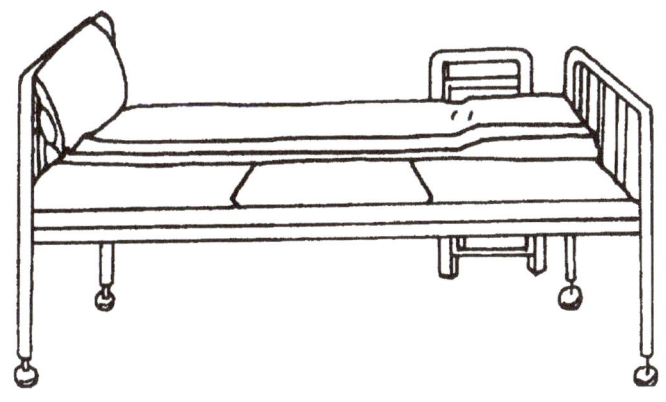

图6-2 麻醉床

操作步骤：

（1）携用物至床旁，搬开床头柜及椅子，按备用床铺好大单，将一条橡皮单和中单按暂空床铺于床的中上部（橡皮单在下，中单在上），另一条橡皮单及中单根据手术部位需要铺于床上，两边塞入床垫下。

（2）套好被套，先将被尾向上反折，再将一侧的被子齐床沿掖于床垫下，或齐床垫向内折于床上，然后将接待患者上床的一侧被子折叠成扇形于床对侧。

（3）套好枕套，将枕头立放于床头，以免患者躁动时碰伤头部。

3. 有孔床

目的：用于脊柱疾病和损伤、截瘫及股骨干骨折、骨盆骨折等患者，利于骨折固定，减少疼痛，便于大小便。

用物：同备用床，去掉床垫，另加有孔床板1块（床板中间有椭圆形洞口，洞口下面有一活动木板），棉褥、大单各1条，软枕及枕套各2个（或长棉垫1个）。

操作步骤：

（1）将木板放在床屉上，四角用木墩将床板垫高。

（2）将棉褥双折，分别齐床头、床尾和洞口上、下缘铺好，再将大单双折，分别铺在棉褥上，四周塞于棉褥下，使洞口露出。然后将枕套套好，枕头（或棉垫）平放于两个棉褥中间，盖住洞口。患者排便时，取下枕头，拉开洞下木板，洞口下匿便盆即可（图6-3）。

（3）其他步骤与备用床一样。

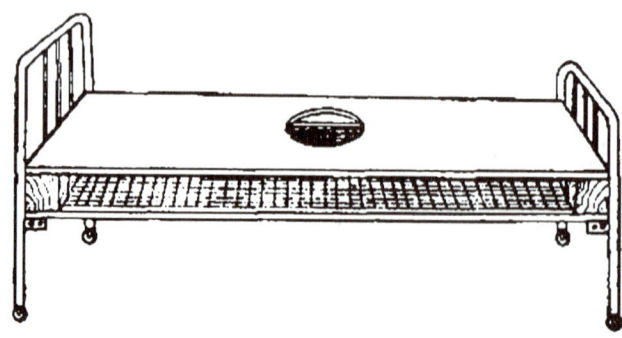

图6-3 有孔床

（帅品花）

学习任务四　运送患者法

【任务目标】

（1）了解人体力学在护理工作中的应用。

（2）了解患者运输法。

一、人体力学在护理工作中的应用

人体力学是利用力学原理研究维持和掌握身体平衡，以及人体从一种姿势变为另一种姿势时身体如何有效协调的一门科学。在日常治疗、护理工作中，人体力学应用十分广泛。

护士在护理操作时应正确运用人体力学原理，一方面只需消耗较少的能量，就能发挥较大的工作效能，提高工作效率；另一方面，可以减少自身肌肉紧张及疲劳，起到自我保护的作用。同时，运用人体力学原理可协助患者采取正确的姿势和体位，避免肌肉过度紧张，增强患者的舒适感，促进康复。

（一）杠杆作用

杠杆是指在力的作用下能绕一固定点转动的直杆或曲杆。杠杆的固定点称为支点，使杠杆转动的力称为动力，阻碍杠杆转动的力称为阻力。支点到力的作用线的垂直距离称为力臂，支点到动力作用线的垂直距离称为动力臂，支点到阻力作用线的垂直距离称阻力臂。力矩为作用力与相应力臂的乘积，当动力力矩与阻力力矩相等时，杠杆处于平衡状态。因此，作用在杠杆上的动力与阻力的大小跟它们的力臂长短成反比，当动力臂大于阻力臂时可以省力，反之则费力。

人体的活动主要与杠杆作用有关。在运动时，骨骼好比杠杆，关节是支点，骨骼肌收缩是杠杆转动的动力。它们在神经系统的调节和各系统的配合下，对身体起着保护、支持和运动的作用。根据杠杆上动力作用点、支点和阻力作用点的相互位置不同，杠杆可以分为三类：平衡杠杆、省力杠杆和费力杠杆。

1. 平衡杠杆

支点在动力作用点和阻力作用点之间，这类杠杆的动力臂和阻力臂相等，所以既不省力也不费力。例如，人的头部在寰枕关节上进行低头和仰头的动作，以寰椎为支点，支点前后两组肌群收缩时产生的力为动力，头部重力为阻力。当前部肌群产生的力与头部重力的力矩之和与后部肌群产生的力矩相等，头部趋于平衡（图6-4）。

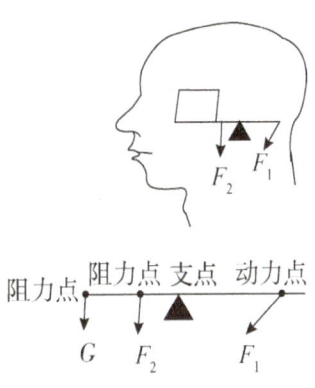

图6-4 支点动力图

2. 省力杠杆

阻力点在动力点和支点之间，因此这类杠杆的动力臂大于阻力臂，所以省力。这类杠杆在人体运动中并不多见。例如，人用脚尖站立时，脚尖是支点，脚后跟的肌肉收缩力为动力，人的重力（阻力）作用线落在两者之间的距离上。由于动力臂较阻力臂长，所以用较小的力就可以支撑体重（图6-5）。

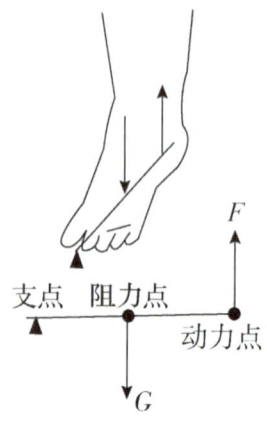

图6-5 省力杠杆

3. 费力杠杆（速度杠杆）

动力点在阻力点和支点之间，因此这类杠杆的动力臂小于阻力臂，所以费力。这类杠杆在人体运动中最为常见。例如，用手臂举起重物时肘关节的运动，肘关节是支点，手臂前肌群（肱二头肌）的收缩力（动力）作用于支点和重力（阻力）作用点之间，由于动力臂较阻力臂短，就需用较大的力。这类杠杆虽然费力，但却使重物获得了速度和运动的范围（图6-6）。

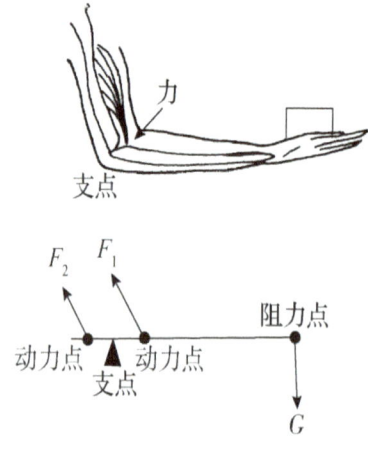

图6-6 费力杠杆

（二）摩擦力

相互接触的两个物体在接触面上发生的阻碍相对运动的力称为摩擦力。摩擦力的大小取决于正压力（即垂直于接触面的压力）和摩擦系数。而摩擦系数的大小与接触面的材料、光洁程度、干湿程度和相对运动的速度等有关。

在护理活动中，通常采用改变摩擦系数的方法来增加或减小摩擦力，达到维持身体平衡稳定或省力的目的。如在患者手杖下端加橡胶垫（因为橡胶垫的摩擦系数较大），使静摩擦力增大，防止手杖滑动，从而保证患者的安全；病床四脚装有脚轮，由于滚动摩擦系数最小，这类病床在移动过程中所产生的摩擦力最小，便于移动且省力。

（三）平衡与稳定

人体或物体的平衡与稳定，是由其自身的质量、支撑面大小、重心的高低及重力线和支撑面边缘之间的距离决定的。

1. 物体稳定性与其质量成正比

物体越重，稳定性越大。在护理操作中，如患者需就坐于椅子时，应选择较重的椅子，因其稳定性大，可防止患者跌倒。若椅子较轻，可以借助其他的力量支撑椅子。

2. 物体稳定性与支撑面大小成正比

支撑面是人或物体与地面接触的各支点表面构成的，并且包括各支点之间的表面积。支撑面越大，人或物体越稳定。如老年人使用手杖可扩大其支撑面，确保站立或行走时的稳定性；人体取仰卧位时比侧卧位稳定，就在于仰卧位的支撑面积大于侧卧位。

3. 物体的稳定性与其重心高度成反比

重心为物体质量的中心。人体的重心随姿势的改变而改变。当人体直立时，重心位于骨盆的第二骶椎前约7 cm处（图6-7）；当将手臂举过头顶时，重心随之升高；下蹲时重心也随之降低。人或物体的重心越低，稳定性也越大。

4. 物体稳定性与重力线、支撑面的关系

重力线为重力的作用线，该作用线通过重心且垂直于地面。人体只有在重力线通过支撑面时，才能保持平衡。如人从椅子上站立起来，最好两脚一前一后，使重力线落在支撑面以内，这样可以花很少力气就能平稳地站起来。如果没有掌握好姿势，重力线落在支撑面以外，将会产生一个回复力矩，人体还须运用腰部力量来保持平衡。体弱者则会因无法运用腰部力量又回到原来的座位上。

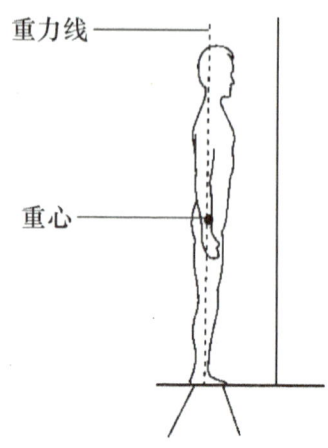

图6-7 人体重心点

（四）人体力学原理在护理工作中的应用

1. 利用杠杆作用

护理人员操作时，应靠近操作物体；两臂持物时，两臂紧靠身体两侧，上臂下垂，前臂和所持物体靠近身体，使阻力臂缩短，从而省力。提取重物时，最好把重物分成相等的两份，分别由两手提取。若为一手提拿，则另一手臂应向外伸展，以保持平衡。

2. 扩大支撑面

护士在操作时，根据实际需要两脚前后或左右分开（两脚间距离为10~15 cm），以扩大支撑面，增加身体的稳定性。在协助患者变换卧位时，如取侧卧位时，应将患者两臂屈肘，一手放于枕旁，一手放于胸前，下腿伸直，上腿弯曲，以扩大支撑面，增加身体稳定性。

3. 降低重心

护士站立或操作时，应尽量使重心接近支撑面。如取低处的物体时，应两脚分开，屈膝、屈髋再下蹲，这样比直接弯腰取物要省力，同时也可以减少腰背部肌肉的劳损。

4. 减少重力线的偏移

护士提、端物体时应尽量使物体靠近身体；搬运患者时，尽量使患者身体靠近自己，从而保证重力线落在支撑面内。

5. 尽量使用大肌肉和多肌群护理

操作时，尽量使用大肌肉或多肌群做功，以减少疲劳。根据肌肉的生理特点，肌力大小与肌纤维数目及横断面积成正比，同样的重量被多束肌肉分散，可以减轻局部的疲劳。因此，能使用躯干和下肢肌肉的力量时，尽量避免只使用上肢肌肉的力量；能使用整只手操作时,尽量避免只用手指。如提起地上的重物时,两脚前后分开就是使用了下肢的肌肉群,而不只是依靠腰背部和上肢肌肉群的力量,这样可以避免腰背部的损伤。

6. 合理利用摩擦力与压力

护理人员在搬运物品时,应尽量以推或拉的方式代替提取,因为拉物有一个向上的作用力,可以减少物体对接触面的正压力,从而减小摩擦力。推物用的治疗车轮子应经常用润滑油润滑,使摩擦系数减小,从而减小推行中的摩擦力。对于卧床患者,护士可在其骨突处加用软垫以增加受力面积,减少局部所承受的压力,达到预防压疮的目的。

将人体力学原理恰当地运用到护理操作中,可有效减少护理人员能量的消耗,提高工作效率,增进患者的舒适和安全。在临床护理工作中,护理人员应有意识地去实践和体会人体力学的原理,使之成为自身的习惯动作。

二、患者运输法

(一) 扶助患者移向床头法

长期卧床尤其是半卧位的患者,身体重心常常滑向床尾而不能自己抬高体位者,由护士协助移动,使之保持舒适体位。具体方法如下。

1. 自己能转动的患者

此类患者只需一位护士协助(图6-8)。

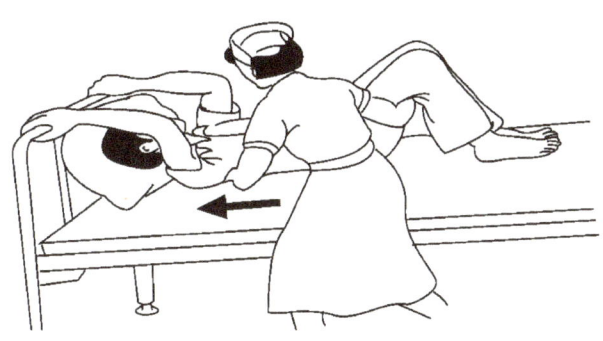

图6-8 移向床头法

(1)松开盖被,视病情放平靠背架。
(2)将枕头横立床头,避免撞伤患者。
(3)患者仰卧屈膝,双手握住床头竖栏,也可抓住床沿或搭在护士肩部。
(4)护士要应用节力原则双脚分开,一脚在前一脚在后,呈弓形箭步;一手托在患者肩下，另一手托臀下，让患者两臂用力，双脚抵床，抬起身体。这时护士托住患者的重心顺势向床头移动。

（5）放回枕头，视病情支起靠背架，整理床单位。

2. 自己不能转动的患者

这类患者需两位护士协调操作。

第一种方法：

（1）松开盖被，视病情放平靠背架。

（2）将枕头横立床头，避免撞伤患者。

（3）在患者的肩至臀部垫双层中单。

（4）两位护士分别立于床的两侧，各自将松垂的中单向上卷至患者身旁。

（5）分别抓住两侧卷至肩与臀部的中单两端，同时用力将中单绷紧、抬高，使之离开床面，移向床头。

（6）帮助患者取舒适卧位。

（7）放回枕头，酌情支起靠背架，整理床单位。

第二种方法：

（1）松开盖被，视病情放平靠背架。

（2）将枕头横立床头，避免撞伤患者。

（3）两位护士分别站在病床两侧，各自用一手托住患者肩部，一手托臀部，用合力上移，或一人托住患者背及臀部，同时抬起患者移向床头。其他同上法。

（二）轮椅使用法

目的：运送不能行走的患者。

用物：轮椅、毛毯（按季节配备）、别针，需要时备外衣。

方法：

1. 帮助患者坐轮椅法

（1）将轮椅推至床旁，椅背和床尾平齐，面向床头。

（2）扶患者坐起，披上外衣，穿鞋，下地。

（3）拉起两侧扶手旁的车闸，以固定轮椅；无车闸，护士站在轮椅后面，固定轮椅，嘱患者扶着轮椅的扶手，尽量靠后坐，勿向前倾身或自行下车，以免跌倒。

（4）翻转踏脚板，供患者踏脚。

（5）在推轮椅行进的过程中要注意安全，保持舒适坐位。推车下坡时减慢速度，过门槛时翘起前轮，使患者的头、背后倾，并嘱抓住扶手，以防发生意外。

（6）注意观察病情。

2. 帮助患者下轮椅法

将轮椅推至床边，固定轮椅，翻起踏脚板，扶患者下轮椅（图6-9）。

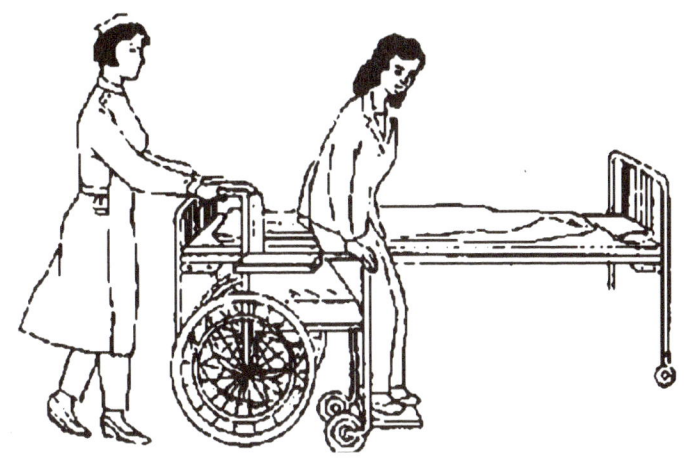

图6-9 轮椅运输法

（三）平车运送法（图6-10）

目的：运送不能起床的患者去手术室、治疗室或进行特殊检查等。

用物：平车、棉褥、大单、棉被或毛毯、枕头。

方法：

病情许可，能在床上配合动作者，可用此法。

（1）检查平车有无损坏，移开床旁桌、椅。推平车紧靠床边。

（2）护士在旁抵住平车，协助患者移向平车，将其上肢、臀部、下肢依顺序向平车挪动，使患者卧于舒适位置。回床时，先助其移动下肢，再移动上肢。

（3）用大单或盖被包裹患者，露出头部，先盖脚部，然后盖好两侧上层边缘及两侧向内折叠，使之整齐美观。

（4）整理床单位，铺暂空床。

（四）单人搬运法

此法适用于患儿及病情许可，体重较轻者。

（1）将平车推至床尾，使患者头部和床尾成钝角，搬运者站在钝角内的床边。

（2）搬运者一臂自患者腋下伸至肩部外侧，一臂伸入患者股下，患者双臂交叉，依附于搬运者颈部并双手用力握住搬运者。

（3）搬运者托起患者，移步转身，将患者轻轻放于平车上，盖好盖被。

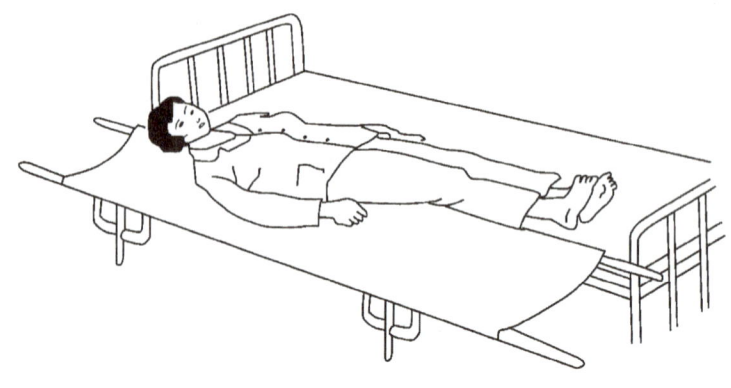

图6-10 平车运送法

（4）整理床单位，铺暂空床（图6-11）。

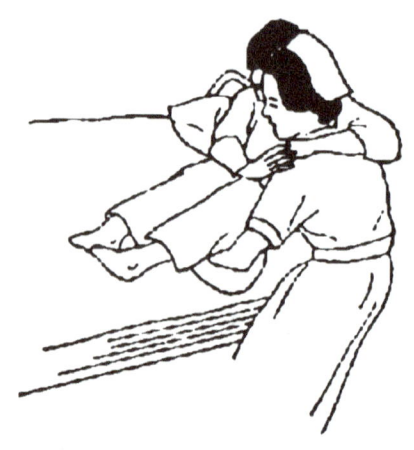

图6-11 单人搬运法

（五）二人、三人搬运法

这两种方法用于不能自己活动，体重较重者。平车放置同单人搬运法。松开盖被，将患者上肢交叉置于胸前。二人搬运时，甲托住患者颈肩部与腰部，乙托住臀部与腘窝处；三人搬运时，甲托住患者的头颈、肩背部，乙托住腰、臀部，丙托住腘窝、腿部之后，同时抬起患者，并使之身体稍向搬运者倾斜移至平车上，盖好被盖（图6-12和图6-13）。

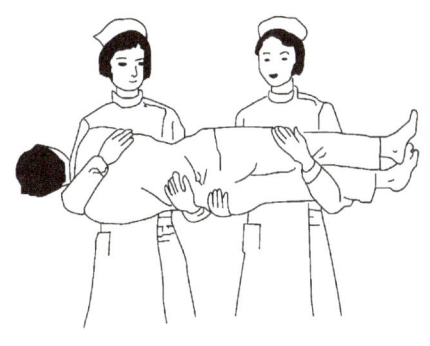

图 6-12　二人搬运法

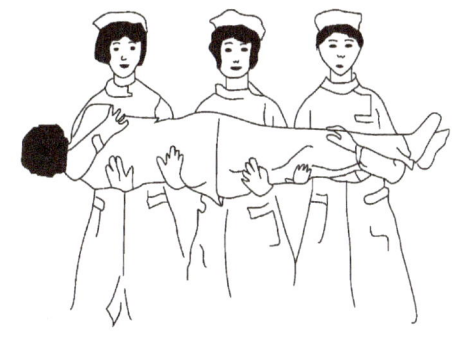

图 6-13　三人搬运法

（六）四人搬运法

四人搬运法用于危重或颈椎、腰椎骨折患者。

（1）移开床旁桌、椅，将铺好棉被的平车紧靠床边，在患者腰、臀下铺大单或中单（布质应牢固）。

（2）甲站于床头，托住患者的头与肩部，乙立于床尾，托住患者的两腿，丙和丁分别站在病床及平车的两侧，四人抓紧大单或中单四角，同时抬起患者，轻轻将患者放在平车中央，盖好盖被。整理床单位，铺暂空床。

（3）推平车时速度不宜太快。

注意事项：

（1）搬运过程中，注意安全、舒适、保暖，动作轻稳。

（2）多人搬运时，动作要协调一致，上坡时患者头在前，下坡时头在后，以免患者头低垂而不适，给患者以安全感。

（3）骨折患者搬运时应在车上垫木板，并做好骨折部位的固定。

（4）注意观察患者的面色及脉搏的改变。

（5）推车行进时，不可碰撞墙及门框，避免震动患者，损坏建筑物。

（帅品花）

学习任务五　健康教育

【任务目标】

(1) 了解健康教育概述。
(2) 了解健康教育的程序。
(3) 了解健康教育的方法。
(4) 了解影响健康教育的因素。

一、健康教育概述

(一) 健康教育的概念

现代健康教育的发展仅有100多年的历史，它正处于发展的阶段。健康概念和保健服务需求的改变，不断赋予它新的重要职能，因此，有关健康教育的定义多达数十种。1988年第十三届世界健康教育大会上提出的概念是：健康教育是一门研究以传播保健知识和技术影响个体和群体行为，消除危险因素，预防疾病，促进健康的科学。

我国学者们对健康教育作了如下定义：健康教育是通过信息传播和行为干预，帮助个人和群体掌握卫生保健知识，树立健康观念，自愿采取有利于健康的行为和生活方式的教育活动与过程。其目的是消除或减轻影响健康的危险因素，预防疾病，促进健康和提高生活质量。

总之，健康教育是指通过教育的途径有计划、有组织、有评价地进行教育活动。教育的目标是通过卫生知识的传播和行为干预，改变人们的不健康行为，提高人们的健康水平。因此，健康教育是连接卫生知识和健康行为改变的桥梁。

(二) 健康教育的意义

为护理对象提供健康教育，具有以下意义。

(1) 使护理对象的治疗、护理效果更令人满意，表现为患者的住院周期缩短和并发症减少等。

(2) 提高护理对象的自我保健、自我护理能力，达到预防疾病、保持健康、建立健康行为、提高生活质量的目的。

（3）为护理对象提供所需的知识，使其能够正确地选择与使用医疗、护理资源和保护自己免受一些不正确广告宣传的误导。

（4）护理对象有得到健康教育的权利。1992年，美国医院协会所通过的《患者权利法案》明确规定患者有接受健康教育的权利。我国国务院149号令发布的《医疗机构管理条例》亦明确规定了患者享有健康的权利和知情选择的权利。

二、健康教育的程序

健康教育是发生在护理人员和护理对象（患者与家属）之间的一种特殊教育活动。通过对护理对象进行有目的、有计划、有评价的教育活动，提高他们自我保健和自我护理的能力，达到预防疾病、保持健康、促进健康、建立健康行为、提高生活质量的目的。

（一）评估

评估是了解护理对象的学习需要、学习准备状态、学习能力及学习资源，同时也是健康教育者本身自我了解的过程。

1. 学习者的评估

（1）学习能力评估。

评估护理对象的年龄、视力、听力、记忆力、反应速度、疾病状态等。通过评估护士可确定护理对象是否能够学习和有无学习能力，以指导制订教育计划。老人、小儿、有视听缺陷、接受教育能力差及健康状况不佳者，在很大程度上影响学习效果。

（2）心理状况评估。

评估护理对象对于疾病的心理适应情况和对学习的认知能力。如对其所患的疾病是否焦虑、是否惧怕、是否绝望，患者目前最关心的问题是什么。通常，疾病所致的焦虑情绪使护理对象较病前任何时候都更关心自己的健康问题，渴望获得与其有关的健康知识，产生强烈的学习愿望，但过分焦虑则适得其反。此外，护理对象的个性特征、对健康和疾病的价值观、对学习的态度和动机等，都将影响其对疾病的适应和学习的认知。

（3）社会文化背景评估。

评估护理对象的职业、文化程度、价值观和信仰模式、经济收入、住房条件、居住地区、饮食习惯、睡眠习惯、烟酒嗜好、运动情况、性生活等。

（4）学习态度评估。

评估护理对象有无学习欲望，对健康教育是接受还是拒绝。护士可通过对护理对象的直接提问和行为观察来判断其行为态度，及时发现和纠正不利于学习的消极态度。

（5）以往学习经验评估。

评估护理对象以往是否接受过健康教育；教育的效果如何；对个体健康的影响是积极的，还是消极的；以往是否阅读过与其疾病有关的资料；是否认识与其有相同疾病的人等。

（6）学习准备评估。

评估护理对象参与学习的准备情况，如是否知道教育内容，在行动上是否做好了学习的准备，通过教育是否能产生行为改变。

（7）学习需要评估。

评估护理对象对健康教育内容的需要、个人经历和目前需要解决的学习问题是什么。

2. 学习资源的评估

学习资源的评估达到健康目标所需要的时间，需要有哪些人员参与，需要的教学环境，所需的教学资料及设备等。

3. 教育者的评估

教育者也应对自己从事健康教育的知识、水平及能力做出评估，以选择最佳的教育方式。

（二）确定健康教育的内容及目标

1. 健康教育的内容

（1）社区居民教育。社区居民教育是指以社区为单位，以促进该社区居民健康教育为目的的教育。此类教育主要面向社区、学校、企业、团体的社会人群。护理人员直接到基层开展健康教育工作，具体内容有以下几点。

1）开展卫生宣传教育，如介绍合理的生活方式、科学的锻炼方法、环境保护、生理卫生保健等有关卫生常识。

2）常见病、多发病防治知识的宣传教育。

3）对特殊人群提供有关卫生保健知识，如婴儿时期的护理、儿童时期的健康教育、青少年的健康教育、老年人的健康教育、孕妇的健康教育、残疾人的健康教育等。

4）对精神病患者的家属给予支持及指导。

5）对出院回家的患者及其家属进行康复指导，并和医生取得联系。

6）指导传染病的预防和管理，定期进行预防接种。

7）定期进行健康检查和对疾病高危人群的观察，以利于早期发现疾病。

8）计划生育技术指导。

9）健康咨询。

10）卫生法规的教育，旨在帮助个人、家庭及社区了解有关的卫生政策及法规，促使人们建立良好的卫生及健康道德，提高居民的健康责任心及自觉性，使他们自觉地遵守卫生法规。

（2）患者及家属教育。此类教育是以医院为基地，以患者及家属为对象，是医院实施整体护理的重要组成部分。为了尽快恢复健康，患者及家属对医护人员的嘱咐和要求特别重视，护士利用医院的特殊环境有针对性地对他们进行健康教育，更容易取得明显的效果。健康教育的基本内容如下。

1）卫生保健常识：包括人体卫生知识、心理卫生知识、健康生活方式知识、食品营养卫生知识、优生优育知识、吸烟危害知识、家庭急救与防止意外伤害知识等。

2）疾病防治知识：包括常见病、多发病防治知识，慢性病防治知识，传染病和性病防治知识，分病种教育知识等。主要内容为：病因及发病机理、临床表现、预防措施、治疗原则、护理要点等。

3）就诊知识：包括医院性质、服务对象、医疗范围、医院就诊区分布、病区环境及各种规章制度等。

4）各种检查治疗知识：包括各种仪器和器械性检查知识、各种化验检查知识、各种介入治疗知识、各种手术知识及放疗、化疗知识等。主要内容为：检查治疗的禁忌证、适应证，检查治疗方法，配合要点，并发症预防等。

5）合理用药知识：包括各类药物的适应证、禁忌证、服用方法、剂量、副作用、保存等。

6）有利于健康的行为指导与行为训练知识：包括适应手术行为训练、上呼吸机手语训练、自我护理技巧训练、放松技术训练、家庭护理技巧训练、早期康复训练、戒烟指导、性生活指导等。

2. 健康教育的目标

健康教育的总体目标是帮助人们了解健康知识，充分发挥自己的健康潜能。社区护理的健康教育目标主要是使社区群体了解有关健康的信息及知识，识别有害健康的因素及行为，培养良好的生活方式。对临床患者而言，是帮助他们学习有关自己健康与疾病方面的知识，正视自己目前的健康状况，根据健康的需要做出理智的选择，有效地参与自己的治疗、护理及康复活动。

确定教育目标是健康教育中的一项重要内容，既是护理对象接受健康教育后所要达到的预期结果，又是制订教育计划的行为导向，同时可以作为以后评价教育效果的依据。为了逐步实现健康教育的总目标，护士应根据每个人或社区群体的不同情况、学习的动机及愿望、学习条件等制定一系列的行为目标。目标的设立应该具体、明确、切合实际，充分发挥学习者在制定目标时的参与性。健康教育目标的书写应该是护理对象通过健康教育后改变的思想、感情和行为的表现。因此健康教育目标书写应该以学习者为中心，清楚表明教育的具体对象、需要改变的行为、要达到目标的程度及预期时间等因素。

（三）健康教育的方法

由于健康教育内容广泛，场所各异，教育对象又有不同的社会特征、心理特点、健康状况以及行为所处的不同阶段等特点，因此，教育的方式多种多样。护士可以依据教育的目的选择恰当的教育方法：如果目的是增加学习者的知识，可应用专题讲座、个别会谈、分发阅读材料等方法；如果要改变学习者的态度，可用小组讨论、角色扮演等方法；如果要帮助学习者获得某种技能，则可用示范、角色扮演等方法。

1. 专题讲座法

专题讲座法是一种较正式的传统健康教育方式，一般是由卫生专业技术人员对有关健康的某个专题进行讲座，以口头配合书面的方式，将信息传达给学习者。专题讲座的方式容易组织，并适合大小团体，能在有限的时间内将知识系统完整地传授给许多人，帮助其了解有关健康的知识或信息，为学习者观念、态度及行为的改变打下一定的基础。由于是单向沟通，讲授者无法了解学习者对讲授内容的反应，因此，应注意以提问等方式及时取得听众对内容的反馈，在演讲结束后鼓励他们发问，形成双向沟通。

2. 个别会谈式教育

个别会谈式教育是一种简单易行的健康教育方法，一般会谈时应该注意与学习者建立良好的关系，及时了解其存在的困难及问题，以便实施正确的健康教育。

3. 角色扮演法

此法是一种制造或模拟一定的现实生活片段，由学习者扮演其中的角色，将角色的言语、行为、表情及内心世界表现出来，以学习新的行为或解决问题的方法。它可以用两种方式进行：一种是预先准备好的角色进行扮演，扮演者通过观察、操作、模仿、分析等来学习有关的健康知识及经验；另一种是自发式的角色扮演，预先不做准备。角色扮演后应进行讨论，可先由表演者谈自己的感受，然后让其他人员积极参加讨论。主持者可以引导参加人员讨论剧中的重点内容，以使其了解相关的知识及原理。

4. 讨论法

讨论法是针对学习者的共同需要，或共同存在的健康问题，以小组或团体的方式进行健康信息的沟通及经验交流，大家就共同关心的问题展开讨论，各抒己见。小组一般由3人以上组成，共同参与对某一健康问题或主题的讨论，通过小组成员的意见及经验的表达，使学习者集思广益，获取及分享知识与感受，扩大个人的经验范围，加深对某一问题的认识及了解，以刺激其态度或行为的改变。护理人员在讨论性的健康教育中充当组织及引导者，选择年龄、健康状况、教育程度等背景相似的人组成同一小组。讨论前通知讨论的主题，并拟出讨论的基本内容。一般在开始时先介绍参加人员及讨论主题，在讨论过程中注意调节讨论气氛，在结束时对讨论结果进行简短的归纳及总结。

5. 示范法

示范常应用于教授某项技术或技巧，教学人员先对该技术或技巧进行示范，使学习者能仔细地了解该操作的步骤及要点，然后指导学习者进行练习，在结束时让学习者回忆，以评价学习者是否获得了此项技巧。示范时，动作不要太快，应将动作分解，且让所有参加者能清楚地看到。在示范的同时，应配合口头说明。如所示范的内容较复杂，则可事先利用视听教具，如用录像带说明此项操作的步骤及原理，然后再示范。

6. 展览法

利用图表、模型、标本的展示，系统地将学习资料提供给学习者，以提高学习者的学习兴趣，提高学习效果，在没有压力及紧张的气氛中，使学习者获得健康知识。

7. 实地参观法

带领学习者实际参观某一健康场所，以配合教学内容，使学习者获得第一手的资料。如实地参观结核病防治所，以了解结核病的防治情况。参观产房，以降低初产妇对分娩的恐惧等。为确保效果，参观前告知参观者参观的目的、重点及注意事项。参观时间要充分，允许参观者有时间提问。参观后应组织讨论，以减少疑惑或恐惧。

8. 视听教材的应用

视听教材是利用有关教具，如书面宣传材料、挂图、幻灯、投影、电影等，使学习者在最短的时间内对某一教学内容有所了解。

9. 计算机辅助教学法

计算机辅助教学是一种借助计算机技术进行教学的崭新教学形式，充分使教学内容形象化、多样化，激发学习者的学习兴趣。计算机辅助教学可以不受时间、地点的限制。针对每个学习者的学习需要和学习特点，将学习者难以理解和难以掌握的方法，通过计算机这一现代技术引进健康教育中，不仅有利于突显健康教育的时代性和开拓性，也有利于教育者和学习者在健康教育的过程中形成新思想、新观念和新方法。

10. 护理中的其他健康教育方式

（1）健康教育除了应用正规的教育方式，还可以采用其他各种非正规的方式，如：

1）护士应用门诊、家庭访视、巡回医疗等机会为人们提供健康教育。

2）护士在社区诊所内对居民实施健康教育。

3）利用各种社会团体及民间组织活动的机会进行健康教育。

4）利用报纸、书刊、杂志、小册子等唤醒公众的健康意识。

5）利用广播、电视、大众传播媒体等介绍预防保健的知识及健康行为。

（2）教学方法的选择原则：

1）目的性。

所选择的教学方法是达到教学目标的最佳途径。

2）经济性。

教学方法的选择必须充分地使用当地资源，费用低廉。

3）实用性。

教学方法的选择符合学习者的社会及文化背景。

4）配合性。

一种教学方法必须与其他方法配合，以取得良好的效果。

（四）实施健康教育

护士在实施教育计划时应注意灵活性，因为学习者学习需要的变化及外界环境的干扰等因素都可能影响护理人员按部就班地实施教育计划。为获得最佳的教育效果，需要护理对象积极参与，各部门及组织之间密切配合与沟通。应有相应的健康教育监督制约机制，及时了解学习者对教育结果的满意程度，以便及时调整教学计划（图6-14）。

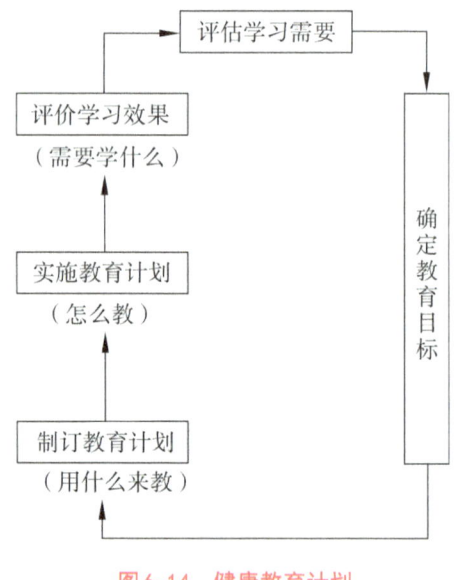

图6-14 健康教育计划

三、健康教育的方式

健康教育既包括正式的有组织的教学活动，也包括非正式的活动。护理人员进行健康教育的对象非常广泛，包括患者、患者家属、健康人等，同时每个护理人员都有进行健康教育的责任。

（一）非正式的健康教育活动

非正式的健康教育活动更多用于患者，尤其是刚住院的患者或病情较重的患者，这时，患者和家属都处于焦虑和恐惧状态，不可能接受正式的健康教育。护理人员只能通过日常护理活动，如在给患者铺床、喂饭时，结合病情对需要患者配合的问题以及患者和家属迫切需要了解的问题进行教育。其教育方式以语言教育为主。

（二）正式的健康教育活动

正式的健康教育活动是护理人员有目的、有计划地安排时间和必要的宣传工具，组织患者或社会人群参加的专题健康教育。如健康咨询、座谈会、专题讲座、个别谈话等都属于正式的健康教育活动。

四、影响健康教育的因素

健康教育是教育者选择一定的教育方法对教育对象施教的过程。因此，影响健康教育的因素主要来自教育者、教育对象、教育方式3个方面。

（一）教育者

1. 缺乏教育意识

国内的一项调查表明，由于受传统护理模式的影响，护士对教育角色的认识不够明确，没有把健康教育看作自己应尽的义务，在履行教育职责上缺乏主动意识，这无疑会对健康教育活动产生不良影响。

2. 教育能力不足

教育能力是护理人员履行教育职责的重要条件，归纳起来可以有三个方面的表现：一是缺乏与疾病护理相关的知识和技能，如各种疾病护理、心理护理、卫生保健、营养学、药物学、医学新进展和家庭护理等；二是缺乏与健康教育有关的知识和技能，如健康教育程序、健康教育需求评估、教育计划制订、健康行为指导、教育效果评价、技巧交流等；三是缺乏相关学科知识，包括行为科学、预防医学、保健医学、传播学、教育学、社会学、心理学和伦理学等。护理人员知识结构目前还存在着一定的薄弱环节，很多护理人员在开展健康教育时会感觉缺乏知识和技能。因此，护理人员应按照时代的需要，及时更新知识。

3. 护患关系

良好的护患关系是健康教育实施的基础。如果护患关系紧张或相互排斥，护理人员得不到护理对象的信任，护理对象就容易对护理人员所教的内容缺乏兴趣，甚至产生抵触情绪。这不仅浪费教育时间，也容易削弱护理对象的学习热情，影响教育效果。

4. 沟通技巧

健康教育主要靠语言和非语言的沟通形式进行，护士如果缺乏沟通技巧，就会对教育工作产生畏难和害怕情绪，这种情绪直接影响教育效果，有时甚至会影响到护理对象的学习兴趣。

（二）教育对象

1. 社会文化背景

文化价值观念、宗教信仰、人生态度、受教育程度、经济状况等会影响人们对健康和疾病的认识。一般而言，教育程度高、保健意识强、经济条件好的人，患病后能够积极主动地了解疾病的原因、治疗和护理效果，寻找相关信息与学习相关知识。此外，对护理对象有重要影响的人的价值观也会对其产生一定的影响。

2. 学习动机

学习动机是一种学习的需要，是学习的意向、愿望或兴趣，是推动护理对象学习的一种内在力量。护理人员在进行健康教育时，要注重激发学习者的学习动机，注意选择一些对方感兴趣的教育内容和方法，并注意在教学过程中及时反馈学习效果。

3. 学习的准备程度

学习的准备程度是指护理对象在体能、智能和心理等方面对学习的适应能力。当学习者对学习具有良好的身心准备时，其学习效果则佳，反之则差。例如，重度焦虑会分散学习者的注意力，从而妨碍学习；同样，严重的疾病、疼痛、听力和视力受损等生理上的问题也均会使学习者无法集中注意力，从而成为学习的障碍。

4. 学习方式

每个人都有自己偏爱的学习方式，护理人员在教育前如了解并采用患者喜爱的教育方式，则会产生事半功倍的效果。学习者常常渴望将所学的知识即刻付诸实践，因此，护士在施教时，应注意将知识灌输与行为指导结合起来，使学习者所学的知识能及时付诸实践，并得到强化。

5. 学习反馈

学习反馈是指在学习中将指导学习的结果提供给学习者，起到调节和促进作用。因此，护理人员在进行健康教育的过程中，要及时评价学习者的学习效果。良好的学习效果可以强化学习者的学习动机，如果学习不见进步，应立即修改教育计划和方式。

（三）教育方式

健康教育的方式归纳起来有直接或间接两种。直接方式多为讲座、个别交谈、示范操作等，这种方式可直接反馈信息，是最有效的教育方式。间接方式多为书刊、板报、图片展等形式，但由于对教育对象缺乏信息反馈，效果不好。因此，恰当地运用和选择合适的教育方式对教育效果有很大的作用。

【实践评析】

实践内容：

患者，男性，36岁，警察。一次执行任务过程中与歹徒发生搏斗后突然出现胸闷、气促、胸部有压迫感，双腿无力行走。抬入急诊神志清楚，但面色苍白，测量血压60/30 mmHg，脉搏细弱，128次/分，呼吸32次/分，心律整齐，全面体格检查未发现任何外伤迹象。初步诊断：心肌缺血、冠心病，给予营养心肌支持治疗、心电监护、吸氧等处理。急诊护士输液时发现患者嘴角和手上有血迹，认为其身上很可能存在隐匿伤口。再次详细询问发病情况及与歹徒搏斗过程，护士根据多年的临床经验，初步判断为"心胸外伤"，便果断将自己的想法报告了医生。医生再次仔细检查患者胸部、背部，果然发现左侧胸部乳头与剑突之间有一枪伤所致的约1 cm长的闭合性小伤口，便证实了护士的判断。急行心脏彩超检查提示：心包积液。经积极外科处理，患者转危为安。

案例评析：

（1）在警察濒临生命危险的关键时刻，护士边操作边观察病情，凭借多年的临床工作经验，敏锐地从患者"嘴角和手上有血迹"这一表象想到了问题的实质，协助医生立即找到了胸部子弹射入、射出的伤口，为及时做出正确诊断、实施正确治疗赢得了宝贵时间。

（2）心包填塞是心包腔内有一定量的血液积存，压迫心脏，阻碍静脉血回流入心脏及影响收缩期心脏的排血，从而引起严重的循环障碍。穿透性胸部损伤可以引起心脏及冠状动脉破裂出血，急性出血挤压心脏如果得不到及时处理，必将在短期内死亡。患者出现面色苍白、烦躁不安、呼吸困难、心音遥远而微弱、血压下降、脉压差变小等症状。这种情况下，应立即做出诊断，迅速做心包腔穿刺，抽出心包腔内积血，解除对心脏的压迫才能挽救生命。

（帅品花）

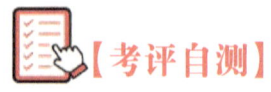

【考评自测】

一、名词解释

（1）相对湿度

（2）噪声

二、选择题

（1）不属于护理单元设备范围的是（　　）。

  A. 病床、床垫、枕芯、枕套 B. 棉胎、大单、被套

  C. 茶杯、脸盆、热水瓶 D. 床旁桌、椅、信号灯

（2）铺备用床的目的主要为（　　）。

  A. 预防并发症 B. 暂离床患者使用

  C. 为使被褥不被血液污染 D. 准备接收新人

（3）铺备用床的操作方法中错误的是（　　）。

  A. 移开床旁桌距病床20 cm，坐椅放在床尾，按顺序放上用物

  B. 对齐中线铺大单，先铺床尾，再铺床头

  C. 棉被套上被套，铺成被筒，两边与床沿平齐

  D. 套上枕套，开口处背门放置

（4）铺床时移椅至床尾正中离床约为（　　）。

  A. 10 cm B. 15 cm C. 20 cm D. 5 cm

（5）铺床时，不符合节力原理的一项是（　　）。

  A. 铺床时备齐用物，按铺床顺序放置用物

  B. 铺床时身体靠近床边

  C. 上身保持一定弯度

  D. 两腿稍分开，并稍屈膝

（6）麻醉护理盘内不需要准备的物品是（　　）。

  A. 张口器 B. 输氧导管 C. 牙垫 D. 尿管

（7）铺麻醉床时操作错误的是（　　）。

  A. 按要求将橡胶单、中单铺于床及手术部位

  B. 盖被纵向三折于门同侧床边

  C. 枕头横立于床头

  D. 床旁椅置于门对侧床边

(8) 患者张某,肠梗阻术后回病区应准备( )。

    A. 备用床   B. 暂空床   C. 麻醉床   D. 木板床

(9) 铺麻醉床橡胶单和中单,其上端距床头为( )。

    A. 30～40 cm   B. 45～50 cm   C. 50～55 cm   D. 60～65 cm

(10) 一位候诊患者,突然血压下降,脉搏加速,烦躁不安,护士应( )。

    A. 立即送患者透视化验   B. 密切观察病情

    C. 提前就诊   D. 及时送入病室

附答案:

一、名词解释

(1) 相对湿度:在单位体积的空气中,一定湿度的条件下,所含水蒸气的量与其达到饱和时含量的百分比。

(2) 噪声:凡是不悦耳、不想听的声音,或足以引起人们心理上或生理上的不愉快的声音,称为噪声。

二、选择题

(1) C (2) D (3) B (4) B (5) C (6) D (7) B (8) C (9) B (10) C

学习单元七 预防与控制医院感染

医院是患者密集的场所，医院感染伴随着医院而产生，并且随着医学的发展而逐渐加剧，尤其是现代医学中各种新医疗技术的开展、大量抗生素和免疫抑制剂的广泛应用，导致医院感染的发生率增加。医院感染不仅影响到患者的健康，还给家庭、国家造成经济方面的损失。预防和控制医院感染已成为当前医学发展和医院管理中的一个重要课题，正日益受到各级卫生行政部门和医院的高度重视。世界卫生组织（WHO）提出有效控制医院感染的关键措施为：清洁、消毒、灭菌、无菌技术、隔离、合理使用抗生素、消毒和灭菌的效果监测。这些措施与护理工作密切相关，并贯穿于护理活动的全过程，护理人员成为预防与控制医院感染的主力军。因此，护理人员必须掌握正确的医院感染知识，认真遵循医院感染的管理规范，严格执行预防与控制医院感染的各项技术。

【导入案例】

患者，男性，66岁，高血压病10余年，常年服用降压药物，血压控制平稳，无任何异常感觉。有一次因为鼻子不通气使用"滴鼻净"。鼻子症状虽然好转了，但每天起床后头晕，头部胀痛，头脑不清醒，连续几天测血压波动于170～180/110～120 mmHg，服用降压药物毫无效果，感到非常纳闷，去医院进一步检查，心脏彩超、腹部彩超、头颅多普勒、生化全项化验等均未发现异常。于是，医生只好给患者调整服药方案，效果还是不明显。再次来诊时，与一位护士仔细聊起了自己的情况。敏锐的护士立刻明白了患者的意思，耐心询问近期用药及发病情况后恍然大悟。原来，这位患者血压增高的原因不是降压药物效果不好，而是患者患过敏性鼻炎，使用"滴鼻净"3次/日，2～3滴/次造成的"药源性高血压"。在护士的正确指导下停止使用"滴鼻净"，服用原剂量降压药物后头晕、头痛等症状逐渐消失，血压控制在了原有水平。

思考与讨论：

（1）医生对患者进行初次诊断时存在什么问题？

（2）"滴鼻净"使得患者血压升高的原因是什么？

学习任务一　医院感染

【任务目标】

（1）了解医院的概念和分类。

（2）掌握医院的传播途径。

（3）了解医院感染的因素。

（4）了解医院感染的预防和控制。

一、医院感染的概念

广义上讲，医院感染（nosocomial infections）又称医院获得性感染，任何人员在医院活动期间受到病原体侵袭而引起的诊断明确的感染或疾病均称为医院感染。医院感染的研究对象应包括住院患者、医务人员、门诊患者、急诊患者、陪护人员、探视人员及其他医院流动人员。但以上人员除住院患者外，其他人员在医院内停留时间相对短暂，难以确定其感染是否来自医院，所以医院感染的对象主要是住院患者。

目前，医院感染的概念通常使用狭义的定义：医院感染是指住院患者在医院内获得并产生临床症状的感染，包括患者在住院期间发生的感染和在医院内获得而出院后发生的感染，不包括入院前已开始或入院时已处于潜伏期的感染。

二、医院感染的分类

（一）外源性感染

外源性感染亦称交叉性感染，是指病原体来自患者体外，如其他患者或外环境等，既可通过从患者到患者，从患者到医院工作人员和从医院工作人员到患者直接感染，也可通过被污染的空气、水、物品等间接感染。

（二）内源性感染

内源性感染亦称自身感染，是指病原体来自患者本身。一些寄居在人体内平时不致病的微生物（机会致病菌），可在人的免疫功能低下时引发疾病，如大肠杆菌可转移至尿道，引起尿路感染，或长期应用广谱抗生素的患者，易发生葡萄球菌肠炎等。

三、医院感染的传播过程

对于外源性感染来说，医院感染的传播过程包括感染源、传播途径和易感者，三个环节同时并存时则构成了感染链，它是导致医院感染发生发展的根本原因。但内源性感染需从微生态学角度进行描述，其中包括感染源（患者自身）、病原体易位途径和易感微生态环境。下面主要介绍外源性感染的传播过程。

（一）感染源

感染源是指病原微生物自然生存、繁殖并排出的场所或宿主（人或动物），是导致感染的来源。医院感染主要包括以下感染源。

1. 已感染的患者

已感染的患者是最重要的感染源。病原微生物从感染部位不断排出，且常常具有耐药性，很容易通过某种传播途径侵入另一易感宿主，在体内定植，引起新的感染。

2. 病原携带者

某些传染病患者的体内有病原体不断生长繁殖，并向外环境播散，但本人无任何临床表现，成为医院感染的另一主要感染源。

3. 自身感染

这类感染源大多是寄居在人体的肠道、呼吸道、皮肤、泌尿生殖道、口腔黏膜等部位的正常菌群，或从环境进入人体后暂时定植在这些部位的微生物。它们一般不引起临床症状，但在机体抵抗力低下时，可发生自身感染，并将病原体散播出去。

4. 动物感染源

鼠类是最重要的动物感染源之一。鼠类在医院的密度很高，不仅是沙门氏菌、鼠伤寒沙门氏菌的主要宿主，还是鼠疫、流行性出血热等传染病的感染源。

5. 环境储源

某些具有腐生特性的革兰阴性杆菌如绿脓杆菌、肠杆菌、沙门菌等可在医院潮湿的环境或液体中存活数月以上。

（二）传播途径

传播途径是指由感染源排出的病原体通过某种方式和途径传播到另一宿主的过程。医院感染主要的传播途径有5种。

1. 接触传播

接触传播是医院感染最常见的传播途径，又分直接接触传播和间接接触传播两种传播方式。

（1）直接接触传播：感染源将病原体（不经媒介）直接传播给易感宿主，如母婴之间的疱疹病毒、沙眼衣原体、淋球菌等的传播感染。

（2）间接接触传播：病原体可通过媒介传播给易感宿主，如被病原体污染的手、生活用品、医疗器械、昆虫等媒介物通过患者与患者之间、患者与医护人员之间、医护人员与医护人员之间的接触而传播病原体。

2. 空气传播

空气中的病原微生物随气流流动，通过呼吸运动吸入而导致呼吸道感染，也可通过空气中的菌尘微粒降落至手术伤口、皮肤、黏膜的创面等引起感染。

3. 水、食物的传播

供应医院的水源和供给患者的食物被微生物污染后可导致食物中毒，甚至引起暴发流行。

4. 医源性传播

通过使用被病原体污染的药液、血液或诊疗器械等所造成的医院感染称医源性传播。如污染的血液及血液制品可传播乙型和丙型肝炎病毒、艾滋病病毒、疟原虫等。污染的药液中可检出绿脓杆菌、肠杆菌、沙门氏菌等，使用这些含有病原体的药物，可引起医院感染的发生。侵袭性诊疗操作如各种穿刺、插管或诊疗设备如纤维内窥镜、血液透析装置、呼吸治疗装置等，如果操作不当或消毒灭菌不严格，使用这些医疗仪器和设备时，就会增加医院感染的危险。

5. 生物媒介传播

生物媒介传播是指某些携带病原微生物的动物或昆虫，可使人类传播疾病。如蚊子传播疟疾、乙型脑炎，苍蝇和蟑螂携带的病原体可污染食品、伤口、医疗器械等引起医院感染的发生。

（三）易感宿主或易感人群

易感宿主或易感人群是指对感染性疾病的免疫力低下而易被感染的人或人群，前者称为易感宿主,后者称为易感人群,如老年及婴幼儿患者、营养不良者、接受免疫制剂的患者或长期使用抗生素者等。

四、医院感染的因素

医院内感染的主要因素有以下几种。
（1）医务人员对医院感染的重要性认识不足。
（2）医院内感染管理监测制度不健全。
（3）感染链存在。
（4）医院的布局结构不妥和隔离设施不全。
（5）消毒灭菌不严格和无菌技术操作不当。
（6）其他危险因素存在,如插入性（侵袭性）操作和长期、广泛应用抗生素等。

五、医院感染的管理、预防和控制

为保障医疗安全,提高医疗质量,各级各类医院应将医院感染管理纳入医院日常管理工作中,建立健全医院感染管理组织及制度,完善医院感染监控系统,有效预防和控制医院感染。

（一）建立三级监控体系

在医院感染管理委员会（各级领导和多科室参与）领导下,建立由专职医生、护士为主体的医院感染监控办公室及层次分明的三级护理管理体系（三级管理——护理部主任,兼医院感染委员会副主任；二级管理——专科护士长；一级管理——病区护士长和兼职监控护士）,负责评估和监测医院感染发生的危险性,及时发现问题和处理,做好预防工作。

（二）健全各项制度

1. 管理制度

管理制度如清洁卫生制度、探视制度、消毒隔离制度、随时消毒、终末消毒以及感染管理报告制度等。

2. 监测制度

监测制度是对灭菌物品的灭菌效果,消毒剂使用效果,一次性医疗器材受门诊、急诊常用器械的监测,也是对感染高发科室,如手术室、供应室、分娩室、换药室、监护室

（ICU）、血液透析室等消毒卫生标准的监测。

3. 消毒质控标准

经消毒的物体应符合国家卫生行政部门规定的"医院消毒卫生标准"，如医护人员手的消毒、空气消毒、物体表面消毒以及各种管道装置的消毒等。

（三）医院布局与设施

医院建筑布局合理，备有必要的设施，以满足消毒隔离的需要。

（四）人员控制

主要是控制感染源和易感人群，特别是易感患者。医院工作人员应定期进行健康检查。

（五）合理使用抗生素

抗生素的长期、广泛应用可导致耐药菌的形成，破坏细菌微生态环境，增加易感性。因此，应严格掌握使用指征，根据药物的敏感性选择合适剂量、用法的抗生素，一般不宜预防性使用抗生素。

（六）加强医院感染的宣传教育

医院感染管理是一项复杂细致的工作。为了提高认识、增强预防和控制医院感染的自觉性，还应做好宣传教育工作。如对就诊人员进行陪护制度、探视制度、注意个人卫生等宣传，对医护人员轮流培训，使其掌握必要的理论知识和技术，在各个环节上把好关。

（张佩霞）

学习任务二　清洁、消毒、灭菌

【任务目标】

(1) 了解清洁、消毒以及灭菌的基本概念。

(2) 掌握清洁法。

(3) 掌握消毒灭菌方法。

> （4）了解医院清洁、消毒工作。

一、概念

（一）清洁

清洁是指用物理方法清除物体上的污垢，如尘埃、油脂、血迹等，达到去除和减少微生物的目的。常用的清洁方法有水洗、机械去污和去污剂去污。清洁一般用于医院地面、墙壁、室内设施等物体表面的处理及物品消毒、灭菌前的处理。

（二）消毒

消毒是指用物理或化学方法清除或杀灭除芽孢以外的各种病原微生物的过程。

（三）灭菌

灭菌是指用物理或化学方法杀灭所有的微生物，包括细菌芽孢的过程。

二、清洁法

一般污垢、尘埃、油脂等，用清水冲洗，再用肥皂或清洁剂刷洗，最后用清水冲净；碘酊污渍用乙醇擦拭；甲紫污渍用乙醇或草酸擦拭；陈旧血渍用过氧化氢溶液擦拭后洗净；高锰酸钾污渍可用维生素C溶液洗净或用0.2%～0.5%的过氧乙酸溶液浸泡后用水清洗。

三、消毒、灭菌方法

消毒、灭菌的方法有物理消毒灭菌法和化学消毒灭菌法。

（一）物理消毒灭菌法

1. 热力消毒灭菌法

热力消毒灭菌法主要利用热力使微生物的蛋白质凝固变性，细胞膜发生改变，酶失去活性，以达到消毒灭菌的目的。热力消毒灭菌法分干热法和湿热法。干热法通过空气导热，传热较慢；湿热法由空气和水蒸气导热，传热较快，穿透力强。因此，相对于干热法消毒灭菌，湿热法所需的温度低、时间短。

(1) 干热法包括燃烧法和干烤法。

1) 燃烧法：是一种简单、迅速、彻底的灭菌方法，常用于无保留价值的污染物品，如污染的废弃物、纸张、病理标本及破伤风、气性坏疽、铜绿假单胞菌等特殊感染的敷料处理。某些金属器械和搪瓷类物品，急用时也可用燃烧法灭菌。但锐利刀、剪禁用此法，以免锋刃变钝。金属器械可在火焰上烧灼20秒；搪瓷类容器可倒入少量95%以上乙醇，点火燃烧至熄灭，在此过程中不断转动容器，使火焰分布均匀。注意使用时须远离氧气、乙醇、汽油等易燃、易爆物品，不可中途添加乙醇，以免引起火灾。

2) 干烤法：利用专用烤箱进行灭菌，其热力传播与穿透主要靠热空气的对流与介质的传导，灭菌效果可靠。干烤法适用于耐热、不耐湿、蒸汽或气体不能穿透物品的灭菌，如玻璃、油脂、粉剂等物品的灭菌。干热灭菌参数为：160 ℃为2小时；170 ℃为1小时；180 ℃为30分钟。

注意事项。

①干烤灭菌所需的温度和时间，应根据消毒灭菌的物品种类和烤箱的类型来确定，有机物灭菌时，温度≤170 ℃，以防炭化。

②灭菌物品包体积≤10 cm×10 cm×20 cm，油剂、粉剂的厚度≤0.6 cm，凡士林纱布条厚度≤1.3 cm。

③装载高度不应超过灭菌器内腔高度的2/3，物品不宜与灭菌器内腔底部及四壁接触，物品间应留有充分的空间。

④灭菌后温度降到40 ℃以下才能打开灭菌器。

(2) 湿热法包括煮沸消毒法和压力蒸汽灭菌法。

1) 煮沸消毒法：是应用最早的消毒方法之一，也是家庭常用的消毒方法。煮沸消毒适用于耐湿、耐高温的物品，如金属、搪瓷、玻璃、橡胶类物品等。

方法：将物品刷洗干净，全部浸没在水中，然后加热煮沸，经5～10分钟可杀灭繁殖体，多数细菌芽孢煮沸15分钟可将其杀灭，达到消毒效果。但某些热抗力极强的细菌芽孢需煮沸更长时间，如破伤风杆菌芽孢需煮沸60分钟方可杀灭，而肉毒芽孢则需煮沸3小时才能杀灭。消毒时间从水沸后算起，如中途加入物品，则在第二次水沸后重新计时。若将碳酸氢钠加入水中，配成1%～2%的浓度，沸点可达到105℃，除增强杀菌作用外，还有去污防锈作用。

注意事项。

①煮沸消毒前，物品必须刷洗干净，打开盖子和轴节，空腔导管预先注满水，大小相同的碗、盆等容器不能重叠，以保证物品各面与水接触。

②玻璃类物品用纱布包裹，在冷水或温水时放入。

③橡胶类物品用纱布包好，待水沸后放入。

④物品不宜放置过多，一般不超过容量的3/4。

⑤高原地区气压低，沸点低，需适当延长煮沸时间，一般海拔每增高300 m，煮沸时间延长2分钟。

⑥消毒后的物品应及时取出，置于无菌容器内。

2）压力蒸汽灭菌法：其原理是利用高压及饱和蒸汽的高热所释放的潜热灭菌，是热力消毒灭菌中效果最为可靠、临床使用最广泛的方法，主要用于耐高温、耐高压、耐潮湿的医疗器械和物品的灭菌，如各类器械、敷料、搪瓷、橡胶、玻璃制品及溶液等。

方法：根据排放冷空气的方式和程度不同，分为下排气式压力蒸汽灭菌法和预真空压力蒸汽灭菌法两种。

①下排气式压力蒸汽灭菌法是利用重力置换的原理，使热蒸汽在灭菌器中自上而下，将冷空气由下排气孔排出，排出的冷空气由饱和蒸汽取代，利用蒸汽释放的潜热使物品达到灭菌。其工作参数为：温度121℃，压力102.9 kPa，时间敷料为30分钟，器械为20分钟。

②预真空压力蒸汽灭菌法是利用机械抽真空的方法，使灭菌柜室内形成2.0～2.7 kPa的负压，蒸汽得以迅速穿透到物品内部进行灭菌。其工作参数为：温度132～134 ℃，压力205.8 kPa，时间敷料和器械均为4分钟。

注意事项。

①灭菌前须将物品彻底清洗干净、干燥并包装。

②灭菌包不宜过大，下排气式压力蒸汽灭菌的物品体积≤30 cm×30 cm×25 cm，预真空压力蒸汽灭菌的物品体积≤30 cm×30 cm×50 cm，器械包重量不宜超过7 kg，敷料包重量不宜超过5 kg，放置时各包之间留有空隙，以便于蒸汽流通。

③盛装物品的容器应有孔，消毒时将容器孔打开，以利于蒸汽进入，消毒完毕及时关上容器孔。

④布类物品放在金属、搪瓷类物品之上，以免蒸汽遇冷凝成水珠，使包布受潮，影响灭菌效果。

⑤被灭菌物品应待干燥后才能取出备用。

⑥随时观察压力及温度情况。

⑦定期监测灭菌效果。

压力蒸汽灭菌效果的监测。

①物理监测法：将甩至50 ℃以下的150 ℃或200 ℃的留点温度计放入待灭菌包裹内，灭菌后检查其读数是否达到灭菌温度。

②化学监测法：利用化学指示卡或化学指示胶带在121 ℃、20分钟或135 ℃、4分钟灭菌后观察颜色或性状的改变来判断灭菌效果。

③生物监测法：利用对热耐受力较强的非致病性嗜热脂肪杆菌芽孢作为指示剂，灭菌后取出培养，全部菌片均无细菌生长表示灭菌合格，是最可靠的监测法。

2. 光照消毒法（又称辐射消毒法）

光照消毒法主要利用紫外线照射，使菌体蛋白发生光解、变性而导致细菌死亡。

（1）日光曝晒法。

利用日光的热、干燥和紫外线的作用起到杀菌作用，常用于床垫、毛毯、衣服、书籍等物品的消毒。将物品放在直射日光下曝晒6小时，定时翻动，使物体各面均受到日光照射，达到消毒目的。

（2）紫外线灯管消毒法。

紫外线属于电磁波辐射，根据波长可分为A波、B波、C波和真空紫外线。消毒灭菌使用的多为C波紫外线，其波长范围为200～275 nm，杀菌最强的波段为250～270 nm。常用紫外线灯管有15 W、20 W、30 W、40 W 4种。

1）作用机制：①破坏菌体蛋白质，使其光解变性；②使DNA失去转化能力；③降低菌体内氧化酶的活性；④使空气中的氧电离产生具有极强杀菌作用的臭氧。紫外线可杀灭各种微生物，包括分枝杆菌、病毒、细菌繁殖体等。

2）使用方法：紫外线多用于空气和物体表面的消毒。①空气消毒：每10 m²装30 W紫外线灯管1只，有效距离≤2 m，照射时间为30～60分钟；②物品消毒：消毒时，有效距离为25～60 cm，照射时间为20～30分钟。消毒时将物品摊开或挂起，使其充分暴露以受到直接照射。

3）注意事项：①保持灯管清洁、无污垢，灯管表面至少每2周用无水乙醇棉球擦拭一次。②消毒物品时应定时将物品翻动，使其表面受到直接照射。③紫外线对眼睛、皮肤有刺激作用，可引起眼炎或皮炎，照射时应嘱咐患者离开照射房间或戴防护镜、穿防护服。④紫外线消毒的适宜温度为20～40 ℃，相对湿度为40%～60%。⑤消毒时间需从灯亮5～7分钟后开始计时，照射后病室应通风换气。关灯后如需再开启，应间歇3～4分钟。⑥为保证消毒效果，应定时检测灯管照射强度（一般每3～6个月测定一次），如灯管强度<70 W/cm²时应及时更换。建立使用时间登记卡，凡使用时间>1000小时，需更换灯管。⑦定期进行空气培养，以监测灭菌效果。

（3）臭氧灭菌灯消毒法。

灭菌灯内装有臭氧发生管，在电场作用下，将空气中的氧气转换成高纯臭氧，并以其强大的氧化作用进行杀菌。臭氧灭菌灯主要用于空气、医院污水、诊疗用水、物品表面等的消毒。臭氧对人体有害，现场有人的情况下不能使用，消毒结束后30分钟人员方可进入。

3. 电离辐射灭菌法

利用放射性核素^{60}Co发射高能γ射线或电子加速器产生的高能电子束进行辐射灭菌。此种灭菌法由于是在常温下的灭菌，故又称"冷灭菌"，可破坏微生物的核酸、蛋白质和酶，具有广谱灭菌作用。金属、橡胶、塑料、高分子聚合物（如一次性注射器、输液器、输血器、聚乙烯心瓣膜等）、精密医疗器械、生物医学制品及节育用具等均可用此法灭菌。由于放射线对人体有伤害，故应用机械传送物品；灭菌应在有氧环境下进行，增强γ射线的杀菌作用。此外，湿度越高，杀菌效果越好。

4. 微波消毒灭菌法

微波是一种波长短、频率较高的电磁波。在电磁波的高频交流电场中，物品中的极性分子发生极化，进行高速运动，并频繁改变方向，互相摩擦，使温度迅速上升，达到消毒灭菌的作用。微波可以杀灭各种微生物，包括细菌繁殖体、病毒、真菌、细菌芽孢和真菌孢子等，适用于食物及餐具的消毒、医疗药品及耐热非金属材料器械的消毒灭菌。值得注意的是，微波对人体有一定的伤害，应避免长期或大剂量照射；微波无法穿透金属面，不能以金属容器盛放消毒物品；水是微波的强吸收介质，用湿布包裹物品会提高消毒效果；被消毒的物品应小而薄。

5. 过滤除菌

过滤除菌是医院空气净化措施中采取的现代设备，通过三级空气过滤器，除掉空气中0.5～5 μm的尘埃，选用合理的气流方式，达到洁净空气的目的。凡在送风系统上装备高效空气过滤器的房间，称为生物洁净室。过滤除菌适用于无菌手术室、烧伤病室、器官移植室等。空气净化的进展，为大手术的开展和治疗大面积烧伤患者防治感染，提供了更加有利的条件。

（二）化学消毒灭菌法

化学消毒灭菌法是利用液体或气体的化学药物抑制微生物的生长繁殖或杀灭微生物的方法。化学消毒剂可使微生物的蛋白质凝固变性，酶蛋白失去活性，抑制微生物的代谢、生长和繁殖。凡不适用于物理消毒灭菌的物品，都可以选用化学消毒灭菌法，如对患者的皮肤、黏膜、排泄物、周围环境、光学仪器、金属锐器以及某些塑料制品的消毒。由于每种消毒灭菌方法都有局限性，所以在使用中应遵循一定的原则。

1. 化学消毒剂的种类

各种化学消毒剂按效力不同可分为4种类型。

（1）灭菌剂。

灭菌剂是指可杀灭一切微生物（包括细菌芽孢），达到灭菌效果的制剂，如戊二醛、过氧乙酸、环氧乙烷、甲醛等。

（2）高效消毒剂。

高效消毒剂是指可杀灭一切细菌繁殖体（包括分枝杆菌）、病毒、真菌及其孢子等，对细菌芽孢（致病性芽孢菌）也有显著杀灭作用，达到高水平消毒要求的制剂，如含氯消毒剂、过氧化氢等。

（3）中效消毒剂。

中效消毒剂是指仅可杀灭分枝杆菌、真菌、病毒及细菌繁殖体等微生物，达到消毒要求的制剂，如醇类、碘类等消毒剂。

（4）低效消毒剂。

低效消毒剂是指仅能杀灭细菌繁殖体和亲脂病毒，达到消毒要求的制剂，如酚类、胍类、季铵盐类等。

2. 理想化学消毒剂应具备的条件

（1）杀菌谱广。

（2）有效浓度低。

（3）作用速度快，维持时间长。

（4）性质稳定，易溶于水。

（5）可在低温下使用。

（6）不易受有机物、酸、碱及其他物理、化学因素的影响。

（7）无刺激性、腐蚀性，不引起过敏反应。

（8）无色、无味、无臭，而且使用后易于去除残留药物。

（9）毒性低，不易燃烧、爆炸，使用无危险性。

（10）用法简便，价格低廉。

3. 化学消毒剂的使用原则

（1）根据物品的性能和各种病原微生物的特性，选择合适的化学消毒剂。

（2）严格掌握化学消毒剂的有效浓度、消毒时间及使用方法。

（3）待消毒的物品必须先洗净擦干，以免影响有效浓度，降低灭菌效果。

（4）化学消毒剂应定期更换。易挥发的化学消毒剂要加盖，并定期检测，调整浓度。

（5）物品浸泡时要全部浸泡在消毒液内，并将器械轴节打开。

（6）消毒液中不能放置纱布、棉花等物，以免吸附消毒剂降低消毒效力。

（7）消毒后的物品在使用前用无菌生理盐水冲净，以避免消毒剂刺激人体组织。

4. 化学消毒剂的使用方法

（1）浸泡法（immersion）。

浸泡法浸泡法是将被消毒的物品洗净、擦干后浸没于消毒液中的方法。注意打开物品的轴节或套盖，管腔内要灌满消毒液，按规定的浓度和时间进行浸泡。浸泡法是临床上最常用的方法。

（2）擦拭法（rubbing）。

擦拭法擦拭法是用化学消毒剂擦拭被污染物体的表面或进行皮肤消毒的方法。一般选用易溶于水、穿透力强、无显著刺激的消毒剂，如用含氯消毒剂擦拭桌椅、墙壁，用碘伏消毒皮肤等。

（3）喷雾法（nebulization）。

喷雾法喷雾法是用喷雾器将化学消毒剂均匀地喷洒于空间或物体表面达到消毒作用的方法，常用于地面、墙壁、环境等的消毒。

（4）熏蒸法（fumigation）。

熏蒸法熏蒸法是将消毒剂加热或加入氧化剂，使其产生气体，在标准的浓度和时间内利用消毒剂所产生的气体达到消毒作用的方法，如手术室、换药室、处置室、病室的空间消毒。常用的消毒剂有环氧乙烷、甲醛等。在消毒间或密闭的容器内，也可用熏蒸法对被污染的物品进行消毒灭菌。

四、洗手与手的消毒

医护人员的手经常直接或间接地接触各种患者及其污染的物品，做好手的清洁与消毒，是避免交叉感染，防止医院感染传播最重要的措施之一。

（一）洗手的方法

将手涂满肥皂泡沫或者洗手液，进行有力的短时揉搓，然后用流水冲洗干净的过程称洗手。有效的洗手可清除99%以上的各种暂时性细菌。

【目的】

清除医护人员手上的污垢和致病微生物。

【评估】

医护人员在下列情况下应认真洗手。

（1）非紧急时，无菌操作前、后。

(2) 接触伤口前、后。
(3) 护理特殊易感患者前、后。
(4) 护理感染患者或可能携带病原微生物的患者后。
(5) 接触清洁物品前、处理污染物品后。
(6) 上厕所前、后。
(7) 进入和离开病房前。

(二) 手的消毒

医护人员接触感染患者或污染物品后，手被大量的微生物污染，为了预防交叉感染，必须在洗手后进行手的消毒。

【目的】

避免污染清洁物品，预防感染与交叉感染。

【评估】

医务人员在下列情况下应进行手的消毒。
(1) 护理免疫力低下的患者或新生儿前。
(2) 实施各种插入性操作前。
(3) 接触血液、体液和分泌物后。
(4) 接触被致病性微生物污染的物品后。
(5) 护理传染病患者后。

五、医院清洁、消毒、灭菌工作

医院清洁、消毒、灭菌工作是指根据一定的规范和原则对医院环境、各类用品、患者分泌物及排泄物等进行消毒处理的过程，其目的是尽可能减少医院感染的发生。

(一) 医院用品的危险性分类

医院用品的危险性是指物品污染后对人体造成危害的程度。通常根据其危害程度和与人体接触部位的不同分为3种类型。

1. 高度危险性物品

高度危险性物品是指穿过皮肤、黏膜而进入无菌的组织或器官内部的器械或与破损的组织、皮肤、黏膜密切接触的器材和用品，如手术器械、注射器、血液和血液制品、透析器、脏器移植物等。

2. 中度危险性物品

中度危险性物品是指仅与皮肤、黏膜相接触，而不进入无菌组织内的物品，如体温计、压舌板、呼吸机管道、胃肠道内镜等器械。

3. 低度危险性物品

低度危险性物品是指不进入人体组织、不接触黏膜，仅直接或间接地与健康无损的皮肤相接触的物品，如被服、毛巾、血压计袖带等。

（二）消毒、灭菌方法的分类

根据消毒因子的浓度、强度和作用时间对微生物的杀灭能力，将消毒方法分为4个作用水平。

1. 灭菌法

灭菌法是可以杀灭一切微生物以达到灭菌水平的方法。

2. 高水平消毒法

高水平消毒法是可杀灭各种微生物，杀灭细菌芽孢以达到消毒效果的方法。

3. 中水平消毒法

中水平消毒法是可以杀灭和去除细菌芽孢以外的各种病原微生物的消毒方法。

4. 低水平消毒法

低水平消毒法是只能杀灭细菌繁殖体（分枝杆菌除外）和亲脂病毒的化学消毒剂的消毒法和通风换气、冲洗等机械除菌法。

（三）医院选择消毒、灭菌方法的原则

1. 根据物品污染后的危害程度选择消毒、灭菌的方法

（1）高度危险性物品。

必须选用灭菌方法处理。

（2）中度危险性物品。

一般情况下达到消毒即可，可选择中水平消毒法或高水平消毒法。

（3）低度危险性物品。

一般可用低水平消毒法或只做一般的清洁处理即可，存在病原微生物污染时，必须针对所污染的病原微生物的种类选择有效的消毒方法。

2. 根据物品上污染微生物的种类、数量和危险性选择消毒、灭菌的方法

（1）对受到细菌芽孢、真菌孢子和抵抗力强、危险程度大的病毒污染的物品，选用灭菌法或高水平消毒法。

(2) 对受到真菌、亲水病毒、螺旋体、支原体、衣原体和病原微生物污染的物品，选用中水平以上的消毒法。

(3) 对受到一般细菌和亲脂病毒污染的物品，可选用中水平或低水平消毒法。

(4) 消毒物品存在较多有机物或微生物污染特别严重时，应加大消毒剂的剂量并延长消毒时间。

3. 根据消毒物品的性质选择消毒、灭菌的方法

(1) 耐热、耐湿物品和器材，应首选压力蒸汽灭菌法。

(2) 耐高温的玻璃器材、油剂类和干粉类可选用干热灭菌法。

(3) 怕热、忌湿和贵重物品，可选择甲醛或环氧乙烷气体消毒、灭菌。

(4) 器械的浸泡灭菌，应选择腐蚀性小的消毒剂。

(5) 在进行表面消毒时，应考虑表面性质：光滑表面可选择紫外线消毒或化学消毒剂擦拭；多孔材料表面可选喷雾消毒法。

（四）医院日常的清洁、消毒、灭菌

1. 医院环境

医院环境的清洁与消毒是控制医院感染的基础。医院环境要清洁，无低洼积水、蚊蝇滋生地。及时清除垃圾，做到窗明几净，环境和物品表面的消毒符合医院感染管理规范。

2. 空气消毒

从空气消毒的角度可将医院环境分为四类。Ⅰ类环境：包括层流洁净手术室、层流洁净病房和无菌药物制剂室等，采用层流通风法使空气净化。Ⅱ类环境：包括普通手术室、产房、婴儿室、早产儿室、普通保护性隔离室、供应室无菌区、烧伤病室、重症监护病室等，采用低臭氧紫外线灯制备的空气消毒器或静电吸附式空气消毒器进行空气消毒。Ⅲ类环境：包括儿科病室、妇产科检查室、注射室、换药室、消毒供应室清洁区、急诊室、检验室、各类普通病室和诊室等，除可采用Ⅱ类环境中的空气消毒方法外，还可应用臭氧、紫外线灯、化学消毒剂熏蒸或喷雾等消毒方法。Ⅳ类环境：包括传染病科及病室，可采用Ⅱ类和Ⅲ类环境中的消毒方法。

3. 物体表面消毒

地面在无明显污染情况下行湿式清扫，如受病原微生物污染，应用消毒液湿拖擦洗或喷洒地面。墙面通常不需进行常规消毒，当受到病原菌污染时，可采用化学消毒剂喷雾或擦拭。各类用品表面，如床旁桌、床旁椅、床头柜等，一般情况下只进行日常的清洁卫生工作，用清洁的湿抹布或季铵盐类消毒液擦拭。

4. 预防性和疫源性消毒

（1）预防性消毒。

预防性消毒是指在未发生传染源的情况下，对有可能被病原微生物污染的物品、场所和个体等进行的消毒，以及对粪便和污染物的无害化处理。

（2）疫源性消毒。

疫源性消毒是指对存在或曾经存在病原微生物污染的物品和场所，为预防感染播散而进行的消毒，包括随时消毒和终末消毒。

1）随时消毒：是指有传染源存在时，对其排出的病原体可能污染的环境和物品及时进行的消毒。

2）终末消毒：是指传染源离开疫源地后进行的彻底消毒。例如，医院内感染症患者出院、转院或死亡后，对其住过的病室及污染物品进行的消毒。

5. 被服类消毒

患者用过的被服可根据不同的物品采用不同的消毒方法：

（1）棉织品经一般洗涤后高温消毒。

（2）毯子、棉胎、枕芯、床垫可用日光曝晒或紫外线消毒。

（3）感染患者的被服应与普通患者的被服分开清洗和消毒。

（4）工作人员的被服应与患者的被服分开清洗和消毒。

6. 皮肤和黏膜的消毒

皮肤和黏膜是人体的防御屏障，其表面有一定数量的微生物，其中有一些是致病性微生物或机会致病菌。医务人员应加强手的清洗、消毒，避免交叉感染；患者皮肤、黏膜的消毒应根据不同的部位、病原微生物污染的情况选择相应的消毒剂。

7. 诊疗用品的清洁、消毒、灭菌

诊疗用品是导致医院感染的重要途径之一，必须根据医院不同种类危险性用品的消毒、灭菌原则进行清洁、消毒、灭菌。

8. 医院污物、污水的处理

医院污物主要是指在诊断、治疗、卫生处理过程中产生的废弃物和患者生活过程中产生的排泄物及垃圾，这些废弃物均有病原微生物污染的可能。医院废弃物应严格管理，根据废弃物的种类实施不同的收集处理办法。

医院污水包括医疗污水、生活污水和地面雨水。医院应建立集中污水处理系统并遵照相关规定按污水种类分开排放。

（张佩霞）

学习任务三　无菌技术

【任务目标】

(1) 了解无菌技术概念。

(2) 了解无菌技术的基本操作原则。

(3) 了解无菌技术的基本操作方法。

一、无菌技术概述

无菌技术是指在医疗、护理操作中，防止一切微生物侵入人体和防止无菌物品、无菌区域被污染的操作技术。

无菌物品指经灭菌处理后保持无菌状态的物品，如无菌手套、无菌溶液、输液器等。

无菌区指经灭菌处理后未被污染的区域，如手术器械台、铺好的无菌盘等。

无菌技术是防止感染发生的一项重要措施，其操作规程是根据科学原则制定的，医护人员必须熟练掌握和严格遵守无菌技术操作，以确保医疗、护理的安全。

二、无菌技术操作原则

1. 工作人员

进行无菌操作时，要求着装整洁、修剪指甲、洗手、戴口罩，必要时穿无菌衣，戴无菌手套。

2. 操作环境

操作环境清洁、宽敞并定期消毒。操作前30分钟须停止扫地、减少走动，避免尘埃飞扬；操作台清洁、干燥、平坦，物品放置合理。

3. 物品管理

(1) 无菌物品必须与非无菌物品分开放置，且有明显标志。

(2) 无菌物品不可暴露于空气中，应存放于无菌包或无菌容器内。

(3) 无菌包外需标明物品名称、灭菌日期，按失效日期先后顺序摆放，无菌包有效期为7天。

4. 操作要求

（1）进行无菌操作时，应首先明确无菌区和非无菌区。

（2）进行无菌操作时，操作者身体应与无菌区保持一定距离。

（3）取、放无菌物品时，应面向无菌区。

（4）取用无菌物品时应使用无菌持物钳。

（5）无菌物品一经取出，虽未使用，也不得放回无菌容器内。

（6）手臂应保持在腰部或治疗台面以上，不可跨越无菌区，手不可接触无菌物品。

（7）避免面对无菌区谈笑、咳嗽、打喷嚏。

（8）物品疑有或已被污染，即不可使用，应给予更换并重新灭菌。

（9）一套无菌物品只能供一位患者使用一次，以防止发生交叉感染。

三、无菌技术基本操作方法

（一）无菌持物钳的使用

【目的】

用于取放和传递无菌物品，保持无菌物品不被污染。

【准备】

1. 护士准备

着装整洁，洗手、戴口罩。

2. 环境准备

操作环境符合无菌操作要求。

3. 用物准备。

（1）无菌持物钳的类型。

临床上根据取用物品的不同，可将无菌持物钳分为以下3种类型（图7-1）：

① 镊子：有长、短两种，用于夹取缝针、棉球、纱布等。

② 卵圆钳：用于夹取剪、镊、治疗碗、弯盘等无菌物品。

③ 三叉钳：用于夹取罐、盆等较重无菌物品。

（2）无菌持物钳的存放。

每个容器内只能放一把无菌持物钳，临床上有两种存放方法。

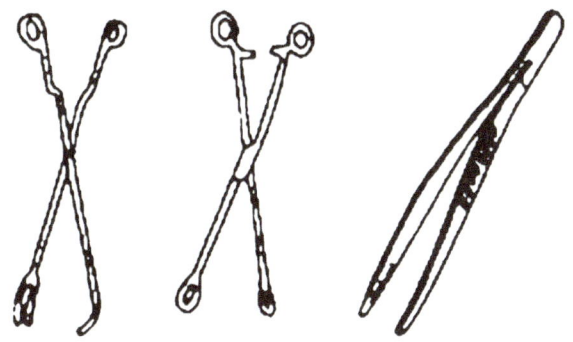

图7-1 无菌持物钳的三种类型

① 湿式存放法：将无菌持物钳经高压蒸汽灭菌后泡于盛有消毒液的无菌带盖容器内，容器深度与钳的长度比例适合，打开轴节，消毒液面浸没无菌持物钳轴节以上2～3 cm，或镊子长度的1/2（图7-2）。

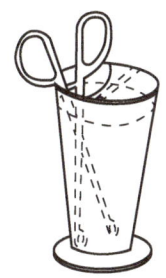

图7-2 镊子的湿式存取法

② 干式存放法：将盛有无菌持物钳的无菌干罐保存在无菌包内，使用前开包，4小时更换一次。

【实施】

操作步骤	要点与说明
核对检查	查对名称、有效期
开盖取钳	将盛放无菌持物钳的容器盖打开，不可在盖闭合时从盖孔中取、放无菌持物钳。手持无菌持物钳上1/3处，将钳移至容器中央，使钳端闭合，垂直取出。取、放时，不可触及容器口边缘及液面以上的容器内壁，以免污染

续表

操作步骤	要点与说明
正确使用	使用时保持钳端向下,不可倒转向上,以防消毒液倒流而污染钳端。到距离较远处取物时,应将持物钳和容器一起移至操作处,就地使用,防止无菌持物钳在空气中暴露过久而污染
及时放回	用后闭合钳端,立即垂直放回容器(图7-3),浸泡时轴节松开,便于与消毒液充分接触

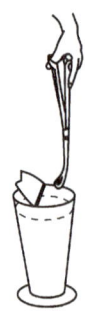

图7-3　镊子的垂直放法

【注意事项】

(1) 无菌持物钳只能用于夹取无菌物品,但不能夹取无菌油纱布,因油粘于钳端而影响消毒效果。

(2) 无菌持物钳不可用于换药或消毒皮肤,以防被污染。

(3) 无菌持物钳一经污染或可疑污染,不得再放回容器内,应重新灭菌。

(4) 湿式存放法的持物钳及浸泡容器应当每周清洁、灭菌2次,同时更换消毒液。手术室、门诊换药室、注射室等使用频率较高的科室应每天清洁、灭菌。干式存放法的容器及持物钳4小时更换1次。

(二) 无菌容器的使用

【目的】

用于盛放无菌物品,保持无菌物品不被污染。

【准备】

1. 护士准备

着装整洁，洗手、戴口罩。

2. 环境准备

操作环境符合无菌操作要求。

3. 用物准备

无菌持物钳、盛放无菌物品的容器。常用的无菌容器有无菌盘、盒、罐及贮槽等。无菌容器内盛棉球、纱布、治疗碗等。

【实施】

操作步骤	重点与说明
核对检查	查对名称、有效期
开盖取物	打开无菌容器盖，平移离开容器或拿在手中，内面向上置于稳妥处（图7-4），防止盖内面触及桌面及任何非无菌区域，用无菌持物钳从容器中取出无菌物品。注意手不可触及盖的边缘及内面
用毕盖平	取毕无菌物品立即将容器盖盖严，避免容器内物品在空气中暴露过久，造成污染
手持容器	手持无菌容器（如治疗碗）时，托住底部（图7-5）

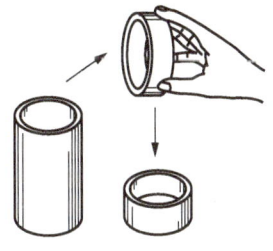

图7-4　开盖取物

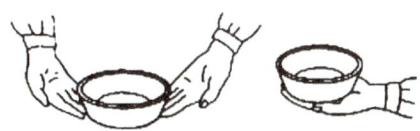

图7-5　手持容器

【注意事项】

（1）移动无菌容器时，应托住容器底部，手不可触及无菌容器内面和边缘。

（2）无菌容器一经打开，使用时间最长不得超过24小时。

（3）从无菌容器内取出的无菌物品，虽未使用，也不得再放回无菌容器内。

（三）无菌包的使用

【目的】

用无菌包布包裹无菌物品，使无菌物品保持无菌状态。

【准备】

（1）护士准备：着装整洁，洗手、戴口罩。

（2）环境准备：操作环境符合无菌操作要求。

（3）用物准备。

1）无菌持物钳、无菌物品等。

2）无菌包准备：将需要灭菌的物品放于包布中央，用包布的下角盖住物品，左、右两角先后盖上并将角尖向外翻折，盖上最后一角后用化学指示胶带粘贴封包（图7-6），包外贴上标签并注明物品名称及灭菌日期，然后进行灭菌。

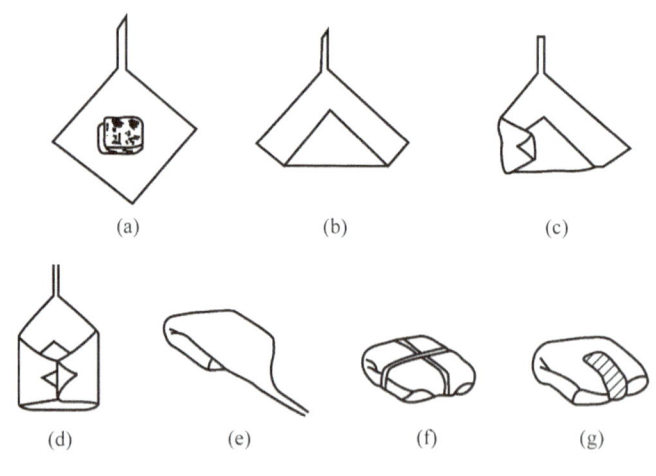

图7-6　无菌包的准备

【实施】

操作步骤	要点与说明
核对检查	查对无菌包的名称、有效期及灭菌指示胶带,无菌包有无破损及潮湿等
开包取物	将无菌包置于清洁、干燥处,手接触包布四角外面,按先外角,再左、右角,最后内角的顺序逐层打开,用无菌持物钳夹出所需物品,放于已备妥的无菌区域内
原折包扎	如包内物品未用完,按原折痕包好,并注明开包日期及时间
一次开包	需要一次将包内物品全部取出,可将无菌包托在手上打开,另一只手抓住包布四角,稳妥地将包内物品放入事先准备的无菌区域内,将包布折叠放妥(图7-7)

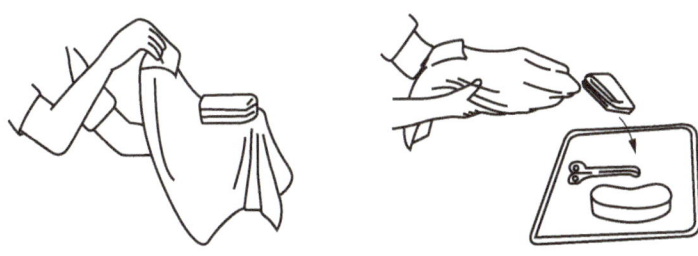

图7-7 一次开包法

【评价】

(1)无菌包使用方法正确,符合无菌技术操作原则。

(2)保持无菌物品的无菌状态。

【注意事项】

(1)无菌包包布通常选择质厚、致密、未脱脂的棉布制成。

(2)打开无菌包时应选择清洁、干燥处,防止潮湿环境因毛细现象而造成污染。

(3)无菌包的有效期为7天,过期或受潮应重新灭菌。已开过的无菌包,所剩物品未受潮,未被污染的情况下有效期为24小时。

(四)取用无菌溶液

【目的】

用于无菌操作中,使无菌溶液保持无菌状态。

【准备】

（1）护士准备：着装整洁，洗手、戴口罩。

（2）环境准备：操作环境符合无菌操作要求。

（3）用物准备。

1) 无菌溶液、启瓶器、弯盘等。

2) 盛放无菌溶液的容器。

【实施】

操作步骤	要点与说明
核对检查	核对无菌溶液的名称、有效期，瓶盖有无松动，瓶体及瓶底有无裂痕，溶液有无沉淀、混浊、絮状物、变色等，确定质量可靠方可使用
开启瓶塞	消毒瓶塞并打开
倒取溶液	拿起无菌瓶，标签面朝向掌心，螺旋形冲洗瓶口，倒出所需无菌溶液至无菌容器中（图7-8）
盖妥瓶塞	倒毕，塞好瓶塞，并注明开瓶日期及时间

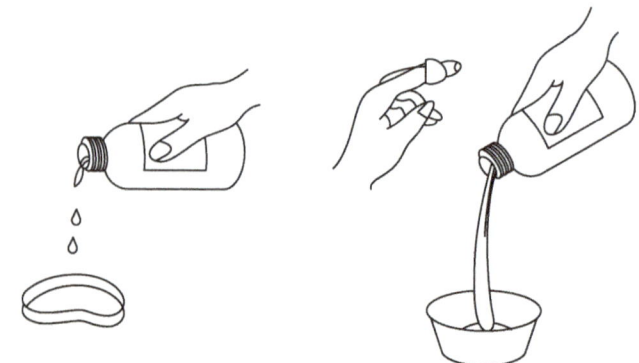

图7-8　倒取溶液

【注意事项】

（1）检查溶液质量时要倒转瓶体，对光进行检查。

（2）不可将物品伸入无菌瓶内蘸取溶液或直接接触瓶口倒取无菌溶液。

（3）已倒出的溶液不可再倒回无菌瓶内，以免污染剩余的无菌溶液。

（4）开启的瓶内无菌溶液有效使用时间为24小时。

（五）铺无菌盘

【目的】

通过铺无菌治疗巾，形成一无菌区域，放置无菌物品，供治疗护理用。

【准备】

(1) 护士准备：着装整洁，洗手、戴口罩。
(2) 环境准备：操作环境符合无菌操作要求。
(3) 用物准备。
1) 清洁干燥的治疗盘。
2) 无菌持物钳、无菌物品及内有治疗巾的无菌包。无菌包内治疗巾的折叠有两种方法：①横折法（图7-9）：治疗巾横折两次，再纵折两次。②纵折法（图7-10）：治疗巾纵折后横折，再重复一次，开口边向外。

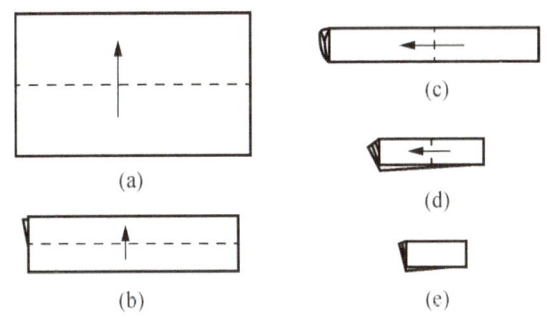

图7-9　横折法

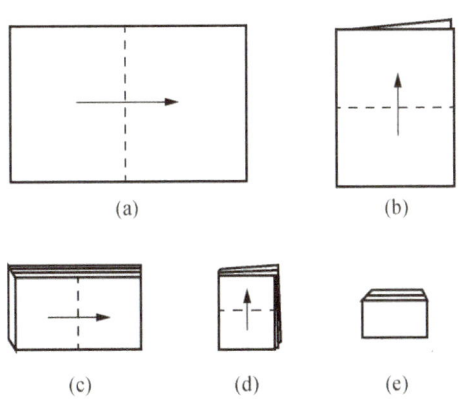

图7-10　纵折法

【实施】

操作步骤	要点与说明
检查日期	检查无菌包标记、灭菌日期,有无潮湿或破损
开包取巾	打开无菌包,用无菌持物钳取一块治疗巾置于治疗盘内。如治疗巾一次未用完,应按要求包好无菌包并注明开包时间
铺无菌盖	(1) 单层底铺法:双手捏住治疗巾上层外面两角,将其双折平铺于治疗盘上,将上层扇形折叠至对侧,开口向外(图7-11)。手不可触及治疗巾内面。放入无菌物品后,上层盖上,上下层边缘对齐。开口处向上翻折两次,两侧边缘分别向下折一次,露出治疗盘边缘 (2) 双层底铺法:双手捏住治疗巾一边外面两角,轻轻抖开,从远至近3折成双层底,上面呈扇形折叠,开口向外(图7-12)。放入无菌物品后,拉平扇形折叠层,盖于物品上,边缘对齐
记录签名	注明铺盘名称、时间并签名,整理用物

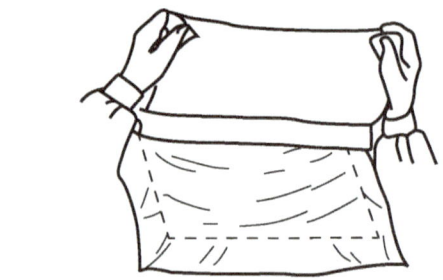

图 7-11　单层底铺法

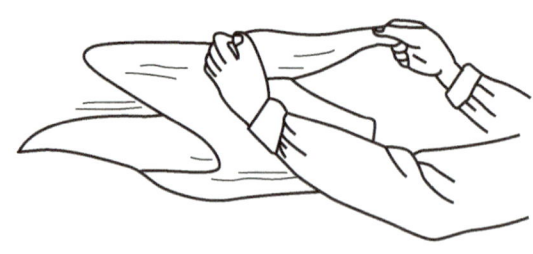

图 7-12　双层底铺法

【注意事项】

(1) 操作时,非无菌物品和身体应与无菌盘保持适当的距离,身体部位不可跨越无菌区。

(2) 铺治疗盘时手不可触及治疗巾的内面（无菌面）。

(3) 无菌盘应保持干燥，避免潮湿污染。

（陈燕芳）

学习任务四　隔离技术

【任务目标】

(1) 掌握常用的隔离基本知识和原则。

(2) 了解隔离的种类及措施。

(3) 了解常用的隔离技术。

一、隔离的基本知识

（一）概念

隔离是将传染病患者或病原携带者和高度易感人群安置在指定的地点，暂时避免和周围人群接触。对前者采取传染源隔离，切断传染途径；对后者采取保护性隔离，保护高度易感人群免受感染。

（二）隔离区域的设置

1. 隔离区设置

隔离区与普通病区分开，远离餐厅、水源和其他公共场所。

2. 传染病区构成

传染病区由隔离室和其他辅助房间构成，应有多个出入口，工作人员与患者分道进出。

3. 患者的安置

(1) 以患者为单位：每位患者有单独的病室及用物，并与其他患者之间实行隔离。

(2) 以病种为单位：同病种的患者可安置在同一病室内，与他种传染病的环境实行隔离。

(3) 凡未确诊、危重或有强烈传染性患者应住单独隔离室。

4. 隔离设施

(1) 病房门外及床尾要挂有明显的隔离标志。

(2) 门口放有消毒液浸湿的脚垫。

(3) 门外有口罩、帽子、手套和隔离衣等必需物品。

(4) 备有专用的洗手设备,并有消毒液、手刷、毛巾、避污纸等。

(三) 隔离区域划分及隔离要求

1. 清洁区

清洁区指未被病原微生物污染的区域,如配餐室、更衣室、库房、值班室等工作人员使用的场所及食堂、药房、营养室等。

隔离要求：①患者及患者接触过的物品不得进入清洁区；②工作人员接触患者后需消毒双手,脱去隔离衣才可进入清洁区。

2. 半污染区

半污染区指介于清洁区与污染区之间的可能被病原微生物污染的区域,如医护办公室、治疗室、护士站、内走廊等。

隔离要求：①患者穿隔离衣经过内走廊时,不得接触墙壁和各种设施；②各类检验标本及检验用物严格按要求分别处理。

3. 污染区

污染区指患者直接或间接接触,被病原微生物污染的区域,如病房、患者洗手间、浴室、污物处理间、外走廊等。

隔离要求：①污染物品未经消毒不得带到他处；②工作人员进入污染区务必穿隔离衣,戴口罩、帽子,必要时换隔离鞋,戴护目镜和手套；③离开前脱隔离衣、鞋、护目镜和手套,消毒双手。

二、隔离原则

(一) 一般消毒隔离

1. 对工作人员的要求

(1) 工作人员进入隔离区应按规定戴口罩、帽子,穿隔离衣,且只能在规定范围内活动。

(2) 护士进入隔离病房做治疗护理前,需备齐用物并周密计划,集中护理,以减少穿、脱隔离衣和洗手次数。

（3）不易消毒的物品应放入塑料袋内或用纸保护。

（4）一切操作要严格遵守隔离规程，接触患者或污染物品后必须消毒双手。

2. 对患者的隔离要求

（1）与患者接触过的物品或落地的物品应视为污染物，消毒后方可给他人使用。

（2）患者的衣物、钱币、稿件等经消毒后才能带出病室。

（3）患者的排泄物、分泌物、呕吐物需经消毒处理后方可排放。

3. 对病区管理的要求

（1）严格执行探视和陪伴制度，做好患者及探视陪伴者的宣传、解释工作，使其遵守隔离要求和制度。

（2）了解患者的心理状况，尽量满足患者的心理需要，解除患者因隔离而产生的恐惧、孤独、自卑等心理反应。

（3）传染性分泌物三次培养结果均为阴性或已度过隔离期，医生开出医嘱后，方可解除隔离。

（二）终末消毒处理

终末消毒处理是对转科、出院或死亡患者及其所住病室、用物、医疗器械等的消毒处理。

1. 患者的终末处理

（1）患者出院或转科前应沐浴，换清洁衣裤，个人用物需消毒后才能带出。

（2）死亡患者须用消毒液擦拭尸体，并用消毒液棉球填塞口、鼻、耳、阴道及肛门等孔道，再用一次性尸单包裹后送传染科的太平间。

2. 病室的终末处理

关闭病室门窗，打开床旁桌，摊开棉被，竖起床垫，用消毒液熏蒸；熏蒸后打开门窗，用消毒液擦拭家具、地面；被服类消毒处理后再清洗；床垫、棉被和枕芯还可用紫外线消毒或日光暴晒处理，其他用物分类消毒处理。

三、隔离种类

隔离种类按传播途径不同有以下几种，应采用不同的隔离措施。

（一）严密隔离

适应范围：适用于经飞沫、分泌物、排泄物直接或间接传播，传染性强，死亡率高的烈性传染病，如鼠疫、霍乱、传染性非典型肺炎（SARS）等。

主要措施。

①住单人病室，关闭通向过道门窗，室内物品力求简单并耐消毒，门口挂有醒目标志，禁止患者出病室，禁止探视。

②进入病室要戴口罩、帽子，穿隔离衣裤和鞋，必要时戴手套，接触患者后消毒双手。

③患者的分泌物、呕吐物和排泄物应严格消毒处理。

④室内空气及地面每日消毒1次。

（二）呼吸道隔离

适应范围：适用于通过呼吸道传染的疾病，如麻疹、肺结核、流行性脑脊髓膜炎等。

主要措施。

①同病种可住一病室，关闭通向过道门窗。

②接触患者时应戴口罩，必要时穿隔离衣。

③患者禁止随地吐痰，外出应戴口罩。

④患者呼吸道分泌物用等量20%漂白粉溶液或生石灰搅拌静置2小时后才能倒掉，也可煮沸15～30分钟或焚烧。

（三）肠道隔离

适应范围：适用于由患者的排泄物直接或间接污染了食物或水源而引起传播的疾病，如甲型肝炎、伤寒、细菌性痢疾等。

主要措施。

①不同病种最好分室收住，如同住一室需做好床边隔离，每一病床应加隔离标记，患者之间不得接触或交换用物。

②接触患者时需按不同病种分别穿隔离衣，接触污染物时需戴手套，接触患者及患者用物后应消毒双手。

③患者的食具、便器各自专用，呕吐物、排泄物及剩余食物需严密消毒后再排放。

④病室地面、家具每日消毒液喷洒或擦拭。

（四）接触隔离

适应范围：适用于经体表或伤口直接或间接接触而感染的疾病，如破伤风、气性坏疽、狂犬病等。

主要措施。

①不同病种分室收住，不允许接触他人。

②进行治疗护理时必须穿隔离衣，必要时戴手套，皮肤有破损者，避免伤口换药及护理。

③已被污染的用具和敷料应严格消毒或焚烧。

（五）血液、体液隔离

适应范围：适用于直接或间接通过血液、体液等传播的疾病，如乙型肝炎、艾滋病、梅毒等。

主要措施。

①同病种可住一病室。

②接触患者时应戴口罩、帽子，穿隔离衣，接触血液和体液应戴手套，必要时戴护目镜。

③若手被血液、体液污染或可能污染，应立即用消毒液洗手。

④被血液、体液污染的物品，应装袋标记后送消毒或焚烧，患者用过的注射针头应放入防水、防刺破并有标记的容器内，直接送焚烧处理。

⑤被血液、体液污染的室内物品表面和地面，立即用消毒液擦拭或喷洒。

（六）昆虫隔离

适应范围：适用于蚊、虱、蚤等昆虫为媒介传播的疾病，如流行性乙型脑炎、疟疾、斑疹伤寒、流行性出血热等。

主要措施。

①同病种患者可住一病室。

②病室应有严密的防蚊、防蝇及灭鼠设备，定期喷洒杀虫剂。

③患者要沐浴更衣后方可进入病室。

④患者衣服煮沸或高压消毒灭菌。

（七）保护性隔离

适应范围：适用于抵抗力低下或易感染的患者，如大面积烧伤、早产婴儿、白血病患者及脏器移植及免疫缺陷患者，避免由他人（包括医护人员）将病室外的致病菌带进病室内而采用的隔离方法。

主要措施。

①患者住单间隔离室。

②接触患者时应穿戴经过灭菌的口罩、帽子、隔离衣、手套及拖鞋。
③接触患者前、后及护理另一位患者前均需洗手。
④患有呼吸道疾病者或咽部带菌者应避免接触患者。
⑤未经消毒处理的物品不可带入隔离室。
⑥探视者应采取相应的隔离措施。
⑦隔离室内空气、地面及家具等每日应严格消毒并通风换气。

四、常用隔离技术

隔离技术操作的目的是保护患者和工作人员,避免相互传播,减少感染和交叉感染的发生。

(一) 手的清洁与消毒

【目的】

防止污染清洁物品,避免感染和交叉感染。

【评估】

手消毒指征。

【准备】

1. 护士准备

着装整洁,取下手表及手上饰物,修剪指甲。

2. 环境准备

环境符合消毒手的操作要求。

3. 用物准备

(1) 洗手设备(宜配备非手触式水龙头),无洗手池设备需备消毒液和清水各一盆。

(2) 消毒手刷、10%肥皂液或洗手液、消毒纸巾或消毒干燥小毛巾、避污纸、盛用过小毛巾或避污纸的容器等。

【实施】

以消毒液刷手为例。

操作步骤	要点与说明
浸泡双手	卷袖过肘,将双手浸泡于消毒液内片刻
浸泡刷手	用刷子蘸消毒液刷手,按前臂、腕部、手掌、手背、手指、指缝、指甲处顺序刷洗(范围应大于被污染的范围),刷30秒,同法刷洗另一只手,反复两次(共刷2分钟)
清水洗净	用清水洗净双手
擦干双手	用清洁毛巾自上而下擦干双手,或用烘干机吹干

【评价】

(1) 未污染清洁物品。

(2) 刷洗有序、全面,隔离衣未溅湿。

【注意事项】

(1) 消毒手时,身体勿靠近水盆,以免隔离衣污染水盆边缘或溅湿工作服。

(2) 腕部要低于肘部,使水从前臂流向指尖,勿使水流入衣袖内。

(3) 消毒液、清水及手刷等物品应定时更换消毒。

(4) 手消毒指征。

1) 实施侵入性操作前。

2) 护理免疫力低下的患者或新生儿前。

3) 接触血液、体液和分泌物后。

4) 接触被致病微生物污染的物品后。

5) 护理传染病患者后。

(二) 口罩、帽子的使用

【目的】

保护工作人员和患者,避免感染和交叉感染。口罩可以防止飞沫污染无菌物品或清洁物品;帽子可以防止工作人员头发和头屑散落或头发被污染。

【准备】

1. 护士准备

着装整洁,洗手。

2. 环境准备

环境清洁、宽敞,符合操作要求。

3. 用物准备

一次性帽子、口罩或布类帽子、纱布口罩（6~8层）等。

【实施】

操作步骤	要点与说明
戴好帽子	选择合适的帽子，帽子应将头发全部遮住
戴上口罩	口罩应罩住口鼻及下颌
取下口罩	洗手，取下口罩，将污染面向外折叠放入小塑料袋内，再放入口袋内

【注意事项】

（1）帽子、口罩应勤换洗，保持清洁。
（2）戴上口罩后不可用污染的手触摸口罩。
（3）口罩不能挂在胸前，手不可触摸口罩污染面，口罩潮湿应立即更换。
（4）护理严密隔离患者后应立即更换口罩；使用一次性口罩不超过4小时。

（三）穿、脱隔离衣

【目的】

保护工作人员和患者，防止病原微生物播散，避免交叉感染。

【评估】

（1）患者病情、治疗、护理情况。
（2）患者目前隔离种类、隔离措施。

【准备】

1. 护士准备

着装整洁，修剪指甲，取下手表，卷袖过肘，洗手、戴口罩。

2. 环境准备

环境清洁、宽敞，符合操作要求。

3. 用物准备

隔离衣、挂衣架、手刷及消毒液、消毒手设备等。挂钟、污衣袋。

【实施】

操作步骤	要点与说明
取隔离衣	手持衣领取下隔离衣（衣领和隔离衣内面为清洁面）；清洁面面向操作者（图7-13）
穿好衣袖	一手持衣领，另一手伸入袖内，举起手臂，将衣袖上抖（图7-14），换手持衣领，同法穿好另一袖
系领袖口	两手持衣领，由前向后理顺领边。扣上领扣，再扣好袖口或系袖带（图7-15）
系好腰带	自一侧衣缝顺着腰带下5 cm处将隔离衣后身向前拉，见到衣边后捏住，再同法将另一边捏住。两手在背后将边缘对齐，向一侧折叠，按住折叠处。将腰带在背后交叉，然后再回到前面打活结，结头向上（图7-16）。向前半步扣下摆扣
解开腰带	解开下扣，解开腰带，在前面打活结
解开袖口	解开袖口，在肘部将部分衣袖塞入工作服衣袖内（图7-17）
消毒双手	按手的消毒法刷洗消毒双手
解开领扣	解开领口
脱下衣袖	一手伸入另一侧袖口内，拉下衣袖过手［遮住手（图7-18）］，再用衣袖遮住的手在外面拉下另一衣袖，两手在袖内使袖子对齐，双臂逐渐退出（图7-19）
挂隔离衣	一手持衣领，将隔离衣两边对齐，挂在衣钩上备用（图7-20）
物品处理	分类放置、统一处理隔离衣备洗：脱下后清洁面向外，卷好投入污衣袋中
护理人员	洗手、脱口罩

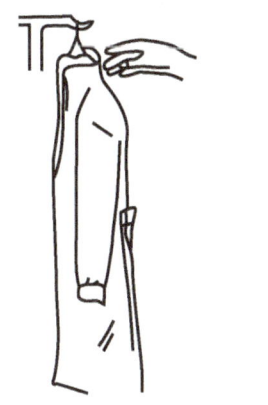 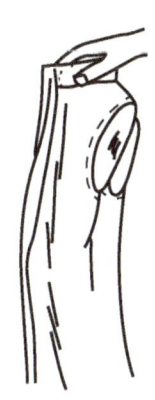

图7-13 取隔离衣

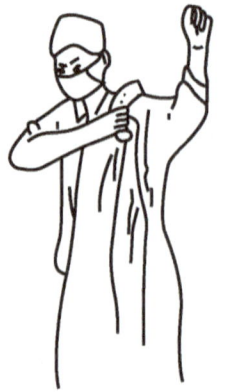 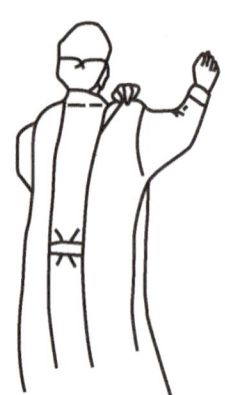

图7-14　穿衣袖

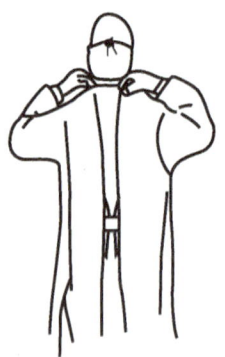 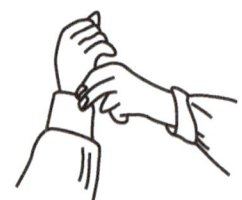

图7-15　系领袖口

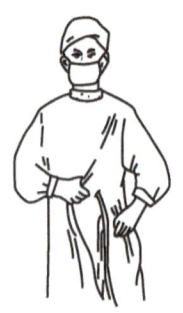 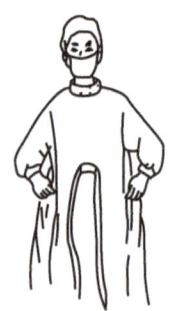 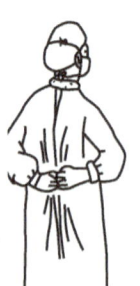 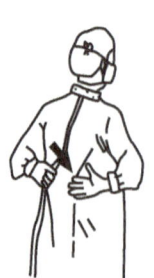 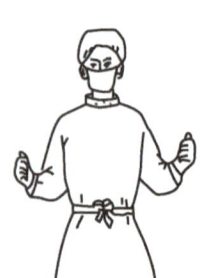

图7-16　腰带系法

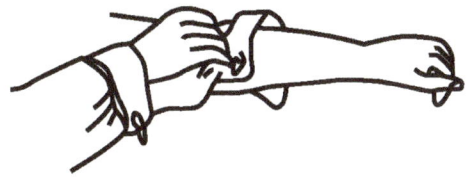

图 7-17　解袖口

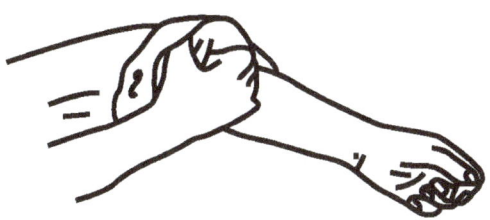

图 7-18　衣袖过手

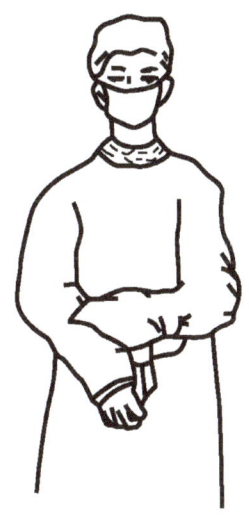

图 7-19　双臂退出

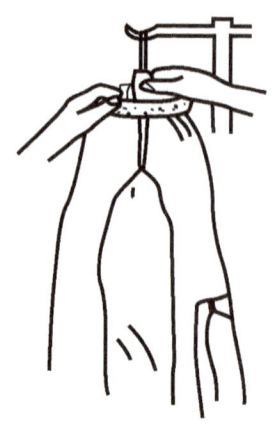

图 7-20　挂隔离衣

【注意事项】

（1）隔离衣的长短要适合，须全部遮盖工作服。如有破损，应补好后再穿。

（2）隔离衣应每日更换，若潮湿或污染应立即更换。

（3）系领扣时污染的袖口不可触及衣领、面部和帽子。

（4）穿好隔离衣后，双臂保持在腰部以上视线范围内。不得进入清洁区，避免接触清洁物品。

（5）隔离衣挂在半污染区，清洁面向外；挂在污染区则污染面向内。

（孙萍萍）

学习任务五　供应室工作

【任务目标】

（1）了解供应室在预防和控制医院感染中的作用。

（2）了解供应室的设备与布局。

（3）了解供应室的工作内容。

一、供应室在预防和控制医院感染中的作用

供应室是医院各种病菌、污染物最集中的场所，同时又是各种无菌物品的供应基地。其关系到每个科室的每位患者的诊治，是最容易造成医院感染的媒介之一。因此，供应室是控制医院感染的关键部门。

二、供应室的设置与布局

供应室的设置和布局应根据医院的条件决定，一般要求位于住院部和门诊部之间。其周围环境清洁，无污染源，成为一个相对独立的区域。室内应有足够的照明、通风、净化和污水排放设施，墙面、地面应光滑，便于冲洗。供应室一般可分为三个区，即污染区、清洁区和无菌区。清洁、消毒的路线不可逆行。

（一）污染区

1. 回收室

回收室负责回收各种用过的污染物品，并进行分类。

2. 洗涤室

洗涤室负责清洗各种回收物品，如注射器、针头、输液器、导管、器械及各种治疗物品。

（二）清洁区

1. 包装室

将已清洗的物品进行包装，标明名称，送灭菌处理。

2. 敷料室

敷料室负责加工各种敷料。

3. 储藏室

储藏各种器械和未加工的原料，如棉花、纱布等。

（三）无菌区

1. 高压蒸汽灭菌室

高压蒸汽灭菌室应单独设置，由专人负责将包装好的物品进行灭菌处理，给灭菌的物品标明灭菌日期。

2. 发放室

发放室用来存放已灭菌物品和分发各种无菌物品。

三、供应室的工作内容

（一）回收物品并初步处理

（1）对回收的已使用后的污染物品在固定的房间内拆包、分类，选用恰当的方法浸泡消毒后送入洗涤间。

（2）对回收的未使用或已过期的物品重新灭菌处理。

（二）洗涤物品

1. 洗涤过程

洗涤过程包括去污、去热原、去洗涤剂、精洗4个环节。

2. 洗涤要求

玻璃类光亮透明不挂水珠、无划痕；金属器械光亮清洁、无血迹、无污、无锈；橡胶类表面光滑、管腔通畅、弹性良好。

（三）灭菌物品

（1）每日灭菌前常规清洁和检查灭菌器。

（2）根据物品的特点和灭菌要求选用灭菌方法。

1）压力蒸汽灭菌：一般诊疗包、金属器械、敷料首选压力蒸汽灭菌。

2）干热灭菌：油剂、粉剂、膏剂一般采用干热灭菌。

3）气体灭菌：介入导管、内镜、精密仪器、植入物等不耐热的物品，并选用环氧乙烷气体。

【实践评析】

实践内容：

患者，男性，67岁，右半结肠切除术，患慢性阻塞性肺病20余年。术后第十天出现麻痹性肠梗阻，护士再次为其下胃管。1小时后护士换药时发现手术切口有少量脓性分泌物流出。随后患者出现一阵剧烈咳嗽时，感到伤口有轻微爆裂声。护士立即检查敷料，见到外层有大量淡血性分泌物，揭开内层敷料后，发现伤口从皮肤深及筋膜已经分开，出现了伤口裂开并发症。护士认真检查了伤口，除了肠内容物膨出腹壁外其他无异常发现。患者生命体征基本平稳。护士立即取患者半卧位,屈膝腹部放松,在精神上给予鼓励,用生理盐水无菌湿纱布轻压覆盖伤口,并让同事通知医生。经过医生处理后患者没有出现其他并发症。

案例分析:

(1) 护士首先让患者"半卧位,屈膝腹部放松,在精神上给予鼓励",充分体现了护士的沉着冷静。护士在医生未到达的第一时间内,用"无菌湿纱布轻压覆盖伤口",既保持了伤口湿润,又起到保护作用。护士始终没有离开患者,目的是尽量减轻患者的紧张和焦虑,给予精神支持和安慰,体现了人文关怀。

(2) 腹部切口化脓感染是切口裂开的重要原因之一。据报道,有半数以上切口裂开病例伴有感染。另外切口有引流物通过或血肿、积液,均妨碍切口愈合。正常情况下,约术后1周,在腹部切口可触及增厚的索状条带,宽度约1 cm,此种"愈合嵴"表明愈合良好。而切口裂开的病例均无此种"愈合嵴"形成。所以,观察手术切口"愈合嵴"的形成情况,可以预测是否存在切口裂开的危险性。

(3) 严格遵守无菌原则、保护好切口、彻底止血、防止血肿形成、预防切口感染是腹部切口裂开预防的关键。操作轻柔,避免粗暴分离和大块组织结扎造成组织缺血、坏死。合理使用电刀,避免过多使用引起局部组织变性、坏死、液化而继发感染。对于可能污染的伤口,可在术前或术中预防性使用抗生素。必要时,可于切口内置橡皮片引流。

(孙萍萍)

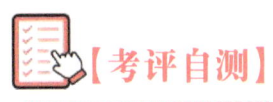【考评自测】

一、名词解释

(1) 感染

(2) 感染链

(3) 外源性感染

(4) 消毒

(5) 灭菌

(6) 无菌技术

二、选择题

(1) 对被特殊感染而无保留价值的物品，最彻底的无菌方法是（   ）。

    A. 煮沸消毒灭菌法

    B. 高压蒸汽灭菌法

    C. 燃烧灭菌法

    D. 熏蒸法

(2) 乙醇消毒的作用原理是（   ）。

    A. 破坏细胞膜的结构

    B. 与菌体蛋白的氨基结合使其变性

    C. 使菌体蛋白凝固变性

    D. 干扰细菌酶的活性

(3) 现有95%的乙醇500 mL，预配成70%的，需加入灭菌蒸馏水（   ）。

    A. 159 mL   B. 169 mL   C. 179 mL   D. 189 mL

(4) 保管无菌物品（   ）是错误的。

    A. 无菌物与非无菌物应分别放置

    B. 无菌包必须注明灭菌日期

    C. 已打开的无菌包未用完，可在48小时内有效

    D. 已打开的无菌包，必须注明开包时间

(5) 下列无菌技术操作（   ）除外属正确。

    A. 衣帽要整齐，口罩遮住口鼻，修剪指甲，洗手

    B. 无菌物品仅供一患者使用

    C. 一无菌物品，仅供一患者使用

    D. 打开无菌容器，将盖内面向下置于稳妥处

(6) 干热灭菌法灭菌条件是（   ）。

    A. 120～140 ℃，10～20 min   B. 160 ℃，10～15 min

    C. 180 ℃，20～30 min   D. 200 ℃，30～40 min

(7) 取用无菌溶液时，正确的方法是（   ）。

    A. 打开瓶盖后，应立即倒入无菌容器中所需液

    B. 可直接在瓶中蘸取

    C. 倒后的溶液未用可及时倒回瓶中

    D. 已打开过的溶液瓶，可保存24小时

(8) 戴无菌手套时评价（   ）错误。

    A. 滑石粉末撒落在手套及无菌区

    B. 戴手套时未强行拉扯手套边缘，没有污染

    C. 脱手套时拉扯手指部分

D. 操作始终在腰或操作台面以上水平进行

(9) （　　）除外属无菌包的使用评价标准。

A. 查看了无菌包名称及灭菌日期

B. 一次将包内物品全部取出

C. 系带善处理，未吊垂在下

D. 关包时系带横向缠绕以示区别

(10) 下列操作（　　）正确。

A. 浸泡无菌持物钳的消毒液应浸过无菌钳关节轴

B. 关闭容器时，盖子应由前向后覆盖

C. 无菌盘铺后应在4小时内使用

D. 倒无菌溶液时，将未粘有标签的一面握在手中

附答案：

一、名词解释

（1）感染：一般指病毒感染、病原微生物以及寄生虫等侵入机体并生长繁殖引起的病理反应及对机体造成的损害。

（2）感染链：感染链就是在感染病的传播途径中起到很重要作用的传染源，一般指过渡传染者。感染链由三部分组成，分别为感染源、感染传播途径和易感者。

（3）外源性感染：外源性感染是指由来自宿主体外的病原菌所引起的感染。传染源主要包括传染病患者、恢复期患者、健康带菌者，以及病畜、带菌动物、媒介昆虫等。

（4）消毒：是指杀死病原微生物，但不一定能杀死细菌芽孢的方法。

（5）灭菌：采用强烈的理化因素使任何物体内外部的一切微生物永远丧失其生长繁殖能力的措施，称为灭菌。

（6）无菌技术：无菌技术是在医疗护理操作过程中，保持无菌物品、无菌区域不被污染，防止病原微生物侵入人体的一系列操作技术。

二、选择题

(1) C　(2) C　(3) C　(4) C　(5) D　(6) C　(7) A　(8) C　(9) B　(10) C

学习单元八 舒适与护理

舒适需要是人类的基本需要，涉及生理、心理、社会、环境等各个方面。在处于健康状态时，每个人都能自主或不自主地调节机体，以适应环境，来满足自身舒适的需要。当患病时，个体正常的平静安宁受到破坏，舒适受到威胁，需要依赖他人的协助，才能维持舒适，寻求安全。护理人员直接为患者提供护理服务，可利用护理工作时与患者的接触，以及运用护理程序的方法来发现患者的需要，提供适当的护理措施，在满足患者生理需要的同时，满足患者舒适的要求。

【导入案例】

患者，女性，68岁，慢性阻塞性肺疾病，肺部感染。神志清楚，颜面水肿，口唇及末梢发绀，不能平卧，呼吸急促，咳嗽、咳黄色黏痰。稍有活动后即心慌、气短加重。给予鼻导管氧气吸入3 L/min，半坐卧位，抗感染、改善呼吸困难等治疗。患者因为吸氧不舒适而烦躁不安，拒绝氧气吸入，呼吸非常费力。住院3天，病情没有明显好转。护士反复讲解吸氧的必要性，采取相应措施如改用面罩给氧、充分湿化氧气等，尽量减轻患者的不适感。患者适应吸氧带来的不适后情绪稳定，病情逐渐好转。

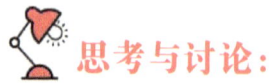思考与讨论：

（1）案例中的患者存在哪些身体症状？这些症状对她有哪些影响？
（2）护士应该采取什么措施来更好地帮助患者？

学习任务一　概述

【任务目标】

(1) 了解舒适与不舒适的概念。
(2) 了解不舒适产生的原因。
(3) 掌握帮助患者休息与睡眠的具体方法。

一、舒适与不舒适的概念

(一) 舒适

舒适是个体在环境中保持一种平静安宁的精神状态,是一种自我满足的感觉,是身心健康、没有疼痛、没有焦虑的轻松自在的感觉。舒适是主观感觉,每个人根据自己的生理、心理、精神、文化背景的特点和经历,对舒适有不同的解释和体验。一般来说,最高水平的舒适是一种健康状态,表现为心理稳定、心情舒畅、精力充沛、感到安全与完全放松,生理与心理需要均得到满足。舒适是患者最希望通过护理得到的基本需要之一。

(二) 不舒适

当个体遇到来自身体、心理、精神、社会和环境等方面的刺激时,就会感到不舒适。因此,当一个人害怕或担心时,就如同感受寒冷、疼痛一样,都是不舒适的状态。当患者基本生理需要不能全部满足,周围环境有不愉快的事情发生,或身体某部分出现病理现象,感到疼痛时,对舒适的感觉程度逐渐下降,不舒适最终代替舒适。不舒适表现为烦躁不安、紧张、精神不振、不能入睡、消极失望,以及身体无力、难以坚持日常工作和生活。疼痛通常是不舒适中最为严重的形式。

二、不舒适的原因

(一) 身体方面的原因

(1) 个人卫生:患者因疾病而致日常活动受限,不能进行保持个人清洁卫生的活动,导致个人卫生不良，引起不适。

（2）姿势和体位不正确，致使肌肉和关节疲劳、疼痛，影响其他生理功能。

（3）压力和摩擦：因疾病限制不能随意翻身或绷带、石膏过紧，使局部皮肤和肌肉受压，引起疼痛。

（4）机体内部原因：疾病或环境因素所致机体不适，如出现恶心、咳嗽、疼痛、饥饿、口渴以及某些器官疼痛等症状。

（二）社会方面的原因

1. 缺乏支持系统

与家人隔离或被亲朋好友忽视；缺乏经济支持。

2. 患者角色适应不良

担心家庭、家人和工作；环境陌生、生活不习惯等。

（三）心理精神方面的原因

1. 恐惧、焦虑

对疾病感到害怕，担心疾病造成伤害；对必须依赖别人照顾而感到焦虑。

2. 担心不受关心与尊重

害怕被冷落，担心得不到护理人员的照顾与关心。

3. 压力

对必须面对的手术及治疗感到担心，对疾病康复缺乏信心。

（四）环境方面的原因

1. 通风不良

室内空气不洁，人体正常生理及心理状态受到干扰。

2. 陌生的环境

新住院的患者常会因为进入一个陌生的环境而紧张，产生焦虑情绪。

3. 异味

患者不熟悉的气味刺激，会引起生理和心理的不适。

4. 噪声及干扰

病室内探视者过多、同室病友的呻吟和痛苦表情，或治疗仪器的嘈杂声都会引起患者不适。

三、休息

休息（rest）是指一段时间内相对地减少活动，使身体各部位放松，没有紧张、焦虑，处于一种良好的心理状态，以恢复精力和体力的过程。

（一）休息的意义

1. 恢复体力

人在过度劳累后可以通过适当的休息来解除身体的疲劳和恢复体力。

2. 恢复精力

当人感到困乏、注意力下降、不能使机体保持最佳功能状态时，可以通过休息恢复良好的精神状态和能力。

3. 促进疾病的康复

良好的休息会减少机体的能量消耗，加快受损组织的恢复，并能缩短病程、提高疗效，早日恢复。

（二）休息的条件

1. 充足的睡眠

得到良好休息的最基本的先决条件是充足的睡眠。只有满足了一定的睡眠时数，才能得到真正的休息。如果不能满足最低限度的睡眠时数，常会出现易怒、精神紧张并伴有全身疲劳。

2. 心理上的放松

只有减少紧张和焦虑，心理上才能得到放松；只有心理上得到了放松，才能保证休息的质量。患者因无法满足社会、家庭、职业等方面对其个人角色的需要，以及对医院环境及医务人员感到陌生，对自身疾病感到担忧等，常会感到紧张和焦虑。因此，医护人员应运用科学的医学护理知识，满足其各种需要，减少紧张和焦虑，提高休息质量。

3. 生理上的舒适

生理上的舒适，在促进患者休息方面非常重要。在休息前必须将患者身体上的不舒适降到最低程度，以保证良好的休息质量。护理人员可通过提供舒适的环境和各种增加舒适的服务，来降低生理上的不舒适程度，如解除或控制明显的疼痛原因，加强生活护理，调节至舒适的体位，保证适宜的温度、湿度及光线等。

四、睡眠

觉醒和睡眠是生理活动所必需的过程。睡眠是指由不同时相组成并周期发生的，并对周围的环境可相对不做出反应的知觉的特殊状态。

（一）睡眠的原理

在脑干尾端存在着睡眠中枢，能引起睡眠和脑电波同步化，它发出的冲动向上传导可作用于大脑皮质，与控制觉醒状态的脑干网状结构上行激动系统的作用相对，从而调节睡眠与觉醒的相互转换。

（二）睡眠的分期

睡眠具有不同的时相状态。一是脑电波呈同步化慢波的时相，称为慢波睡眠或非快速动眼睡眠（NREM）；二是脑电波呈现去同步化快波的时相，称为快波睡眠，或称快速动眼睡眠或异相睡眠（REM）。

1. 慢波睡眠

慢波睡眠又分为4期：

第Ⅰ期：是从清醒到入睡的过渡阶段，睡眠最浅，只维持几分钟，容易被唤醒；生理活动开始减慢；脑电图（EEG）显示的一些特点与清醒时相同。

第Ⅱ期：睡眠逐渐加深，但仍易唤醒，持续10~20分钟；生理活动继续变慢，肌肉逐渐松弛；脑电图显示为梭状波。

第Ⅲ期：为熟睡期，持续15~30分钟；肌肉完全放松，心跳缓慢，血压下降，难以唤醒；脑电图显示为梭状波。

第Ⅳ期：为深睡期，持续10分钟；全身放松，无任何活动，体内分泌大量的生长激素，组织愈合加快，可能发生遗尿和梦游，极难唤醒；脑电图同第Ⅲ时相。

2. 快波睡眠

其睡眠的特点是眼球转动很快，脑电图活跃，与清醒时极为相似。肌电图显示张力极低，伴有像瘫痪时肌肉所具有的那种不活动状态。出现这种静止状态是脑干中的特有神经元过度极化的缘故。故在快波睡眠中，躯干基本上是松弛状态，但体温、血流及大脑的耗氧量均有增加，心率、血压和心输出量也有增加，经常接近清醒时的水平。

（三）睡眠的周期

人的睡眠是周期发生的，而睡眠本身也由几个周期组成（图8-1）。

每一周期都含有从60~120分钟不等的有顺序的睡眠时相，平均为90分钟。成人平均每晚出现4~6个睡眠周期。大部分NREM睡眠发生在上半夜，REM睡眠则多发生在下半夜。

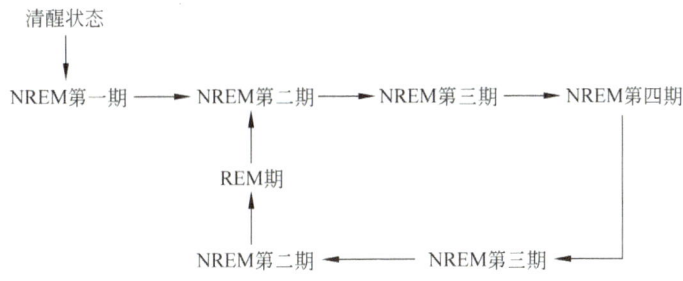

图8-1 睡眠时相周期

（四）促进睡眠与休息的护理

患者住院后，由于医院的环境、规则、人群等与患者原有的生活习惯、生活方式不同，短时间内不容易适应；疾病会给患者带来许多痛苦与不适，患者往往产生不安、焦虑而导致失眠。因此，护理人员应与患者共同讨论有关休息和睡眠的知识，在此基础上制订护理计划，采取各种护理措施，保证患者的休息与睡眠。

（五）评估

1. 评估影响因素

（1）生理因素。

①年龄：人类睡眠的需要量与年龄成反比，婴儿每天需要16~20小时睡眠时间，成人每天需要7~8小时，老人每天只需6~7小时即可。

②疲劳：适度的疲劳易于入睡，但过度疲劳则会导致入睡困难。

③昼夜节律：人的睡眠和觉醒与生理变化具有生物钟式的节律性，节律的破坏会影响睡眠；一般夜间睡眠质量较日间高。

④习惯：长期养成的睡眠前习惯被改变，可能会导致睡眠障碍，如睡前习惯喝热饮料、阅读、洗澡等。

⑤内分泌变化：如妇女月经前期和月经期常出现嗜睡现象。

（2）疾病因素。

许多疾病及其症状都可影响睡眠，如甲状腺功能减退、未控制的疼痛、精神分裂症、强迫症、腹泻、呼吸不畅等。

（3）环境因素。

安静、舒适的环境有助于睡眠和休息；睡眠环境的变化可以改变睡眠状况，在新的环境中，REM睡眠减少，入睡时间延长，觉醒的次数也会增加。

（4）其他。

一些食物和饮料的摄入会改变睡眠状况。肉类、乳制品和豆类食物中含有较多的L-色氨酸，能促进入睡；睡前喝热牛奶有助于入睡，咖啡、浓茶则会影响睡眠。

2. 评估睡眠形态

睡眠形态包括通常就寝和起床时间、有无午休习惯、睡前有无特殊习惯、入睡所需的时间、夜间是否醒来及醒来的次数和原因、睡眠过程中有无梦游、有无夜尿、晨起是否感觉精力充沛等。

（六）诊断

与睡眠相关的常见护理诊断如下：

1. 失眠（insomnia）

失眠是睡眠形态紊乱中最常见的一种，主要表现为难以入睡、易醒等。失眠常与疾病导致身体不舒适、环境改变、紧张、焦虑等有关。

2. 睡眠过多（hypersomnia）

睡眠过多指睡眠时间过长或长期处于嗜睡的状态。睡眠过多与进食失调和病态的肥胖有关，也常见于抑郁的患者。

3. 发作性睡眠（narcolepsy）

其特点是无法控制的短时间的嗜睡，是REM睡眠失调。

4. 睡眠呼吸暂停综合征（sleep apneas）

该综合征是一种在睡眠间发生自我抑制、没有呼吸的现象。

（七）护理

1. 满足休息的3个基本条件

使患者做到生理上舒适、心理上无紧张和焦虑，并保证基本的睡眠时间。

2. 提供舒适的休息环境

加强病区环境的管理，降低周围环境对患者休息的干扰。如护士在安排各项护理措施时，应相对集中，尽量减少对患者的干扰。

3. 尊重患者的睡眠习惯

如睡前给予热饮、阅读、洗澡等，以促进睡眠。

4. 解除患者身体的不适

就寝前应做好晚间护理，检查身体各部位引流管、牵引、敷料的情况。对机体有疼痛或其他不适的患者，应根据医嘱给予镇痛药物，帮助患者处于正确的卧位，枕、被舒适，促进放松等。

5. 加强心理护理

多与患者交谈，掌握患者的心理动态，了解其心理需要并尽量给予满足；鼓励患者在护理人员的帮助下从心理上战胜失眠，不再认为自己是失眠的患者。

6. 健康教育

与患者共同探讨有关休息与睡眠的问题，使其了解休息对健康与康复的重要作用；帮助患者改变不利于健康的生活方式，养成良好的睡眠习惯。

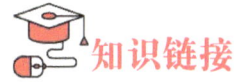

睡眠呼吸暂停综合征

睡眠呼吸暂停综合征是一种常见的睡眠呼吸障碍性疾病，是指每晚7小时睡眠中，呼吸暂停反复发作在30次以上，每次持续时间≥10秒，并伴有一定程度血氧饱和度下降者。睡眠呼吸暂停综合征患病率为1%～4%，65岁以上人群发病率高达20%～40%，已成为威胁现代人健康的严重隐患之一。

睡眠呼吸暂停综合征分为3型。

①阻塞型：指鼻和口腔无气流，但胸、腹式呼吸仍然存在，临床上最为常见。

②中枢型：指鼻和口腔气流与胸、腹式呼吸运动同时暂停。

③混合型：指一次呼吸暂停过程中，开始时出现中枢型呼吸暂停，继之出现阻塞型呼吸暂停。

（杨　郑）

学习任务二　卧位与舒适

【任务目标】

（1）掌握舒适卧位的具体要求。

（2）掌握卧位的具体分类。

(3) 了解常用卧位与变换卧位的方法。

一、舒适卧位的基本要求

舒适卧位是指身体的各部位均处于合适的位置，感到轻松自在。为了协助或指导患者卧于正确而舒适的位置，护理人员必须了解舒适卧位的基本要求，并按照患者的实际需要使用合适的支持物或保护性设施。

1. 卧床姿势

卧床姿势应尽量符合人体力学的要求，将体重平均分配到身体的负重部位，维持关节于正常功能位，保证体腔内脏器拥有最大空间。

2. 体位变换

应根据患者病情及受压部位情况经常变换体位，至少每2小时变换1次。

3. 身体活动

在无禁忌的情况下，患者身体各部位每天均应活动，变换卧位时进行全范围关节运动练习。

4. 受压部位

加强局部皮肤护理，预防压疮的发生。

5. 保护隐私

适当遮盖患者身体，保护患者隐私，促进身心舒适。

二、卧位的分类

（1）根据患者的活动能力及自主性，通常可将卧位分为主动卧位、被动卧位和被迫卧位三种。

1）主动卧位：患者根据自己的意愿和习惯采用最舒适、最随意的卧位卧于床上，称主动卧位。主动卧位见于轻症、术前及恢复期患者。

2）被动卧位：患者自身无能力变换卧位，躺在被安置的卧位，称被动卧位。被动卧位常见于昏迷、极度衰弱的患者。

3）被迫卧位：患者意识清晰，也有变换卧位的能力，但为了减轻疾病所致的痛苦或因治疗需要而被迫采取的卧位，称被迫卧位。如肺源性心脏病患者由于呼吸困难而被迫采取端坐卧位。

（2）根据卧位的平衡性可将卧位分为稳定卧位和不稳定卧位。

1）稳定卧位：支撑面大，重心低，平衡稳定，患者感到舒适，如平卧位。

2）不稳定卧位：支撑面小，重心较高，难以平衡，患者为保持一定的卧位造成肌肉紧张，易疲劳，不舒适。如两腿并齐伸直，两臂也在两侧伸直的侧卧位。

三、常用卧位

（一）仰卧位

仰卧位又称平卧位，为一种自然的休息姿势。仰卧位的基本姿势为患者仰卧，头下置一枕，两臂放于身体两侧，两腿自然放置。根据病情、检查或治疗的需要，仰卧位可分为：

1. 去枕仰卧位

（1）适用范围：

① 全身麻醉未清醒或昏迷患者，可防止呕吐物流入气管，引起窒息或肺部并发症。

② 脊椎麻醉或脊椎腔穿刺后患者，预防颅内压减低而引起的头疼。

（2）姿势。

协助患者去枕仰卧，头偏向一侧，两臂放于身体两侧，枕头横放于床头（图8-2）。

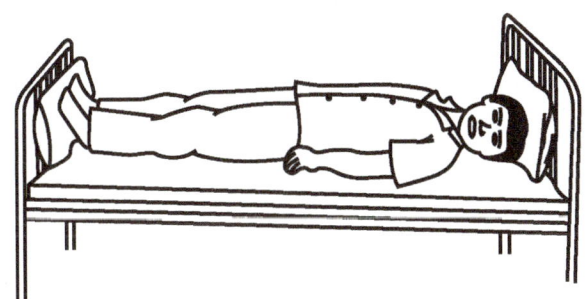

图8-2 去枕仰卧位

2. 中凹卧位

（1）适用范围。

用于休克患者。抬高头胸部，有利于保持气道通畅，改善缺氧症状。抬高下肢，有利于静脉血回流，增加心输出量而缓解休克。

（2）姿势。

抬高头部为10°~20°，抬高下肢为20°~30°（图8-3）。

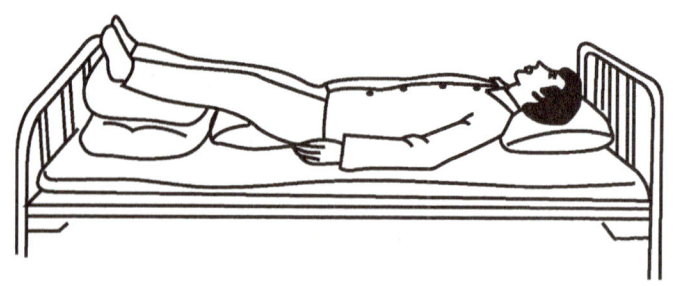

图8-3 中凹卧位

3. 屈膝仰卧位

（1）适用范围：

1）接受腹部检查的患者，可帮助其放松腹肌，便于检查。

2）女患者导尿、会阴冲洗等，以暴露操作部位。

（2）姿势。

患者仰卧，头下垫枕，两臂放于身体两侧，两脚踏于床上，两膝屈起，并稍向外分开（图8-4）。

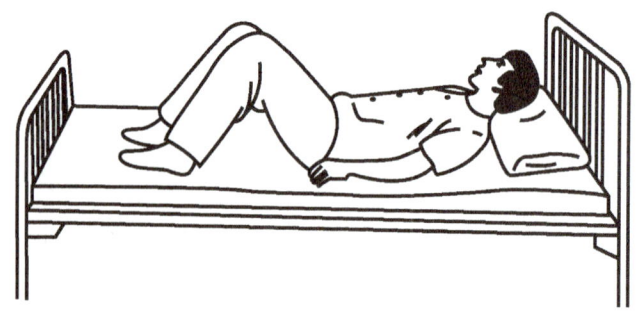

图8-4 屈膝仰卧位

（二）侧卧位

1. 适用范围

（1）灌肠、肛门检查，以及配合胃镜、肠镜检查等。

（2）预防压疮。侧卧位与平卧位交替，便于护理局部受压部位。

（3）臀部肌内注射（上腿伸直，下腿弯曲）。

2. 姿势

患者侧卧，两臂屈肘，一手放在枕旁，一手放在胸前，下腿伸直，上腿弯曲。在两膝之间、胸腹部、背部可放置软枕来支撑患者（图8-5）。

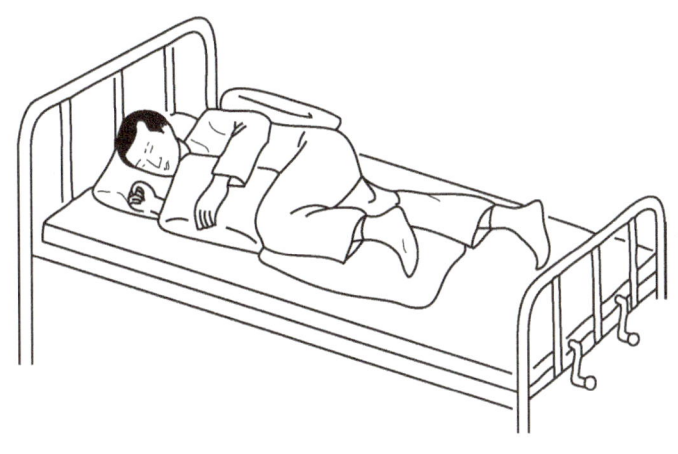

图8-5 侧卧位

(三) 半坐卧位

1. 适用范围

(1) 某些面部及颈部手术后患者,采取半坐卧位可减少局部出血。

(2) 急性左心衰竭患者,采用半坐卧位,利用重力作用,使部分血液滞留在下肢和盆腔,回心血量减少,从而减轻肺淤血和心脏负担。

(3) 心肺疾病所引起的呼吸困难的患者,采取半坐卧位时,由于重力作用,膈肌位置下降,胸腔容量扩大,同时腹内脏器对心、肺的压力也减轻,呼吸困难得到改善。

(4) 腹腔、盆腔手术后或有炎症的患者,采取半坐卧位,可使腹腔渗出液流出盆腔,促使感染局限。因盆腔腹膜抗感染性能较强,而吸收性能较弱,这样可达到减少炎症扩散和毒素吸收的作用,减轻中毒反应,同时又可防止感染向上蔓延引起膈下脓肿。

(5) 腹部手术后患者,采取半坐卧位,可减轻腹部切口缝合处的张力,缓解疼痛,促进舒适,有利于伤口愈合。

(6) 疾病恢复期体质虚弱的患者,使其逐渐适应体位改变,协助其站立起来。

2. 姿势

(1) 摇床:先摇床头支架成30°~50°,再摇起膝下支架,以防患者下滑。床尾可置一枕,垫于患者的足底;放平时,先摇平膝下支架,再摇平床头支架(图8-6)。

(2) 靠背架:将患者上半身抬高,在床褥下放一靠背架,下肢屈膝,用中单包裹膝枕,垫在膝下,中单两端的带子固定于床缘,以防患者下滑。床尾足底垫软枕。放平时,先放平下肢,再放平床头(图8-7)。

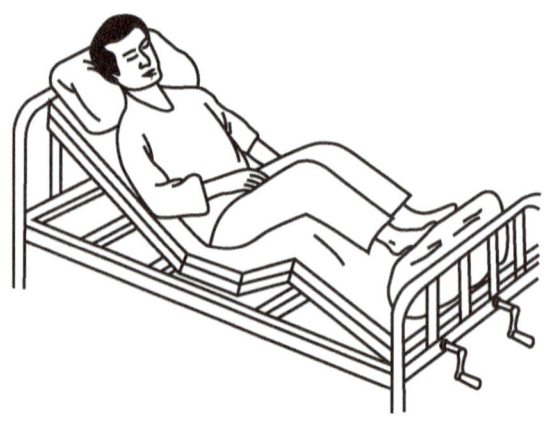

图8-6 半坐卧位（摇床）

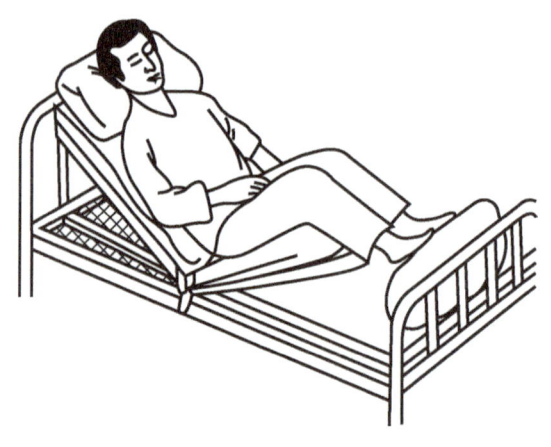

图8-7 半坐卧位（靠背架）

（四）端坐位

1. 适用范围

端坐位适用于心力衰竭、心包积液、支气管哮喘发作时的患者。患者由于呼吸极度困难，被迫日夜端坐。

2. 姿势

患者坐在床上，用靠背架或摇起将床头抬高70°~80°，使患者的背部能向后倚靠；放好床上桌，桌上放一软枕，患者身体稍向前倾，可伏桌休息（图8-8）。

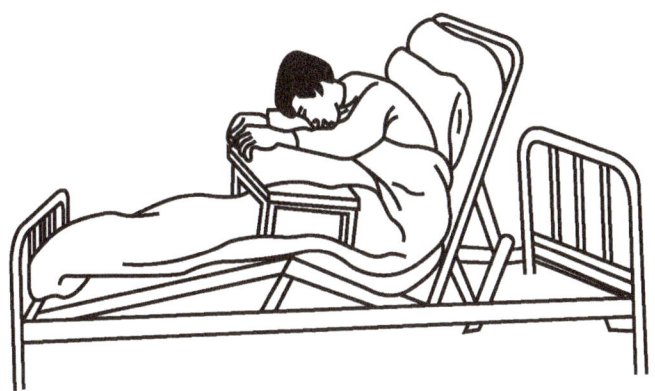

图8-8 端坐位

(五) 俯卧位

1. 适用范围

(1) 做腰背检查的患者。

(2) 脊椎手术或腰、背、臀部有伤口，不能平卧或侧卧的患者。

(3) 胃肠胀气所致腹痛。采取俯卧位，使腹腔容积增大，可缓解胃肠胀气所致的腹痛。

2. 姿势

患者俯卧，两臂屈放于头的两侧，两腿伸直，胸下、髋部及踝部各放一个枕头，头偏向一侧（图8-9）。

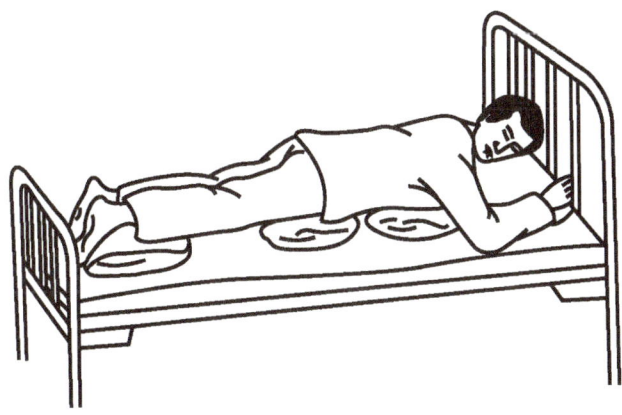

图8-9 俯卧位

(六) 头低足高位

1. 适用范围

(1) 肺部分泌物引流，使痰易于咳出。

(2) 十二指肠引流，有利于胆汁引流。妊娠时胎膜早破，防止脐带脱落。

(3) 下肢骨折牵引，利用人体重力作为反牵引力。

2. 姿势

患者仰卧，枕头横放于床头，以防碰伤头部，床尾脚用支托物垫高 15~30 cm（图 8-10）。这种体位使患者感到不适，不宜使用时间过长。颅内高压者禁用。

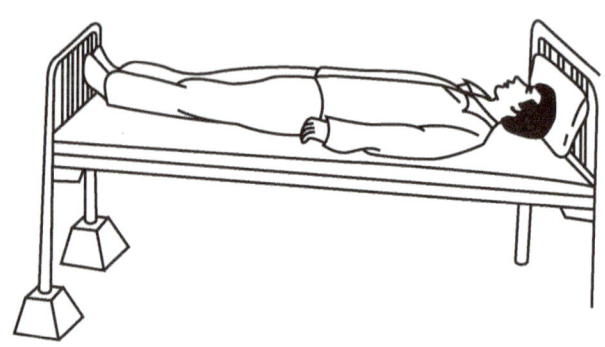

图 8-10　头低足高位

（七）头高足低位

1. 适用范围

(1) 颈椎骨折的患者作颅骨牵引时，用作反牵引力。

(2) 减轻颅内压，预防脑水肿。

(3) 颅脑手术后的患者。

2. 姿势

患者仰卧，床头脚用支托物垫高 15~30 cm 或根据病情而定，床尾横立一枕（图 8-11）。如果是电动床，可使整个床面向床尾倾斜。

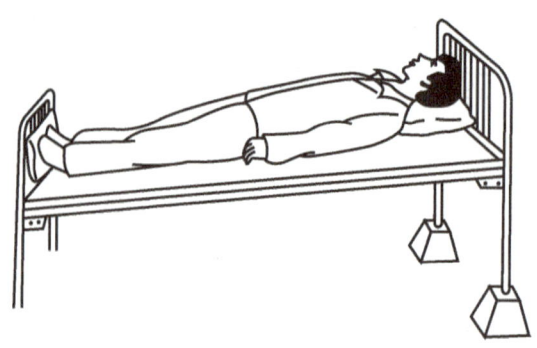

图 8-11　头高足低位

（八）膝胸位

1. 适用范围

（1）作肛门、直肠、乙状结肠镜检查及治疗。

（2）矫正臀先露的胎位及子宫后倾。

（3）促进产后子宫复原。

2. 姿势

患者跪于床面，两腿稍分开，小腿伸直平放床上，大腿与床面垂直；胸部紧贴床面，腹部悬空，背部伸直，臀部抬起；头转向一侧，两臂屈肘放于头两侧或两手交叉于头上（图8-12）。

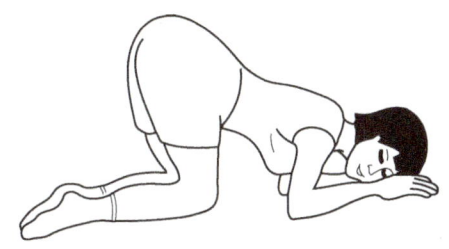

图8-12　膝胸位

（九）截石位

1. 适用范围

（1）患者接受会阴、阴道、子宫颈及肛门检查、治疗和手术。

（2）产妇分娩时的卧姿。

（3）执行阴道灌洗及会阴冲洗护理。

2. 姿势

患者仰卧于检查台上，两腿分开，放于支腿架上（支腿架上放软垫）；臀部齐台边，臀下垫纸巾或治疗巾，避免皮肤直接接触橡胶垫套；两手放在身体两侧或胸前（图8-13）。

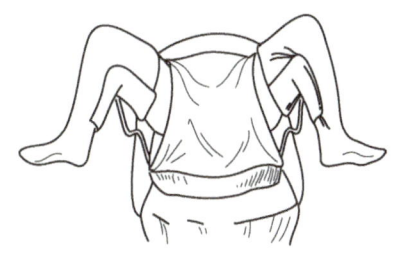

图8-13　截石位

四、变换卧位法

（一）协助患者翻身侧卧

【目的】

（1）协助不能起床的患者更换卧位，使患者感觉舒适。

（2）预防并发症，如压疮、坠积性肺炎等。

（3）配合诊断、治疗和护理的需要，如背部护理、更换床单或整理床单位等。

【评估】

（1）患者的年龄、体重、目前的健康状况、需变换卧位的原因、活动能力。

（2）局部皮肤受压情况、手术部位、伤口和引流情况及固定、牵引等情况。

（3）配合诊断、治疗和护理的需要，如背部护理、更换床单或整理床单位等。

【实施】

1. 操作步骤

（1）查对床号、姓名。

（2）解释操作目的、过程和注意事项，并介绍操作要点。

（3）将各种引流管及输液装置放置妥当，对手术后患者，先检查敷料，若已脱落或浸湿，应先换药再翻身，必要时将盖被移折叠至床尾或一侧。

（4）患者仰卧，两手放于腹部。

（5）协助翻身。包括一人协助法和二人协助法。

一人协助法（图8-14）：

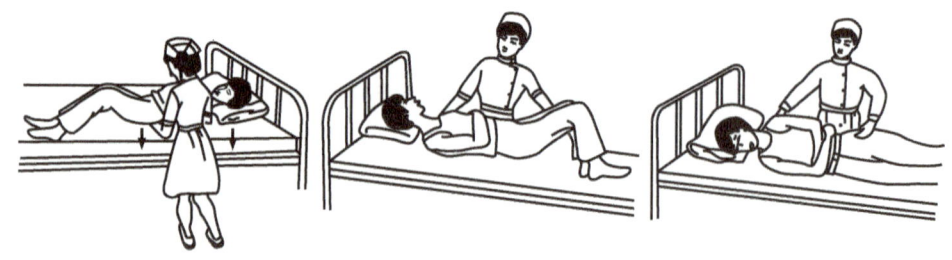

图8-14 一人协助患者翻身侧卧法

依次将患者肩、臀和下肢移向护士侧床缘，一手托肩，一手扶膝，将患者转向对侧，背向护士。

二人协助法（图8-15）：两人站在床的同一侧，一人托住患者的头颈肩部和腰部，另一人托住患者臀部和腘窝，两人同时将患者抬起移向近侧。分别托扶患者的肩、腰、臀和膝部，将患者翻向对侧。

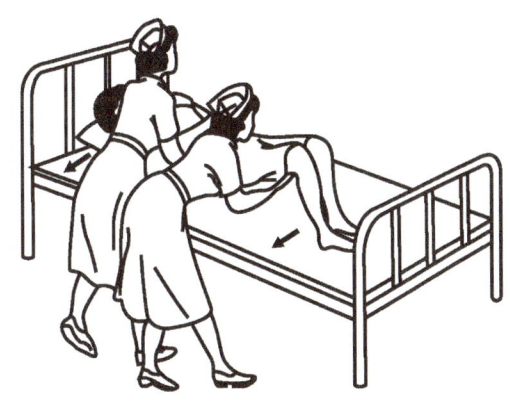

图8-15　二人协助患者翻身侧卧

（6）按侧卧位要求，在患者背部、胸前及两膝间垫个软枕，以保持该卧位。

（7）记录翻身时间和皮肤情况。

2. 注意事项

（1）辅助患者变换卧位时应将患者身体稍抬起再移动或翻身。切忌拖、拉、推等动作，以免擦伤皮肤。

（2）根据病情及皮肤受压情况确定翻身间隔时间。如局部皮肤发红或破损，应及时处理并增加翻身次数，同时做好交班。

（3）为特殊患者变换卧位时应注意以下几点。①术后患者：应先固定好敷料，若敷料已被浸湿应先更换，翻身后检查伤口有无受压。②牵引患者：不可改变牵引的力量、位置和方向，保证牵引的有效性。③颅脑外伤或手术患者：避免剧烈震动，防止发生脑疝。④石膏固定的患者：翻身后注意石膏的位置，防止受压。⑤带有引流管的患者：应先松开固定，将导管安置妥当，避免因牵拉而滑脱；变换卧位后妥善固定，防止受压、扭曲，保持引流通畅。

（4）注意应用节力原则，让患者尽量靠近护士，使重力线通过支撑面保持平衡，缩短重力臂，达到省力、安全的目的。

【评价】

（1）患者与家属明确翻身目的并能配合。

（2）护士动作轻稳、节力、协调，患者感觉舒适、安全，未发生并发症。

（3）患者皮肤受压情况得到改善。

（4）护患沟通有效，患者乐意接受操作。

（二）协助患者移向床头法

【目的】

协助滑向床尾的患者移向床头，恢复正确而舒适的卧位。

【评估】

（1）患者的意识状态、体重、身体下滑的情况及向床头移动的距离。

（2）患者身体状况是否能配合操作。

（3）有无输液、引流管、石膏或夹板固定。

【实施】

1. 操作步骤

（1）向患者解释操作目的、过程及配合要领。

（2）将各种导管及输液装置安置妥当，必要时将盖被折叠至床尾或一侧。

（3）根据病情放平床头支架，枕横立于床头。

（4）移动患者。

一人协助法（图8-16）：患者仰卧屈膝，双手握住床头栏杆。护士一手托住患者肩部，一手托住臀部。护士抬起患者的同时，嘱患者脚蹬床面，挺身上移。

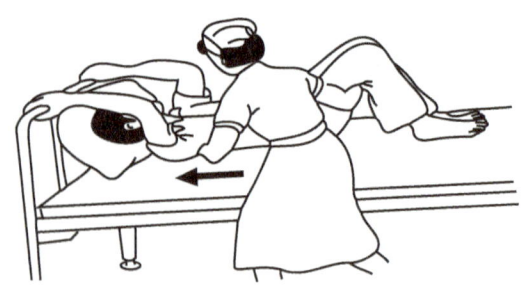

图8-16 一人协助患者移向床头法

二人协助法：患者仰卧屈膝，护士分别站在床的两侧，交叉托住患者颈肩部和臀部，或一人托住肩及腰，一人托住臀及腘窝，两人同时抬起患者移向床头。

（5）放回枕头，协助患者取舒适卧位，整理床单位。

2. 注意事项

（1）根据患者的病情、意识状态、体重、身体下移的情况及向床头移动的距离选择移动的方法。

（2）如患者身上带有各种导管，移动前应将各种导管安置妥当，移动后应检查导管是否脱落、移位、扭曲、受压，以保持通畅。

（3）操作中应避免拖拉患者，以免擦伤患者的皮肤。

【评价】

（1）患者上移达到预定的高度。
（2）患者感觉舒适、安全。
（3）护士动作轻稳、协调，未造成患者皮肤损伤。
（4）护患沟通有效，患者乐意接受操作。

五、保护具的应用

保护具（protective devices）是用来限制患者身体或机体某部位的活动，以达到维护患者安全与治疗效果的各种器具。

【目的】

防止小儿、高热、谵妄、躁动、昏迷及危重患者因意识不清或其他原因而发生坠床、撞伤、抓伤等意外，确保患者安全。

【评估】

患者的病情、年龄、意识、生命体征、肢体活动等情况。患者和家属对使用保护具的目的和方法的了解、配合程度。

【计划】

1. 环境准备

必要时移开床旁桌椅。

2. 患者准备

患者和其家属了解使用保护具的重要性，并能配合。

3. 护士自身准备

衣帽整洁,洗手,戴口罩。

4. 用物准备

根据患者的需要准备各种适宜的保护具。

【实施】

(1) 床挡主要预防患者坠床(图8-17和图8-18)。

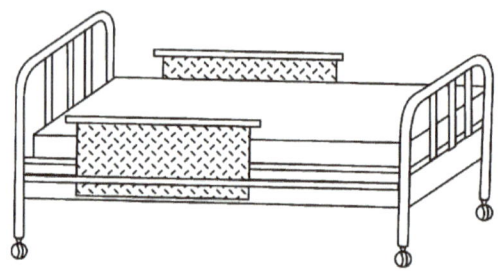

图8-17 多功能床挡

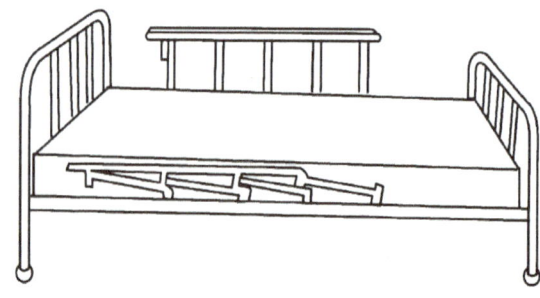

图8-18 半自动床挡

1) 多功能床挡:使用时插入两边床缘,不用时插于床尾。

2) 半自动床挡:固定于两侧床缘,按需升降。

(2) 约束带。

约束带是一种保护患者安全的装置,用于躁动患者或因治疗需要固定身体某一部位的患者。

1) 宽绷带约束:常用于固定手腕和踝部。使用时,先用棉垫包裹手腕部或踝部,再用宽绷带打成双套结(图8-19),套在棉垫外稍拉紧,以使肢体不脱出、不影响血液循环为宜,然后将带子系于床缘上(图8-20)。

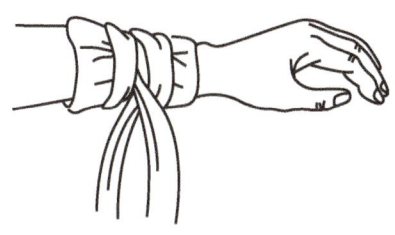

图 8-19 双套结

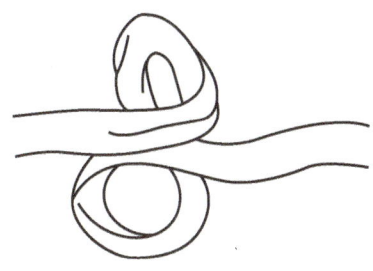

图 8-20 宽绷带约束法

2）肩部约束带：用于固定肩部，限制患者坐起。肩部约束带用宽布带制成，宽 8 cm，长 120 cm，一端制成袖筒（图 8-21）。操作时，患者两侧肩部套上袖筒，腋窝衬棉垫，两袖筒上的细带在胸前打结固定，把两条较宽的长带尾端系于床头（图 8-22）。

3）膝部约束带：用于固定膝部，限制患者下肢活动。膝部约束带用布制成，宽 10 cm，长 250 cm，宽带中部相距 15 cm，分别钉两条双头带（图 8-23）。操作时，两膝衬棉垫，将约束带横放于两膝上，两头带各缚住一侧膝关节，然后将宽带两端系于床缘（图 8-24）。

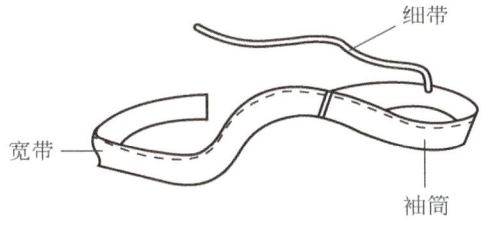

图 8-21 肩部约束带

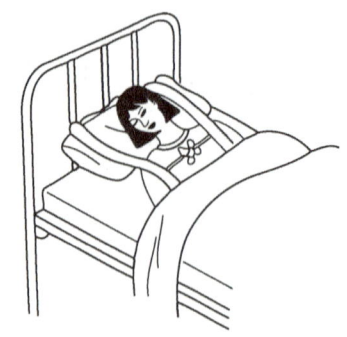

图8-22 肩部带约束法

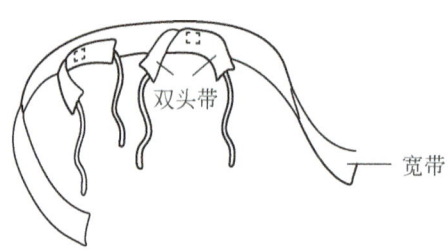

图8-23 膝部约束带

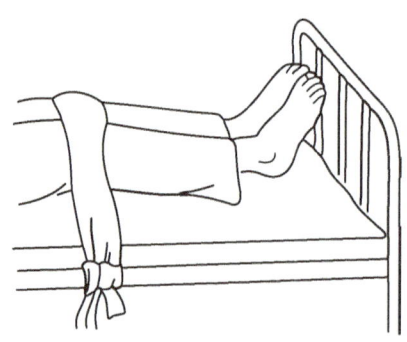

图8-24 膝部约束法

若无上述特制的约束带,可用中单或大单代替,固定双肩和膝部(图8-25和图8-26)。

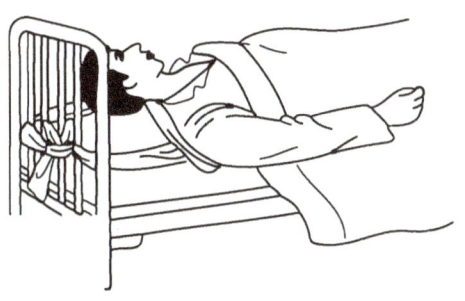

图 8-25　大单约束双肩

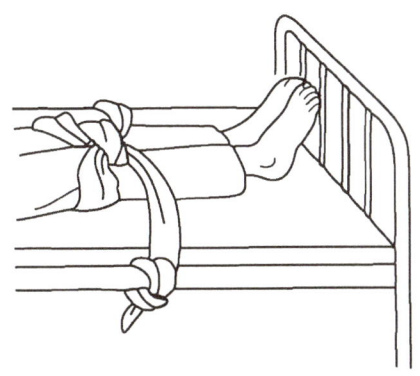

图 8-26　大单约束膝部

（3）支被架。

支被架主要用于肢体瘫痪或极度衰弱的患者，防止被盖压迫肢体，影响肢体的功能位置，而造成永久性伤害，也可用于烧伤患者的暴露疗法需要保暖时（图 8-27）。

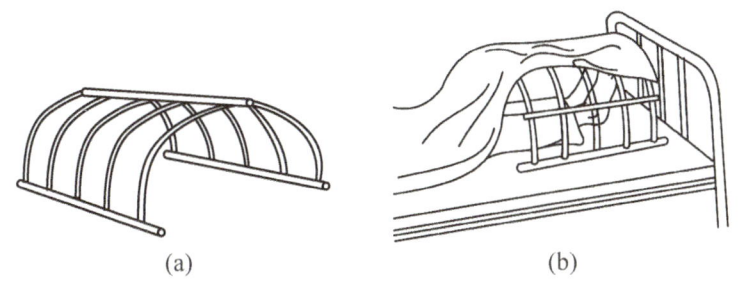

图 8-27　支被架

【注意事项】

（1）严格掌握保护具应用的适应证，维护患者自尊。

（2）保护具只能短期使用，用时使肢体处于功能位置，并协助患者翻身，保证患者安全、舒适。

（3）使用约束带时，应加衬垫。固定松紧适宜，并保持肢体于功能位。密切观察局部血液循环情况，必要时进行局部按摩，以促进血液循环。

（4）定时松解约束带，协助患者翻身活动，防止并发症发生。

【健康教育】

向患者及家属介绍约束带使用的必要性，消除其心理障碍；说明使用约束带的操作要点和注意事项，防止发生并发症。

（杨　郑）

学习任务三　疼痛患者的护理

【任务目标】

（1）了解疼痛的具体概念。

（2）了解疼痛产生的原因和影响因素。

（3）掌握疼痛的护理与评估技术。

一、概述

（一）疼痛的概念

疼痛（pain）是一种令人苦恼和痛苦的感觉，是不舒适的最高形式。这种感觉大多是由局部特定的神经末梢刺激引起的。疼痛是临床护理中最常见、最重要的征象和症状，是患者最痛苦的感受，是不舒适中最常见的表现。疼痛是一种生理与心理的综合现象，其在生物方面的功能是激发个体反应，用以逃避一切外来有害的刺激。由于个人对疼痛的经验不一样，个体对外来刺激源所造成的神经肌肉不适的反应不同，所以，疼痛带给人们在情感、感觉与身体状况等方面的变化较难估计。

（二）疼痛的表现形式

疼痛是指个体的身体与心理两方面同时经历的感受，是个体的防御功能被破坏所致。身体疼痛是指身体某一部位感觉不舒适，如手指切割伤，疼痛仅在手指部位，这是皮肤表层组织的完整性被破坏，神经末梢受到刺激所致；心理疼痛是指精神方面的防御功能被破坏，个体的情绪受到伤害，而心理疼痛的不舒适感觉，往往很难确定疼痛的准确部位，如失去亲人引起忧郁和伤心。身体与心理的痛觉都具有自我保护及对身体提供危险警告信号的作用。身体痛觉是警告身体有被伤害的危险，心理痛觉则警告个体某些重要事件受到威胁，如不能及时采取有效的护理措施，则将对患者的身体和心理造成不良的影响和严重的后果。

（三）疼痛的特征

（1）疼痛是个体的防御功能或整体性受到侵害。
（2）疼痛是一种对身心有危险的警告。
（3）疼痛是指产生一种不舒适的感觉。

二、疼痛的原因及影响因素

（一）疼痛的原因

1. 温度刺激

身体的表面接触过高或过低的温度，均会损伤组织，受伤的组织释放组胺等化学物质，刺激神经末梢，导致疼痛。高温可引起灼伤，低温会致冻伤。

2. 化学刺激

化学物质如强酸、强碱，不仅直接刺激神经末梢，导致疼痛，而且化学灼伤也与高温灼伤一样，使被损组织细胞释放化学物质，再次作用于疼痛感受器，使疼痛加剧。

3. 物理损伤

刀切割、针刺、碰撞、身体组织受牵拉、肌肉受压、挛缩等，均可使局部组织受损，刺激神经末梢而引起疼痛。大部分物理损伤引起的缺血、瘀血、发炎等都促使组织释放化学物质而加剧疼痛并使疼痛时间延长。

4. 病理改变

疾病造成体内某些管腔堵塞，组织缺血缺氧，空腔脏器过度扩张，平滑肌痉挛或过度收缩，局部炎性浸润等均可引起疼痛。

5. 心理因素

心理状态不佳、情绪紧张或低落、愤怒、悲痛、恐惧等都能引起局部血管收缩或舒张而导致疼痛，如神经性疼痛即常因心理因素引起。此外，疲劳、睡眠不足、用脑过度可导致功能性头痛。

（二）影响疼痛的因素

人体对疼痛的感受和忍耐力有很大的差异，同样性质、同样强度的刺激可引起不同个体的不同疼痛反应。人体所能感受到的最小疼痛称为疼痛阈（pain threshold）。个体所能忍受的疼痛强度和持续时间称为疼痛耐受力（pain tolerance）。疼痛阈或疼痛耐受力，既受年龄、疾病等生理因素的影响，也受个人经验、文化教养、情绪、个性及注意力等心理社会因素的影响。此外，护士对疼痛知识的掌握程度直接影响为患者提供疼痛护理的水平。

1. 年龄

年龄是影响疼痛的重要因素之一，个体对疼痛的敏感程度随年龄而不同。婴幼儿不如成人对疼痛敏感，随着年龄增长，人对疼痛的敏感性也会增加，老年人对疼痛的敏感性又逐步下降。所以，疼痛护理对于不同年龄组的患者应采取不同的护理措施，特别是儿童和老年人，更应注意其特殊性和个体差异。

2. 社会文化背景

患者所生活的社会环境、多元文化的背景，对患者在疼痛的忍受和意义认识上有很大影响。患者所生活的特殊社会文化环境的影响可使其与他人有不同的态度、人生观、价值观，因而对疼痛的反应也不一样。患者若生活在鼓励忍耐和推崇勇敢的文化背景中，往往更能耐受疼痛。患者的文化教养也会影响其对疼痛的反应和表达方式。

3. 任何一种单独刺激

任何一种单独刺激所产生的疼痛，都会受到以前类似疼痛经验的影响。疼痛经验是个体对刺激体验所获得的感受，并再从行为中表现出来，而个人对疼痛的态度则直接影响其行为表现。

4. 注意力

个体对疼痛的注意程度会影响对疼痛的感觉程度。当注意力高度集中在别的事件时，痛觉可以减轻甚至消失。松弛疗法、听音乐、看电视、愉快交谈等均可分散患者对疼痛的注意力，从而减轻疼痛。

5. 情绪

情绪可改变患者对疼痛的反应。积极的情绪可减轻疼痛，而消极的情绪可使疼痛加剧。如焦虑使疼痛加剧，而疼痛又会增加焦虑情绪。愉快的情绪则有否认疼痛知觉的趋向，在快乐和满足的情绪下，虽然承受了与忧虑时同样的伤害，但对疼痛的感觉却轻得多。

6. 疲乏

当患者十分疲乏时，对疼痛的感觉加剧，而忍耐性降低。这种情况对于长期慢性疾病的患者尤为明显。当睡眠充足，得到很好的休息后，疼痛感觉减轻，反之则加剧。

7. 个体差异

疼痛的程度和表达方式常因个体的性格和所处的特定环境不同而有所差异。自控力及自尊心较强的人常能忍受疼痛；善于情感表达的患者主诉疼痛的机会较多。患者单独在一个环境中，常能忍受疼痛；如果周围有较多的人，特别是有护士陪伴时，对疼痛的耐受性则明显下降。

8. 患者的支持系统

疼痛患者常依靠家属的支持、帮助或保护。经历疼痛时，如有家属或其他亲人陪伴，可以减轻患者的孤独和恐惧感，从而减轻痛感。对病儿来说，有父母陪伴尤为重要。

9. 护理人员的因素

（1）许多治疗和护理操作都有可能给患者带来疼痛的感觉，如注射、输液等。护士在执行可能引起疼痛的操作时，应尽可能以轻柔、熟练的动作来完成，并尽量满足患者的生理和心理需求，用言语安慰患者。

（2）护士掌握疼痛的理论知识与实践经验，可影响对疼痛的正确判断与处理。

（3）缺少必要的药理知识，过分担心药物的副作用和成瘾性，使患者得不到必要的镇痛处理。

（4）评估疼痛方法不当，仅依靠患者的主诉判断是否存在疼痛，而使一部分患者得不到及时的处置。

三、疼痛患者的护理评估

（一）询问病史

询问疼痛的时间、规律、部位、性质、程度以及有无其他伴随症状。在与患者的交流过程中，注意患者的语言和非语言表达，从而获得较为客观的资料。

（二）观察

观察患者的面部表情、身体动作。评估身体运动情况可以观察到患者对疼痛的感受、程度、部位等。常见的身体动作有4种。

1. 静止不动

患者维持在某一种最舒适的体位或姿势，四肢或外伤疼痛的患者一般不喜欢移动他们的身体。

2. 无目的地乱动

有些患者在严重疼痛时常会无目的地乱动，以分散对疼痛的注意力。

3. 保护动作

保护动作是患者对疼痛的一种逃避性反射动作。

4. 规律性或按摩动作

患者使用这种动作常是为了减轻疼痛的程度和感受，如头疼时用手指按压头部，内科性腹痛时按揉腹部。

5. 声音

评估患者发出的各种声音，如呻吟、喘息、尖叫、呜咽、哭泣等。评估其音调的大小、快慢、节律、时间，因为这些音调的变化可反映出疼痛患者的痛觉行为。特别是没有语言交流能力的病儿，更应注意收集这方面的资料。

（三）患者控制疼痛的模式

个体社会文化背景、对疼痛的经验等心理社会因素会促使患者发展控制自己疼痛的方式，如有些患者对疼痛的忍耐力很强，且不愿意寻求帮助。

（四）评分法测定疼痛程度

用评分法来测量疼痛程度，比询问患者对疼痛的感受较为客观。目前国际上常用的疼痛程度评分法有4类。

1. 数字评分法

数字评分法用数字代替文字表示疼痛的程度。在一条直线上分段，按0～10分次序评估疼痛程度。0分时表示不痛，10分时表示剧痛，请患者自己评分（图8-28）。

2. 文字描述评分法

把一条直线等分成5份，每个点表示不同的疼痛程度，0代表无痛，1代表微痛，2代表中度疼痛，3代表重度疼痛，4代表剧痛，不能忍受。请患者按照自身疼痛的程度选择合适的描述（图8-29）。

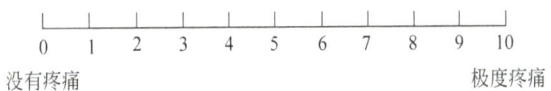

图8-28　数字评分法

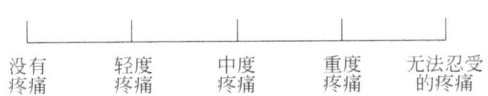

图8-29　文字描述评分法

3. 视觉模拟评分法

视觉模拟评分法用一条直线，不作任何划分，仅在直线的两端分别注明不痛和剧痛，请患者根据评估时自己对疼痛的实际感觉在线上标记疼痛的程度。这种评分法使用灵活方便，患者有很大的选择自由，不需要仅选择特定的数字或文字。

4. 面部表情图

面部表情图采用从微笑、悲伤到哭泣的6种面部表情来表达疼痛程度，适用于3岁以上的儿童。6个面孔分别代表不同的疼痛程度，儿童可从中选择一个面孔来表示自己的疼痛感受（图8-30）。

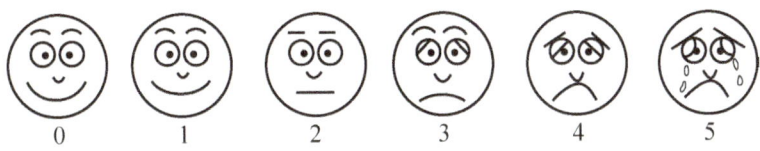

图8-30　面部表情图

四、疼痛患者的护理措施

随着护理人员对疼痛的认识和知识逐渐增加，将患者视为整体人，正确使用止痛药物及配合其他护理措施，协助患者减轻疼痛，是护士执行护理措施的主要目标。

（一）止痛

首先应减少或消除引起疼痛的原因，解除疼痛刺激源。

如外伤引起的疼痛，应酌情给予止血、包扎、固定、处理伤口、止痛等措施；胸腹部手术后，患者因咳嗽或呼吸引起伤口疼痛，术前应对患者进行健康教育，指导术后深呼吸及有效咳嗽的方法，术后可协助患者按压伤口后，再鼓励患者咳嗽和深呼吸。

1. 药物止痛

药物止痛仍然是目前解除疼痛的重要措施之一。护理人员应掌握药理知识，了解患者身体状况和有关疼痛治疗的情况，正确运用镇痛药。

镇痛药种类甚多，在诊断未明确前不能随意使用镇痛药，以免掩盖症状，延误病情。对慢性疼痛的患者应掌握疼痛发作的规律，最好在疼痛发生前给药，这比疼痛发生后给药效果好、投药量小。患者所需的护理活动应安排在药物显效时限内，使其易于接受。当疼痛缓解或停止时应及时停药，防止副作用及耐药性，某些药物长期应用可致成瘾性，更应慎用。

在用药过程中，护理人员应注意观察病情，把握好用药的阶段，严格掌握用药的时间和剂量，同时了解药物的副作用。如麻醉性镇痛药具有成瘾性和耐受性，故应用于重度疼痛的患者，而轻度和中度疼痛的患者，以应用非麻醉性镇痛药为好。

2. 物理止痛

应用冷、热疗法可减轻局部疼痛。此外，理疗、按摩与推拿也是临床上常用的物理止痛方法。

3. 针灸止痛

根据疼痛的部位，选用不同的穴位用针刺来达到止痛的目的。一般认为，针刺镇痛的机制是来自穴位的针刺信号和来自疼痛部位的痛觉信号，在中枢神经系统的不同水平上相互作用、进行整合的结果。在这个整合过程中，既有与镇痛有关的中枢神经的参加，又有包括内源性阿片肽和5-羟色胺在内的各种中枢神经递质的参与。

（二）心理护理

1. 建立信赖关系

当护理疼痛患者时，会遇到患者可能有的各种问题，为了彼此能顺利交流，使患者相信护士可以帮助其控制和处理疼痛问题，必须与患者建立起相互信赖的友好关系。只有当患者相信护士会真心关怀他，会在情绪、知识、身体等各方面协助他克服疼痛时，患者才会无保留地把自己的感受告诉护士。

2. 尊重患者对疼痛的反应

有些患者害怕别人对自己在疼痛时的行为反应不理解,不了解他的痛苦,或不能接纳他的困境,这些担心会引起患者的不安和焦虑,而加重疼痛程度。因此护士需要鼓励患者表达其疼痛的感受及对适应疼痛所做的努力,护士有责任帮助患者及其家人接受其行为反应,这样才能与患者建立良好的关系。

3. 教导有关疼痛的知识

帮助患者学习有关疼痛的知识,有助于减轻患者对疼痛的焦虑和其他影响因素。根据患者的情况选择教育内容,一般应包括:疼痛的机制、疼痛的原因、如何面对疼痛、减轻疼痛的各种措施等。

4. 减轻心理压力

紧张、忧虑、焦虑、恐惧或对康复失去信心等,均可加重疼痛的程度,而疼痛的加剧又反过来影响情绪,形成不良循环。护理人员应以同情、安慰和鼓励的态度支持患者,设法减轻患者的心理压力。患者情绪稳定、心境良好、精神放松,可以增强对疼痛的耐受性。

5. 分散注意力

分散患者对疼痛的注意力可减少其对疼痛的感受强度,可采用的方法如下。

(1) 参加活动。

组织患者参加有兴趣的活动,能有效地转移其对疼痛的注意力,如唱歌、游戏、看电视、愉快交谈、下棋、画画等。对患儿来说,护士的爱抚、微笑、有趣的故事、玩具、糖果等都能有效转移其注意力。

(2) 音乐。

运用音乐分散对疼痛的注意力是有效的方法之一。优美的旋律对降低心率、减轻焦虑和抑郁、缓解疼痛、降低血压等都有很好的效果。应注意根据患者的不同特性和喜好,选择不同类型的音乐。

(3) 有节律按摩。

嘱患者双眼凝视一个定点,引导患者想象物体的大小、形状、颜色等,同时在患者疼痛部位或身体某一部分皮肤上作环形按摩。

(4) 深呼吸。

指导患者进行有节奏的深呼吸,用鼻深吸气,然后慢慢从口中将气呼出,反复进行。

(5) 想象。

治疗性的想象是利用一个人对某特定事物的想象而达到特定正向效果,可引起松弛,减轻疼痛。想象的焦点不仅只在于对过去愉快事情经历的叙述,而且需要尽可能把各种知觉与这种经验结合起来，主动地去想，使个体感受到目前的行为反应就像这件愉快的事情是现在发生的一样。

(6) 松弛疗法。

松弛疗法是通过教会人有意识地去感觉主要肌肉群的紧张和放松，从而达到放松的目的。

①松弛疗法的作用：松弛可以使身体或精神上的紧张消除，并促进睡眠。肌肉松弛、充分休息及足够的睡眠有助于缓解焦虑，减轻疼痛。

②松弛疗法的应用范围：可应用于愤怒、哮喘、抑郁、疼痛、疱疹、高血压、失眠、胃肠激惹综合征、惊恐、小便失调等情绪和躯体状态。

③松弛疗法的原理：通过全身肌肉的逐步放松，可降低血压、减慢心率和呼吸的频率，使身体能够及时监督大量的控制信号，从而自动地缓解不需要的紧张。

④松弛疗法的方法：为求助者穿戴宽松的衣服→创造舒适的环境→指导者示范松弛练习→引导患者从头到脚逐步放松→评估松弛的效果。

⑤禁忌证：肌肉严重创伤、呼吸困难、严重的焦虑或恐惧等。

(三) 促进舒适

通过护理活动促进舒适是减轻或解除疼痛的重要护理措施。无论运用何种措施来协助患者解除疼痛，最终目的仍是满足患者对舒适的需要。帮助患者取用正确的姿势、舒适整洁的病床单位、良好的采光和通风设备、适宜的室内温度等都是促进舒适的必要条件。

【实践评析】

实践内容：

患者，男性，42岁，干部。因酒后"消化道出血"内科保守治疗，暂禁食水，静脉补液。手背静脉穿刺成功后输入"5%葡萄糖注射液500 mL+10%氯化钾注射液15 mL"时患者感觉输液部位疼痛，要求护士停止输液，拒绝治疗。在责任护士再三解释下接受了治疗，但续滴第2组液体后疼痛加剧，患者误认为是输错了液体，再次坚决要求停止用药，并且产生过激情绪。但责任护士并没有放弃，仍然耐心向患者解释，尽量分散其注意力；将患者手臂部垫衬于心脏等高水平，并将热水袋用柔软的毛巾包好放在疼痛部位。不一会，疼痛缓解了，患者心中的疑虑打消了，十分内疚地向护士连连道歉。

案例分析：

(1) 在临床上，静脉滴输氯化钾注射液所致的疼痛非常普遍，目前尚无满意的方法预防和缓解。近年来，临床采用的中药活血化瘀喷剂或利多卡因黏膏贴敷，主要针对液体外渗引起的疼痛，且使用有诸多不便。而静脉补钾引起的疼痛，主要是药物对血管内膜的刺激所致。

（2）临床上静脉滴输氯化钾注射液的患者比较多，静脉补钾过程中，由于药物对血管内膜的刺激，即使没有发生药液渗漏于血管外的现象，患者仍然感到疼痛，一部分患者因疼痛难忍而要求中断治疗，多数患者因此产生精神焦虑。因此，耐心做好解释及心理疏导工作，分散患者的注意力是减轻疼痛的必要环节。

（3）医学是一门实践性很强的学科，大量的临床实践证实，有效解决输液疼痛的方法，除执行严格的输液浓度和输液速度外，还可以采取以下措施。

1）局部血管热敷法：可用热毛巾敷于输液血管走行部位，或用热水袋衬于输液侧手臂，加速血液流动，减轻药物对血管壁的刺激，缓解疼痛。

2）局部按摩：轻轻沿输液血管走行按摩，降低末梢神经的敏感性，减轻疼痛。另外，通过按摩，可以有效转移患者注意力，减轻疼痛。

3）抬高肢体：抬高静脉穿刺部位，加快药液回流速度，降低局部静脉内的血药浓度，减轻氯化钾对血管内膜感受器刺激的程度和时间，达到预防和缓解疼痛的目的。可用软枕垫高穿刺部位与心脏水平面成40°～50°角。患者既感到舒适，又能有效缓解疼痛，操作简便，容易接受，有利于药物治疗计划的按时完成，增加患者的舒适度和对护士的信任度，提高护理工作质量，减少护理纠纷。

（杨　郑）

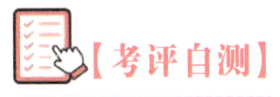【考评自测】

一、名词解释

（1）舒适

（2）被迫卧位

（3）保护具

（4）主动卧位

二、选择题

（1）对舒适的解释下列（　　）不确切。

  A. 一种平静安宁的精神状态

  B. 一种自我满足的感觉

  C. 患者的舒适可通过自我调节而得到满足

  D. 一种主观感受

(2) 不舒适最严重的形式是（　　）。
　　A. 烦躁不安　　　B. 疼痛　　　C. 紧张、焦虑　　　D. 不能入睡

(3) 人际关系不协调引起不舒适的原因属于（　　）。
　　A. 生理因素　　　B. 病理因素　　　C. 心理因素　　　D. 外界环境因素

(4) 下列（　　）不是疼痛的特征。
　　A. 疼痛是一种不舒适的感觉
　　B. 疼痛是一种对身心有危险的警告
　　C. 疼痛使个体防御功能增强
　　D. 疼痛使人的整体受到侵害

(5) 心肌梗死的牵涉痛可发生在（　　）。
　　A. 左肩区　　　B. 右肩区　　　C. 上腹部　　　D. 颈前部

(6) 运动员比赛时受伤，但自己并没感到疼痛，是受（　　）因素影响。
　　A. 文化修养　　　B. 年龄差异　　　C. 以往经验　　　D. 注意力

(7) 下列对疼痛感受的描述错误的是（　　）。
　　A. 人对疼痛的感受和表达与年龄因素有关
　　B. 新生儿不能感受疼痛，而且对疼痛是不敏感的
　　C. 婴幼儿可用表情、哭声和身体动作等表示疼痛的程度
　　D. 老年人对疼痛敏感性可能会增强

(8) 为疼痛患者实施止痛措施时，错误的做法是（　　）。
　　A. 药物止痛与非药物止痛方法应联合使用
　　B. 当患者出现较明显疼痛时护士才采取止痛措施
　　C. 对中等程度疼痛的患者，可采用非麻醉性止痛药物
　　D. 一般情况下，越早为患者实施止痛措施，疼痛越容易控制

(9) 目前国际上常用的疼痛程度评分法有三种，下列（　　）是不正确的。
　　A. 数字评分法　　　B. 文字描述评分法
　　C. 视觉模拟评分法　　　D. 语言描述

(10) 过失引起的损伤是（　　）。
　　A. 机械性损伤　　　B. 化学性损伤
　　C. 医源性损伤　　　D. 生物性损伤

(11) 治疗所用的各种导管引起的损伤属于（　　）。
　　A. 化学性损伤　　　B. 生物性损伤
　　C. 机械性损伤　　　D. 治疗性损伤

附答案：

一、名词解释

（1）舒适：是个体在其环境中保持一种平静安宁的精神状态，是一种自我满足的感觉，是身心健康、没有疼痛、没有焦虑的轻松自在的感觉。

（2）被迫卧位：患者意识存在，也有变换卧位的能力，因疾病的原因，被迫采取的卧位，称被迫卧位。

（3）保护具：是用来限制患者身体或机体某些部位的活动，以达到维护患者安全与治疗效果的各种器具。

（4）主动卧位：患者自己采用最舒适、最随意的卧位于床上，称主动卧位。

二、选择题

（1）C　（2）B　（3）C　（4）C　（5）A　（6）C　（7）B　（8）D　（9）D　（10）C　（11）C

学习单元九 清洁与护理

清洁是指去除身体表面的一切污垢，如尘埃、排泄物、分泌物等，使皮肤保持清爽洁净，维持其防御功能，促进血液循环，保护人体健康。此外，身体的清洁可使人心情轻松、愉快，在改善自我身体形象的同时获得自尊和自信。

无论是健康人还是患者，都有对身体清洁的需求，而且当一个人患病时，对清洁的需求会比健康状态时更强烈。一方面，人体在患病状态下，自理能力会有不同程度的下降；另一方面，患者由于治疗的需要，在身体活动上可能有所限制。因此，掌握良好的清洁护理知识、技术，指导与协助患者做好清洁卫生工作，不仅可以使患者舒适，还能建立良好的护患关系，满足患者的身心需要。

【导入案例】

患者，女性，53岁，高血压病，脑出血。神志昏迷，大小便失禁，予以留置导尿，0.01%呋喃西林溶液250 mL膀胱冲洗2次/日。留置导尿管第10天，常规膀胱冲洗后发现尿液有点混浊，护士建议复查尿常规。显微镜尿检：红细胞（+++），并有白细胞。护士意识到可能有尿路感染，必须停止冲洗，更换导尿管，否则可能会出现大量血尿等并发症。通知医生，经膀胱内注入止血及抗感染药物等处理3天，尿检恢复正常。

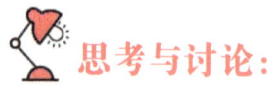

思考与讨论：

（1）案例中患者存在哪些具体问题？

（2）应该采取怎样的措施处理好患者护理过程中的清洁问题？

学习任务一　口腔护理

【任务目标】

(1) 了解口腔卫生的具体概念和要求。
(2) 掌握特殊口腔护理的具体方法。

一、口腔卫生指导

(一) 选择口腔清洁用具

1. 牙刷

(1) 牙刷头的大小：根据美国牙科协会的规定，牙刷头的长度应为 2.5～3 cm，宽度为 0.8～1 cm，有 2～4 排刷毛，每排 5～12 束刷毛，牙刷头前端应为圆钝形。

(2) 刷毛的硬度：应选择尼龙刷毛牙刷，因为尼龙刷毛的弹性、均匀性及硬度更有利于口腔保健。

(3) 刷毛的顶端：每根刷毛的顶部应该是圆钝形的，不能有锐角，以防损伤口腔黏膜。

(4) 牙刷应每隔 3 个月更换 1 次。

2. 牙线

牙线多为尼龙线、丝线或涤纶线，用牙线来清洁牙的邻面菌斑很有效，特别是对平的或凸的牙面最好。

3. 牙膏

目前我国使用的牙膏分为普通牙膏、氟化物牙膏和药物牙膏三大类。

(1) 普通牙膏的主要成分包括摩擦剂、洁净剂、润湿剂、防腐剂、芳香剂，具有一般牙膏共有的作用，如果牙齿健康情况较好，选择普通牙膏即可。

(2) 氟化物牙膏有氟化钠、氟化钾、氟化亚锡及单氟磷酸钠。有研究证明，常用这种牙膏，龋病发病率降低 40% 左右，但 4 岁前的儿童不宜使用。

(3) 药物牙膏则是在普通牙膏的基础上加一定药物，刷牙时牙膏到达牙齿表面或牙齿周围环境中，通过药物的作用，减少牙菌斑，从而起到防止牙周病的作用。

（二）刷牙方法

1. 刷牙时间

指导患者每天晨起后、晚上临睡前及餐后刷牙，每次刷牙2~3分钟。

2. 正确的刷牙方法

（1）竖刷法。

将牙刷的刷毛轻放在牙龈和牙冠交界处，顺着牙齿的方向稍微加压，刷上牙时向下刷，刷下牙时向上刷，牙的内外面和咬合面都要刷到。在同一部位要反复刷数次。这种方法可以有效消除菌斑及软垢，并能刺激牙龈，使牙龈外形保持正常。

（2）颤动法。

刷牙时刷毛与牙齿成45°角，使牙刷毛的一部分进入牙龈与牙面之间的间隙，另一部分伸入牙缝内，来回做短距离的颤动。当刷咬合面时，刷毛应平放在牙面上，作前后短距离的颤动。每个部位可以刷2~3颗牙齿，将牙的内外侧面都刷干净。

（3）牙线使用方法。

截取约45 cm长的牙线（约与手臂同长），两端绕于两手示指或中指上，指尖留14~17 cm长的牙线。把牙线带进牙缝，并沿牙齿滑进牙齿与牙龈交接的缝内，遇到自然的阻力为止。然后将牙线绷紧牙齿的面，并作上下运动刮牙齿的面。刮完一边的牙面后，再刮同一牙缝的另一个牙面。使用牙线刮牙面时，要绷紧牙齿的面，且略成"C"形，使牙线的接触面积能涵盖整个邻接面（图9-1）。

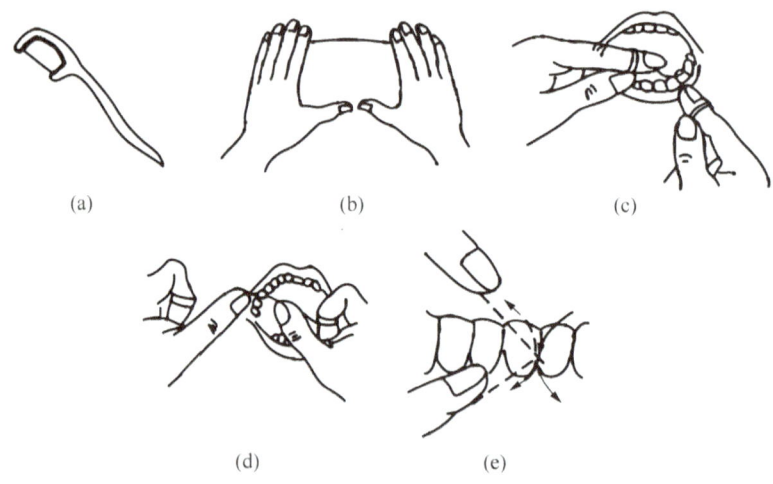

图9-1 牙线剔牙法

（三）义齿的清洁与护理

患者佩戴义齿，既可帮助咀嚼食物，又可保持良好的形象。但是，义齿也需要定时清洗，以减少食物残屑，保持口腔卫生，避免牙龈损伤。

义齿的清洁方法如下。

1. 取义齿

取义齿时，应先取上颌部分，再取下颌部分。取下的义齿放在装有冷水的清洁盒内浸泡。

2. 清洁义齿

义齿的清洁方法与正常牙齿一样。将义齿刷洗干净后，用冷水冲洗，患者漱口后戴上。

3. 义齿保存

暂时不戴的义齿，在清洗干净后，应置于装有冷水的清洁盒内保存，并需每天更换1次清水。不可将义齿泡在热水或乙醇中，以免义齿变色、变形和老化。

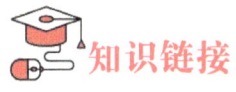知识链接

口腔内环境

口腔具有辅助说话、咀嚼食物、水解淀粉及分泌唾液等重要功能。口腔内的唾液腺主要有3对：腮腺、下颌下腺、舌下腺。另外口腔黏膜中还有许多小的唾液腺，这些大小唾液腺分泌的液体通过腺管排放于口腔即组成唾液。唾液近于中性，pH 6.0～7.0，比重1.002～1.012。唾液中含有黏蛋白、免疫球蛋白、唾液淀粉酶、溶菌酶及无机离子等。唾液的生理作用如下。

（1）化学性消化：唾液淀粉酶能分解淀粉为麦芽糖。

（2）对口腔起清洁和保护作用：唾液的分泌和吞咽，可清除口腔中的细菌和食物颗粒；溶菌酶和免疫球蛋白有杀菌和杀病毒作用，因此唾液分泌不足，口腔易感染及发生龋病。

（3）湿润口腔，利于吞咽与说话。

（4）溶解食物，引起味觉。

二、特殊口腔护理

特殊口腔护理主要适用于：昏迷、禁食、鼻饲、危重、高热、口腔疾病、大手术后及

血液病等生活不能自理的患者，一般每日2～3次。若病情需要，应酌情增加次数。

【目的】

（1）去除口腔异味和残留物，促进食欲，保持口腔正常功能。

（2）保持口腔清洁，促进患者舒适，促进口腔血液循环，增进牙齿健康，防止和治疗口腔感染。

（3）促进口腔手术后及口腔病变的伤口愈合。

（4）观察口腔黏膜和舌苔的变化及特殊气味，提供病情变化的动态信息，帮助诊断、治疗。

【评估】

（1）身体状况：患者病情及自理能力。

（2）口腔情况：包括口唇、口腔黏膜、牙、牙龈、舌、扁桃体、口腔气味等。

（3）患者的心理状态和合作程度。

【计划】

1. 环境准备

环境宽敞，光线充足或有足够的照明。床旁桌上无多余用物，便于放置口腔护理盘。

2. 患者准备

了解口腔护理的目的和方法，取舒适体位。

3. 护士自身准备

着装符合操作要求，修剪指甲，洗手，戴口罩。

4. 用物准备。

治疗盘内备治疗碗1个、弯盘1个、弯血管钳1把、镊子1把、压舌板2支、吸水管1根、治疗巾1块、水杯（杯内盛水）1个、棉球16～18个、手电筒1个。昏迷患者另备：开口器1个。

治疗盘外备常用漱口液、口腔外用药（按需准备，锡类散、西瓜霜、冰硼散、制霉菌素甘油、新霉素、口腔薄膜、金霉素甘油、口洁净、液体石蜡等）。

【实施】

1. 操作步骤

（1）核对、解释。

核对床号、姓名，向患者及其家属解释口腔护理的目的、过程及合作方法。

（2）评估。

评估患者病情并嘱其张口。一手持手电筒，一手用患者牙刷或筷子，轻轻撑开颊部，观察口腔情况。

（3）备物。

备齐口腔护理用物，携至患者床旁，再次核对、解释。

（4）体位。

协助患者侧卧或仰卧，头偏向一侧，面向护士。

（5）铺巾。

铺治疗巾于患者颌下，弯盘置于口角旁（图9-2）。

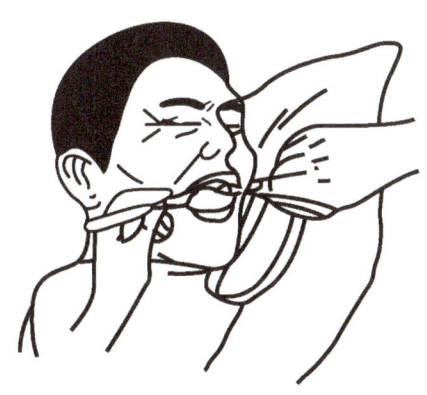

图9-2 特殊口腔护理

（6）漱口。

用弯止血钳夹取含有无菌溶液的棉球，拧干棉球，擦拭口唇。协助患者用吸水管吸水漱口。

（7）观察。

嘱患者张口，一手持手电筒，一手用压舌板轻轻撑开颊部，观察患者口腔情况。

（8）按顺序擦洗。

擦洗前，夹取并拧干棉球。

1）嘱患者咬合上、下齿，用压舌板轻轻撑开左侧颊部，沿纵向擦洗左侧牙齿外面，按顺序由臼齿擦洗向门齿。同法擦洗右侧牙齿外面。

2）嘱患者张开上、下齿，擦洗牙齿左上内侧面、左上咬合面，左下内侧面、左下咬合面，以弧形擦洗左侧颊部；同法擦洗右侧牙齿。

3）擦洗硬腭部、舌面及舌下，最后擦洗口唇。

(9) 再次漱口。

擦洗完毕，协助患者用吸水管吸水漱口，将漱口水吐入弯盘内。

(10) 撤盘、清点棉球。

(11) 再次观察口腔。

用治疗巾拭去口角水渍，嘱患者张口，借助手电筒及压舌板，观察患者口腔情况。

(12) 按需涂药。

溃疡：锡类散、西瓜霜、冰硼散。真菌：制霉菌素甘油。口唇干裂：液体石蜡油。

(13) 操作后处理。

1) 撤除治疗巾、弯盘，整理床单位，协助患者取舒适体位；清理用物，消毒备用。

2) 洗手，记录。

2. 注意事项

(1) 擦洗时动作轻柔，特别是对凝血功能差的患者，要防止碰伤黏膜及牙龈。

(2) 昏迷患者禁忌漱口，需用张口器时，应从臼齿处放入，牙关紧闭者不可用暴力助其张口。

(3) 擦洗口腔时需用弯止血钳夹紧棉球，每次1个，防止棉球遗留在口腔内；棉球蘸漱口水不可过湿，以防患者将溶液误吸入呼吸道。

(4) 指导患者正确的漱口方法。化疗、放疗、使用免疫抑制剂的患者可用漱口液清洁口腔。

(5) 传染病患者的用物按消毒隔离原则处理。

【评价】

(1) 患者口唇润泽，感到清爽、舒适、无刺激，口腔卫生改善，黏膜、牙齿无损伤。

(2) 患者出现异常情况时，护士处理及时。

(3) 患者及其家属知晓护士告知事项，对服务满意。

（张佩霞）

学习任务二　头发护理

【任务目标】

（1）掌握帮助患者梳头的具体方法。
（2）掌握帮助患者洗头的具体方法。
（3）掌握头发健康保养的具体方法。

头发护理（hair care）是维持患者舒适的重要护理操作之一。清洁、整齐、外观美丽的头发对维护个人形象、保持良好心态及增强自信十分重要。经常梳理和清洁头发，可及时清除头皮屑及灰尘，使头发清洁易梳理。同时，经常梳头和按摩头皮，可促进头部血液循环，增进上皮细胞的营养，促进头发生长，预防感染发生。对于病情较重、自我完成头发护理受限的患者，护士应予以适当协助。

一、床上梳发

【目的】

（1）使患者整洁、舒适、美观，维护患者自尊和自信，建立良好护患关系。
（2）按摩头皮，促进局部血液循环，促进头发的生长和代谢。
（3）去除头皮屑及污物，减少头发异味，预防头虱及头皮感染。

【评估】

1. 评估头发。
评估头发的长度、弹性、清洁情况、颜色、有无头虱等。
2. 评估头皮。
评估头皮是否油腻，有无瘙痒、破损、感染等情况。
3. 评估患者。
评估患者的病情、自理能力、心理状况、合作程度及对头发清洁的习惯、需要等。

【计划】

（1）环境准备：环境宽敞、明亮、无异味。

（2）患者准备。

1）了解梳头的目的、方法、注意事项及配合要点。

2）病情允许时，可坐起或取半坐卧位。

（3）护士自身准备：衣帽整洁，修剪指甲，洗手。

（4）发夹、发圈。

【实施】

1. 操作步骤

（1）核对。

备齐用物携至床旁，核对患者床号和姓名。

（2）体位。

协助患者取坐位或半坐位。

（3）铺巾。

将治疗巾铺于患者肩上，如患者只能平卧，铺治疗巾于枕上，背向护士。

（4）梳头。

将头发从中间分成两股，左手握住一股头发，右手持梳，由发梢向发根梳理。同法梳理另一边。

（5）编辫子。

根据患者需要与喜好，将头发编成辫或扎成束。

（6）操作后处理。

1）将脱落头发装入纸袋中，撤除治疗巾。

2）协助患者取舒适体位，整理床单位，清理用物。

3）洗手，记录。

2. 注意事项

（1）护士为患者进行头发护理时，应注意患者的个人喜好，尊重患者的习惯。

（2）对于将头发编成辫的患者，每天至少将发辫松开一次，经梳理后再编好。

（3）头发梳理过程中，可用指腹按摩头皮，促进头部血液循环。

【评价】

（1）患者及其家属能够知晓护士告知的事项，对服务满意。

(2) 患者头发清洁、整齐，感觉舒适。

(3) 护理过程安全，患者出现异常情况时，护士处理及时。

二、床上洗发

在梳头过程中，发现患者头皮屑过多、头皮油脂分泌旺盛、头发粘结污垢，应及时为患者洗发。长期卧床患者，根据病情，应每周给予床上洗发一次。患者如有头虱，须经过灭虱处理后，再将头发洗净。

【目的】

(1) 清除头皮屑和污垢，保持头发清洁，使患者舒适，促进身心健康。

(2) 按摩头皮，促进局部血液循环，促进头发的生长和代谢。

(3) 建立良好护患关系。

【评估】

同床上梳发。

【计划】

1. 环境准备

环境安全、保暖、调节室温 22~26 ℃。

2. 患者准备。

(1) 了解洗头的目的、方法、注意事项和配合要点。

(2) 按需要给予便盆，协助患者排便。

3. 护士自身准备

衣帽整洁，修剪指甲，洗手。

4. 用物准备。

(1) 治疗盘内备大、小橡胶单，浴巾、毛巾、别针、纱布、棉球（以不吸水棉球为宜）、量杯、洗发液、30%乙醇、纸袋、梳子。

(2) 治疗盘外备橡胶马蹄形卷或自制马蹄形垫（可用洗头车代替）、水壶（内盛43~45 ℃温水或按患者习惯配制）、脸盆、污水桶，需要时备电吹风。

【实施】

1. 操作步骤

（1）核对。

备齐用物携至床旁，核对患者床号和姓名并解释。

（2）调整环境。

冬季关门、窗，调节室温22~26 ℃。摇平床头，移开床旁桌、椅。

（3）围毛巾。

将衣领松开向内折，将毛巾围于颈下，用别针别好。

（4）体位。

将小橡胶单和浴巾铺于枕上，协助患者取舒适卧位。

1）马蹄形卷洗发：协助患者斜角仰卧，移枕于肩下，将大橡胶单围于马蹄形卷上形成水槽，协助患者颈部枕于马蹄形卷的突起处，头部置于水槽中（图9-3），大橡胶单的下端置于污水桶中，也可用马蹄形垫代替（图9-4）。患者屈膝，可垫枕于两膝下。

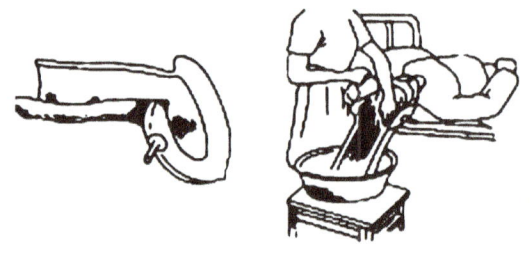

图9-3　马蹄形卷洗头法

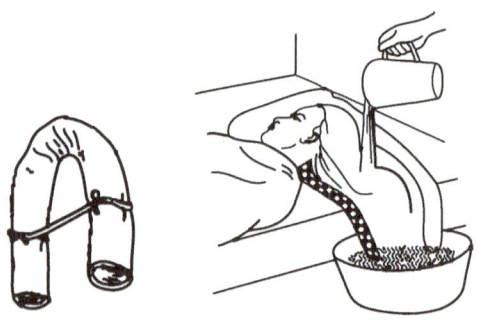

图9-4　马蹄形垫洗头法

2）扣杯式洗发：移枕于肩下，将大橡胶单铺于患者头部床单上，取一脸盆，盆底放毛巾一块，其上倒扣搪瓷杯，杯上垫四折的毛巾，外裹隔水薄膜，将患者头部枕于搪瓷杯薄膜上（图9-5）。脸盆内置一橡胶管，用血管钳固定，下接污水桶。

3）洗头车洗发：将洗头车推至床旁，患者斜角仰卧，双腿屈膝，头部枕于洗头车的头托上，或将接水盆置于患者头下（图9-6）。

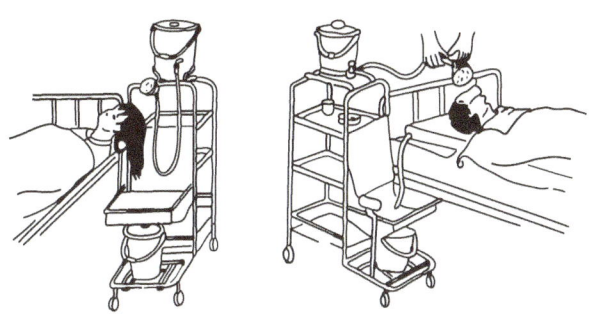

图9-5　扣杯式洗头法

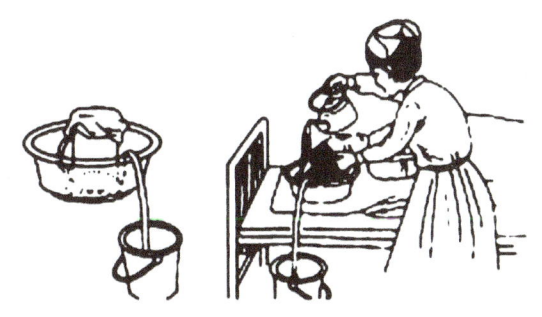

图9-6　洗头车洗头法

（5）保护眼耳。

用棉球塞好双耳，用纱布盖好双眼。

（6）洗发。

试水温，患者确定水温合适后，充分湿润头发。将洗发液均匀涂抹在患者的头发上，用指腹揉搓头发和按摩头皮，方向由发际向头顶部。梳去脱落的头发，缠绕成团置于纸袋巾，用热水冲洗头发，至洗净为止。

（7）擦干头发。

解下颈部毛巾，擦去头发上的水分，取下眼部的纱布和耳内的棉球。用毛巾包好头发，擦干面部。

（8）操作后处理。

1）撤去马蹄形卷或脸盆、接水管，或移去洗头车。

2）枕从患者肩下移向床头，协助患者仰卧于床正中，枕于枕上。

3）解下包头的毛巾，再用浴巾擦干头发，用梳子梳理整齐。用电吹风吹干头发，梳理成型。

4）协助患者取舒适卧位，整理床单位。

5）整理用物。

6）洗手。

7）记录。

2. 注意事项

（1）注意保暖，同时避免水溅入眼、耳内。

（2）洗头时间不宜过久，以防头部充血和疲劳，引起不适。

（3）洗头过程中，随时观察病情变化，如面色、脉搏、呼吸等，有异常情况出现应立即停止操作，给予处理。

（4）极度衰弱患者，不宜洗发。

【评价】

（1）患者头发清洁，感觉舒适，个人形象良好。

（2）操作动作轻稳，保证患者安全，正确运用节力原则。

（3）护患沟通有效，保护患者的自尊，满足患者身心需要。

三、头发健康与保养

健康美丽的头发离不开平时的保养和护理，每个人的头发情况各不相同，护士应根据患者的发质和状态，针对性地予以指导。

1. 养成头发卫生习惯，即定期洗发

洗发是保持头发秀美最基本的方法，通过洗发可以去除头发和头皮的污垢，保持头发清洁，促进头皮的血液循环和生理功能的发挥，为头发获取足够的营养创造条件。洗发次数应根据头发的性质及季节灵活掌握，一般每周洗发1~2次。

2. 指导正确梳发

梳发可理顺头发，防止头发断裂和脱落，使头发整齐美观。梳发时要选择合适的梳子，以胶木、木质和牛角的较好，梳齿不要太锐利，以钝圆为宜。梳发时动作要轻，一般从发根梳向发梢。长发要从发梢逐段梳理至发根,梳顺为止。每日梳发2~3次。

3. 选择洗发护发用具

洗发护发用品种类较多,如多功能洗发香波具有去油去污、去屑止痒、营养头发等作用,洗发时不需要再用护发品。也可根据个人发质的特点选用合适的洗发剂和护发素。

4. 掌握护发方法

洗发后最好自然晾干,如用电吹风吹干则温度不宜过高;束发不要过紧;烫发染发次数不宜过多;冬季应对头发保暖;夏天防止日光曝晒;经常按摩头皮。

5. 注意全身保养

健康的体魄、良好的心态是头发健美的基础,也是头发养护的必要条件。因此,要拥有健康的秀发,必须从日常生活做起。饮食要注意营养均衡,适当增加粗粮、黑芝麻、核桃仁、黑米、红豆等具有美发、护发功能的食物;保证充足的睡眠,合理安排工作与学习,注意劳逸结合,生活有规律,保持心情舒畅,保障身体健康,为头发提供充足的营养。

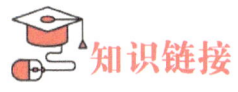

头皮按摩的方法

按摩头皮可促进头皮血液循环,保证头发的健康生长。头部按摩可结合洗发进行,也可单独进行。如能结合穴位或药物护发素,则效果更为明显。头部的按摩,主要是用手指对头皮进行揉(摩)、搓(擦)、推(捏)、叩(打)等,使头皮肌肉放松,血液循环流畅,生理功能得以充分发挥。基本方法是:五指分开,手呈弓形,指腹放于头皮上,手掌离开头皮,稍用力向下按,轻轻揉动,每次手指停留在一个部位揉动数次后再换另一个部位。按摩顺序是从前额到头顶,再从颞部至枕部,反复揉搓至头皮发热,每天1~2次。

(郭文娟)

学习任务三　皮肤护理

【任务目标】

（1）了解沐浴与盆浴的概念。
（2）掌握床上擦浴的具体方法。
（3）掌握背部按摩与压疮的治疗和护理。

一、沐浴或盆浴

一般情况良好，有自理能力的患者，可采用淋浴（shower bath）或盆浴（tub bath）。护士应根据患者的病情与需要，为其选择适当的洗浴方式、时间与次数，并给予指导和帮助。

【目的】

（1）保持皮肤清洁，预防皮肤感染，使患者舒适。
（2）促进皮肤血液循环，增强其排泄功能，预防感染、压疮等并发症。
（3）观察全身皮肤有无异常，为临床诊治提供依据。
（4）活动患者肢体，预防肌肉挛缩、关节僵硬等并发症，维持良好精神状态。

【评估】

（1）患者的机体状况及自行完成沐浴的能力。
（2）皮肤的状况及有无异常改变，如皮肤的清洁度、颜色、温湿度、柔软度、厚度、弹性和气味等；皮肤的感觉功能有无异常；皮肤有无水肿、破损、斑点、丘疹、水疱和硬结等改变。
（3）患者及其家属对皮肤清洁卫生知识的了解程度和要求。

【计划】

1. 环境准备

调节室温到22℃以上，水温维持在40~45℃，也可按患者习惯调节。

2. 患者准备

协助了解沐浴的目的，做好准备。沐浴须在进食1小时后进行，以免影响消化。

3. 操作者准备

确定洗浴患者、洗浴时间及洗浴方式。

4. 用物准备

沐浴液适量（或浴皂1块）、毛巾2条、大毛巾1条、清洁衣裤1套、拖鞋1双。

【实施】

1. 操作步骤

（1）备物。

检查浴盆或浴室是否清洁；协助患者准备洗浴用品和润肤用品；将用物放于浴盆或浴室内易取处。

（2）解释。

协助患者入浴室；嘱患者穿好浴衣和拖鞋；指导患者如何调节冷、热水的开关；嘱患者进、出浴室应扶好安全把手；浴室不应关门，将"正在使用"的标记挂于浴室门上。

（3）沐浴。

患者沐浴时，护士应在能呼唤到的地方，并每隔5分钟检查1次患者的情况，注意观察患者在沐浴过程中的反应。

（4）当患者使用信号铃时，护士应先敲门后进入浴室。

如患者使用盆浴，应根据情况协助患者移出浴盆，帮助患者擦干皮肤。

（5）操作后处理。

1）酌情协助患者穿好清洁衣裤、拖鞋。协助患者回病房，并取舒适卧位。

2）清洁浴盆或浴室，整理用物放回原处。将"未用"的标记挂于浴室的门上。

3）洗手。

4）记录。

2. 注意事项

（1）浴室放置防滑垫，配备安全扶手，防止滑倒、跌伤。

（2）传染病患者应根据病情，按隔离原则进行沐浴。

（3）向患者解释并告知注意事项：①妊娠7个月以上的孕妇禁用盆浴。②进食1小时后才能沐浴，以免影响消化功能。③信号铃的使用方法，不用湿手触碰电开关；如在沐浴中感到虚弱无力、眩晕时，应立即按铃呼叫帮助。④水温调节方法，防止受凉或烫伤。⑤贵重物品妥善保管。

（4）患者入浴时间以5~10分钟为宜，应按时询问和巡视。

（5）若遇患者发生晕厥，应立即将其抬出、平卧、保暖，并配合医生给予急救。

【评价】

（1）患者沐浴过程安全，无意外发生。
（2）沐浴后患者感到舒适、清洁，精神放松、愉快。
（3）患者皮肤感到温暖、无刺激，血液循环良好。

二、床上擦浴

病情较重、长期卧床、活动受限、生活不能自理的患者，可选用床上擦浴。

【目的】

（1）保持患者皮肤清洁，使患者舒适。
（2）促进机体血液循环，增强皮肤的排泄功能，预防感染和压疮等并发症。
（3）观察患者的一般情况，提供病情信息。

【评估】

（1）皮肤的清洁状况，有无异常改变。
（2）患者的卫生习惯，患者及其家属对皮肤清洁卫生知识的了解程度和要求。
（3）患者的病情、意识状态、肢体活动能力、自理能力等。

【计划】

1. 环境准备

调节室温到24 ℃以上，关好门窗，拉上窗帘或使用屏风遮挡。

2. 患者准备

（1）了解床上擦浴的目的、方法、注意事项及配合要点。
（2）病情稳定，全身状况较好。

3. 护士自身准备

衣帽整洁，修剪指甲，洗手，戴口罩。

4. 用物准备

（1）治疗盘内备沐浴液适量（或浴皂1块）、毛巾2条、浴巾2条、小剪刀、梳子、浴毯、50%乙醇、护肤品（润肤剂、爽身粉）。
（2）治疗盘外备脸盆2个、水桶2个（一桶盛50～52 ℃热水，并按年龄、季节和个人习惯增减水温；另一桶盛污水）、清洁衣裤和被服。另备便器、便器巾和屏风。

【实施】

1. 操作步骤

（1）核对。备齐用物携至床旁，将用物放于易取、稳妥处。核对患者并询问患者有无特殊的需求。

（2）按需要给予便盆。

（3）关好门窗，用屏风遮挡患者。

（4）体位：协助患者移近护士侧，并取舒适卧位，保持身体平衡。

（5）盖浴毯：根据病情放平床头及床尾支架，松开盖被，移至床尾，将浴毯盖于患者身上。

（6）备水：将脸盆和浴皂放于床旁椅上，倒入温水约2/3满。

（7）擦洗面部及颈部。

1）将一条浴巾铺于患者枕上，将另一条浴巾盖于患者胸部。将毛巾叠成手套状，包于护士手上。将包好的毛巾放入水中，彻底浸湿。

2）先用温水擦洗患者眼部，使用毛巾的不同部位，由内擦至外，轻轻擦干眼部。

3）询问患者面部擦洗是否使用肥皂。按顺序彻底洗净并擦干前额、面颊、鼻部、颈部和耳部。

（8）擦洗上肢和手。

1）为患者脱去上衣，盖好浴毯。先脱近侧后脱远侧。如有肢体外伤或活动障碍，应先脱健侧，后脱患侧。

2）移去近侧上肢浴毯，将浴巾纵向铺于患者上肢下面。

3）将毛巾涂好浴皂，擦洗患者。

4）协助患者侧卧，面向护士，将浴巾纵向铺于患者对侧上肢下面，同法擦洗对侧上肢。

5）将浴巾对折，放于患者床边处，置脸盆于浴巾上。协助患者将双手置于脸盆中，洗净双手并擦干。

（9）擦洗胸、腹部。

1）根据需要换水，检查水温。

2）将浴巾盖于患者胸部，将浴毯向下折叠至患者脐部。护士一手掀起浴巾的一边，用另一包有毛巾的手擦洗患者的胸部，女性患者擦洗中应特别注意擦净女性乳房下的皮肤皱褶处。必要时，可将乳房抬起擦洗下面的皮肤。擦洗过程中应保持浴巾遮挡患者胸部，擦干胸部皮肤。

3）将浴巾纵向盖于患者胸、腹部（可使用两条浴巾）。将浴毯向下折叠至会阴部。护士一手掀起浴巾的一边，用另一包有毛巾的手擦洗患者的腹部。擦洗过程中应保持浴巾遮挡患者腹部，彻底擦干腹部皮肤。

（10）擦洗背部、臀部。

1）协助患者取侧卧位，背向护士，将浴巾纵向铺于患者身下。

2）将浴毯盖于患者肩部和腿部，从颈部至臀部擦洗患者。

3）进行背部按摩（见背部按摩护理）。

4）协助患者穿好清洁上衣，先穿远侧后穿近侧。如有肢体外伤或活动障碍，应先穿患侧，后穿健侧。将浴毯盖于患者胸、腹部。换水，换盆。

（11）擦洗下肢、足部及会阴部。

1）协助患者平卧，脱裤，将浴毯盖于远侧下肢，确保遮盖住会阴部。将浴巾纵向铺于近侧下肢下面，从远端到近端擦洗下肢各面。洗净后彻底擦干。

2）将浴毯盖于洗净的腿上，护士移至对侧。同法擦净另一侧下肢各面。

3）将浴巾对折铺于床尾，置脸盆于浴巾上。协助患者将双足置于脸盆中，洗净并擦干双足。

4）用温水浸湿小毛巾，交给患者自行擦洗会阴部或进行会阴冲洗（见会阴部护理），协助穿好清洁裤子。

（12）根据需要使用润肤用品，修剪指甲，梳头。

（13）整理：更换清洁被单，整理床单位。撤去脏单，置于治疗车下层，清理用物，放回原处。

（14）洗手。

（15）记录：记录执行时间及护理效果。

2. 注意事项

（1）遵循节力原则，减少体力消耗。

（2）根据水温和擦洗部位，及时更换或添加热水，更换面盆和毛巾。

（3）擦洗时注意观察病情变化及皮肤有无异常，若患者出现寒战、面色苍白等情况，应立即停止擦洗，给予适当处理。

（4）操作时注意检查和妥善固定各种管路，保持其通畅。

（5）保护患者安全，维护患者自尊。减少暴露，防止受凉。

（6）保持床单位的清洁与干燥。

【评价】

（1）患者感到清洁、舒适、身心愉快。

(2) 护理措施恰当，未发生受凉、皮肤损伤等情况。
(3) 患者及其家属获得床上擦浴知识及技能，护患关系良好。

三、背部按摩

【目的】

(1) 促进皮肤的血液循环，预防压疮等并发症。
(2) 观察患者一般情况，满足身心需要。
(3) 活动背部肌肉，减少劳累与酸痛。

【评估】

(1) 患者的病情、意识状态、卧床时间、卧位、皮肤的状况等。
(2) 患者肢体活动能力、自理能力。
(3) 皮肤的清洁度、患者对预防压疮知识的了解程度。

【计划】

1. 环境准备

见床上擦浴。

2. 患者准备

病情平稳，机体状况良好，接受并能配合操作。

3. 护士自身准备

衣帽整洁，修剪指甲，洗手，戴口罩。

4. 用物准备

清洁衣裤、脸盆（内盛40～45 ℃水）、毛巾、浴巾、润滑剂、50%乙醇、屏风，必要时备便盆及便盆巾。

【实施】

1. 操作步骤

(1) 核对。

备齐用物携至床旁，核对患者床号和姓名。

(2) 备水。

将盛有温水的脸盆放于床旁桌或椅上。

（3）体位。

协助患者取俯卧位或侧卧位，背向操作者，拉好隔帘或使用屏风。

（4）按摩。

包括俯卧位背部按摩和侧卧位背部按摩。

1）俯卧位背部按摩。

①铺浴巾：暴露患者背部、肩部、上肢和臀部，将身体的其他部位用盖被盖好，将浴巾纵向铺于患者的背部下面。

②擦洗：用毛巾擦洗患者的颈部、肩部、背部和臀部。

③按顺序按摩：将两手掌蘸少许50%乙醇，以手掌的大小鱼际按摩。先将手放于骶尾部，以环行方式按摩，从臀部向肩部按摩。再从上臂沿背部的两侧向下按摩至髂嵴部位。如此有节奏地按摩数次。

④用拇指指腹蘸50%乙醇，由骶尾部沿脊柱旁按摩至第7颈椎处（图9-7）。

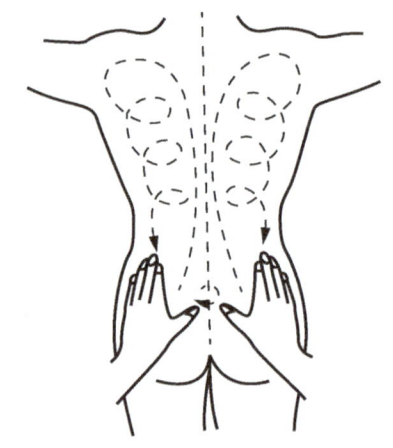

图9-7 背部按摩法

⑤用手掌大小鱼际蘸50%乙醇紧贴皮肤按摩其他受压处。

2）侧卧位背部按摩。

①同俯卧位背部按摩①~⑤。

②协助患者转向另一侧卧位，以便按摩另一侧髋部。

（5）更换衣服：用浴巾将背部过多的乙醇擦净，协助患者穿好衣服。

（6）操作后处理。

1）协助患者取舒适卧位，整理床单位，拉开窗帘或撤去屏风。

2）整理床单位，清洁用物。

3）洗手。
4）记录。
2. 注意事项
（1）操作中，注意监测患者的心率、血压及呼吸情况，如有异常应立即停止操作。
（2）操作时，符合人体力学原则，注意节时省力。

【评价】

（1）患者背部皮肤清洁，背部肌肉酸痛感消失，感觉舒适。
（2）护理措施恰当，未发生受凉、皮肤损伤等情况。
（3）患者及其家属获得背部按摩知识及技能，护患关系良好。

（郭文娟）

学习任务四　压疮的预防

压疮是指局部组织长时间受压，血液循环障碍，局部持续缺血、缺氧、营养不良而致的软组织溃烂和坏死。压疮最早称为褥疮，来源于拉丁文"decub"，意为"躺下"，因此容易使人误解为压疮是"由躺卧引起的溃疡"。实际上，压疮可发生于长期躺卧或长期坐位（如坐轮椅）的患者，并非仅由躺卧引起。引起压疮最基本、最重要的因素是压力造成局部组织缺血、缺氧，故称其为"压力性溃疡"更妥当，即强调了形成溃疡的主要原因。

压疮本身不是原发性疾病，它大多是其他原发病未能得到很好的护理而造成的皮肤损伤。一旦发生压疮，不仅给患者带来痛苦，加重病情，延长疾病康复的时间，严重时还会因继发感染引起败血症而危及生命。因此，必须加强对患者的皮肤护理，预防和减少压疮的发生。

一、压疮发生的原因

（一）压力因素

当持续性的垂直压力超过毛细血管压（正常为 16~32 mmHg），组织会发生缺血、溃烂、坏死。压疮可由垂直压力引起，也可由摩擦力和剪切力引起，通常是2种或3种力联合作用引起。

1. 垂直压力

垂直压力（pressure）对局部组织的持续性垂直压力是引起压疮的最重要原因。压疮的形成与压力的大小和持续的时间有密切关系。压力越大，压力持续时间越长，发生压疮的概率就越高。皮肤和皮下组织可在短时间内耐受一定的压力而不发生组织坏死。如果压力高于32 mmHg，并持续作用不缓解，组织就会发生缺氧，血管塌陷、形成血栓，出现压疮。

2. 摩擦力

摩擦力（friction）由两层相互接触的表面发生相对移位而产生。摩擦力作用于皮肤时，易损害皮肤的角质层。患者在床上活动或坐轮椅时，皮肤随时都可受到床单和轮椅表面的逆行阻力的摩擦。皮肤擦伤后，受潮湿、污染而发生压疮。

3. 剪切力

剪切力（shearing force）是因为骨骼及深层组织由于重力作用会向下滑行，而皮肤及表皮组织由于摩擦力的缘故仍停留在原位，使两层组织产生相对性移动所引起的。两层组织间发生剪切力时，血管被拉长、扭曲、撕裂而发生深层组织坏死。剪切力是由压力和摩擦力相加而成，与体位有密切关系。如患者平卧抬高床头时，身体下滑，皮肤与床铺之间出现摩擦力，加上身体垂直方向的重力，从而导致剪切力的产生，引起局部皮肤血液循环障碍而发生压疮（图9-8）。

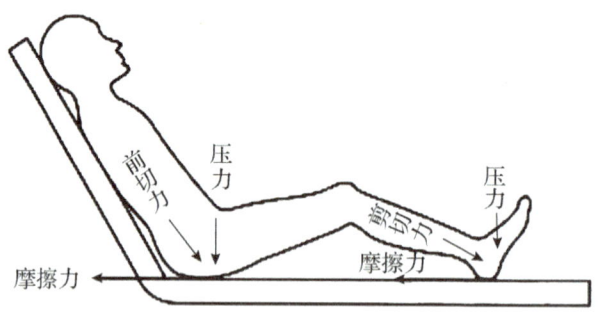

图9-8 剪切力形成图

（二）潮湿或排泄物刺激

皮肤可因汗液、尿液及各种引流、渗出液等因素变潮湿，加上尿液及粪便的刺激，而出现酸碱度改变，致使皮肤松弛、表皮角质层的保护能力下降、皮肤组织受力破溃，且易合并继发感染。

（三）营养状况

全身营养障碍时，患者蛋白质合成减少，负氮平衡，皮下脂肪减少，肌肉萎缩，局部组织受压后骨隆突部位缺乏肌肉和脂肪组织的保护，容易引起血液循环障碍，出现压疮。过度肥胖患者，卧床时体重对皮肤的压力较大，容易发生压疮。机体脱水时皮肤弹性变差，在压力或摩擦力的作用下容易变形；而水肿的皮肤由于弹性、顺应性下降而易受损伤，同时组织水肿使毛细血管与细胞间距离增加，氧和代谢产物在组织细胞的溶解和运送速度减慢，皮肤出现营养不良，容易导致压疮发生。

（四）年龄

老年人皮肤松弛、干燥，缺乏弹性，皮下脂肪萎缩、变薄，皮肤易损性增加。

（五）体温升高

体温升高可使组织代谢增快，需氧量增加。在持续压力引起组织缺氧的情况下，体温升高使组织缺氧更严重，因此，伴有高热的严重感染患者在有组织受压的情况下，发生压疮的概率升高。

（六）矫形器械使用不当

石膏固定和牵引时，限制了患者身体的活动。特别是夹板内衬垫放置不当、石膏内不平整或有渣屑、矫形器械固定过紧或肢体有水肿时，容易使肢体血液循环受阻，而导致压疮发生。

二、压疮的评估

（一）危险因素

对危险因素的评估是预防压疮的关键。容易引发压疮的危险因素有活动受限、意识状态改变或感觉障碍、营养不良或代谢紊乱、皮肤受潮湿的刺激、体温升高、应用矫形器械、应用某些药物（镇静催眠药、血管收缩药、类固醇消炎药等）及全身缺氧。

（二）高危人群

1. 昏迷、瘫痪患者

这类患者自主活动丧失，长期卧床，身体局部组织长期受压。

2. 老年人

老年人机体活动减少，皮肤老化、松弛、干燥、缺乏弹性，皮下脂肪变薄、萎缩，皮肤易受损。

3. 肥胖者

这类患者身体超重，使机体承受部位的压力增加。

4. 石膏固定的患者

这类患者翻身、活动受限。

5. 疼痛患者

这类患者为避免疼痛而处于强迫体位，同时机体活动减少。

6. 使用镇静剂的患者

这类患者自主活动减少。

7. 大小便失禁患者

这类患者皮肤经常受污物、潮湿的刺激，局部抵抗力下降。

8. 发热患者

体温升高可致排汗增多，汗液刺激皮肤。

9. 身体瘦弱、营养不良者

身体瘦弱、营养不良者受压处缺乏肌肉、脂肪组织的保护。

10. 水肿患者

水肿降低了皮肤的抵抗力，并增加了承重部位的压力。

（三）好发部位

压疮多发生于缺乏脂肪组织保护，无肌肉包裹或肌层较薄，又经常受压的骨隆突处，与卧位有密切关系（图9-9）。

1. 仰卧位

好发于枕骨粗隆、肩胛部、肘部、脊椎体隆突处、骶尾部、足跟部、足趾处。

2. 侧卧位

好发于耳郭、肩峰、肘部、髋部、膝关节的内外侧、内外踝。

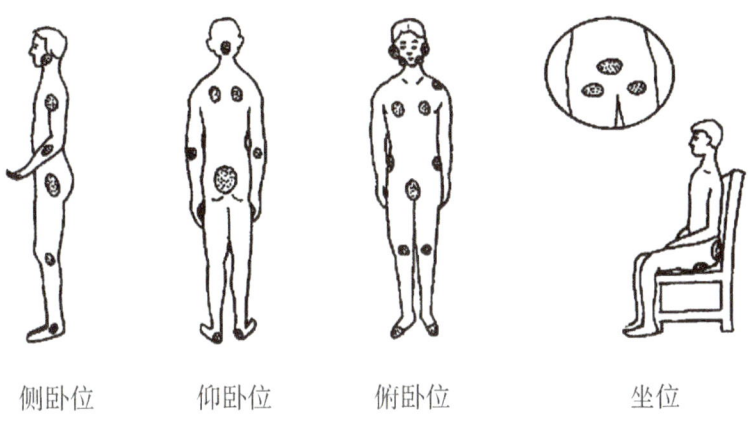

侧卧位　　仰卧位　　俯卧位　　坐位

图9-9　压疮好发部位

3. 俯卧位

好发于耳郭、面颊、肩部、女性乳房、肋缘突出部、男性生殖器、髂前上棘、膝部、足趾。

4. 坐位

好发于坐骨结节。

（四）压疮的分期及临床表现

1. 淤血红润期

淤血红润期也称Ⅰ度压疮。局部皮肤受压或受潮湿刺激后，出现暗红色，伴有肿、热、麻木或触痛。判断标准为：解除对该部的压力30分钟后，皮肤颜色不能恢复正常。此期损伤仅限于表皮，为可逆性改变，如及时去除致病原因，可阻止压疮的发展。

2. 炎性浸润期

炎性浸润期又称Ⅱ度压疮。受压部位皮肤呈紫红色，皮下产生硬结，皮肤因水肿变薄，有炎性渗出，出现大小不一的水疱，极易破溃。此期损伤达到皮下脂肪层，患者有痛感。

3. 溃疡期

溃疡期又称Ⅲ度压疮。此期损伤可达皮下和深层组织。根据组织坏死程度，可分为浅度溃疡期和坏死溃疡期。浅度溃疡期表皮水疱破溃，可显露出潮湿红润的疮面，疮面有黄色渗出液，感染后表面有脓液覆盖，浅层组织坏死，溃疡形成，疼痛加剧。坏死溃疡期为压疮的严重期，坏死组织发黑，脓性分泌物增多，有臭味；感染向周围及深部扩展，坏死组织侵入真皮下层和肌肉层，可达骨骼；严重者甚至引起败血症，造成全身感染，危及患者生命。

三、压疮的预防措施

绝大多数压疮是能够预防的，预防压疮的关键在于消除诱发因素，因此护士在工作中要做到"七勤一好"：勤观察、勤翻身、勤按摩、勤擦洗、勤整理、勤更换、勤交班、营养好。

（一）避免局部组织长期受压

（1）经常更换体位。更换卧位可以减少组织的压力。鼓励和协助患者经常更换卧位，每2小时翻身一次，必要时每小时翻身一次。建立床头翻身记录卡，每次翻身时，应观察皮肤状况。

（2）保护骨隆突处和支持身体空隙处。对易发生压疮的患者，体位安置妥当后，可在身体空隙处垫软枕或海绵垫等，或在骨隆突处和易受压部位垫软垫、海绵垫、气垫褥等。但这些措施不能替代定时翻身，因压力虽减小，但时间过长，仍可阻断血流，导致组织损伤。

（3）正确使用石膏绷带、夹板、牵引或其他矫正器械。衬垫应平整、松紧适度，应仔细观察局部和肢端皮肤的颜色、温度的变化情况，重视患者的主诉，适当予以调节。

（二）避免局部刺激

（1）保持床铺清洁、平整、无皱褶、干燥、无碎屑。

（2）有大小便失禁、呕吐、出汗者，应及时擦洗干净，衣服、被单随湿随换；伤口若有分泌物，要及时更换敷料，不可让患者直接卧于橡胶单上；避免使用肥皂、含乙醇的用品为患者清洁皮肤。

（3）使用便器时，应选择无破损便器，抬起患者腰骶部，不要强塞硬拉。必要时在便器边缘垫上纸或布垫，以防擦伤皮肤。

（4）在给患者翻身或搬运患者时，应将患者身体抬离床面，避免拖、拉、推等动作，防止损伤皮肤；对于长期卧床的患者，床头抬高不宜超过30°，半卧位时注意防止身体下滑。

（三）促进皮肤血液循环

（1）对长期卧床的患者，可每日进行全范围的关节运动，维持关节的活动性和肌肉的张力，促进肢体血液循环。

（2）经常进行温水擦浴，局部按摩，定时用50%乙醇按摩全背或受压处，促进血液循环，改善局部营养状况，增强皮肤抵抗力；避免对骨骼隆起处和已发红的皮肤进行按摩，以免加重皮肤损伤。

（四）改善机体营养状况

对有发生压疮危险性的患者，在病情允许的情况下给予高热量、高蛋白、高维生素及富含锌的饮食；不能正常进食者，应给予胃肠外营养治疗，以改善患者的营养状态。

（五）健康教育

护士帮助患者及家属了解预防压疮的重要性，了解压疮发生、发展及预防和护理知识，使患者和家属掌握预防压疮的知识和技能，积极参与预防压疮的护理活动。

四、压疮的治疗与护理

（一）全身治疗

积极治疗原发病，加强基础护理，防止并发症；加强营养，增加蛋白质、维生素和微量元素的摄入，改善患者的全身情况；注意心理护理和健康教育。

（二）创面治疗及护理

1. 淤血红润期

此期护理的关键在于去除危险因素，避免压疮进展。应增加翻身次数，避免局部长期受压；保持床铺平整、清洁、干燥、无碎屑。避免摩擦、潮湿和排泄物对皮肤的刺激；改善局部血液循环。可采用红外线、紫外线照射等方法；加强营养的摄取，以增强机体的抵抗力。由于皮肤已经受损，此期不宜局部按摩。

2. 炎性浸润期

此期护理的重点在于保护创面，预防感染。除继续加强上述措施外，还应保护已受损皮肤，避免破溃，小水疱可加盖厚滑石粉包扎，以减少摩擦，促进水疱自行吸收；大水疱应用无菌注射器经消毒皮肤后抽出疱内液体（不剪表皮），然后涂以0.1%氯己定或0.02%呋喃西林溶液，再用无菌敷料包扎；已经破溃、露出创面的水疱，应消毒创面及周围皮肤后，用无菌纱布包扎。

可用紫外线或红外线局部照射治疗。紫外线照射有消炎和干燥作用，对Ⅰ、Ⅱ期压疮疗效明显。遵医嘱每日或隔日照射一次，每次15～20分钟。红外线照射有消炎、促进血液循环、增强细胞功能等作用，同时可使疮面干燥，减少渗出，有利于组织的再生和修复。

3. 溃疡期

此期护理原则为解除压迫，控制感染，去除坏死组织，促进肉芽组织生长。

（1）浅度溃疡期。

避免局部继续受压，保持局部清洁干燥。可用物理疗法，如用鹅颈灯照射疮面，距离25 cm，每日1~2次，每次10~15分钟，照射后以外科无菌换药法处理疮面。对无感染的疮面也可采用新鲜鸡蛋内膜、纤维蛋白膜、骨胶原膜等贴于疮面治疗。感染的疮面应进行药物治疗，局部可涂擦3%~5%碘酊。碘酊有杀菌、使组织脱水、促进疮面干燥的作用。

（2）坏死溃疡期。

疮面有感染时，可用无菌生理盐水或1∶5000呋喃西林溶液清洗疮面，再用无菌凡士林纱布及敷料包扎，1~2天更换敷料1次。对于溃疡较深、引流不畅者，可用3%过氧化氢溶液冲洗，以抑制厌氧菌生长。感染的创面应每周采集分泌物作细菌培养及药物敏感试验，根据试验结果选用敏感抗生素。一些具有清热解毒、活血化瘀、去腐生肌作用的中医膏剂、散剂，也可应用于治疗压疮。

此外，可用空气隔绝后局部持续吹氧法治疗压疮。其原理是利用纯氧抑制疮面厌氧菌生长，提高疮面组织供氧，改善局部组织有氧代谢；利用氧的气流将疮面吹干，形成薄痂，利于愈合。方法是用塑料袋罩住疮面并固定四周，通过小孔向袋内吹氧，氧流量5~6 L/min，每日2次，每次15分钟。治疗完毕，疮面用无菌纱布覆盖或暴露均可。

对大面积、深达骨骼的压疮，上述治疗不理想时，可采用外科手术治疗，加速愈合，如清除坏死组织、植皮修补缺损等。

治疗压疮的其他方法

（1）胰岛素加维生素C湿敷。胰岛素溶液8 U开始起用，均匀喷洒于创面，如创面较大且深，以每次4 U递增，逐渐加量，并加用维生素C 0.5~1.0 g敷于创面，外用封闭敷料封闭，初次使用和每次加用胰岛素的最初2天需在敷用后30分钟监测血糖，对糖尿病患者需根据血糖结果采取措施，以确保安全有效。

（2）皮瓣移植对大面积深度压疮或久治不愈者，使用手术清除坏死组织后，进行带血管蒂的肌皮瓣或筋膜皮瓣转移修复压疮伤口，缩短了伤口愈合时间，治疗效果满意。近年来高压氧疗、高频电疗、直流电药物离子导入、氦-氖激光照射等治疗手段也用于压疮治疗。

（郭文娟）

学习任务五　晨晚间护理

晨晚间护理是根据人们的生活习惯，满足患者日常清洁需要的护理措施。根据病情需要，为危重、昏迷、瘫痪、高热、大手术后或年老体弱等生活不能自理的患者，在晨间和晚间实施生活护理，称为晨晚间护理。病情较轻的患者，晨晚间护理可在护士指导或协助下进行。

一、晨间护理

晨间护理是基础护理中一项重要的工作。特别是生活不能自理的患者必须给予晨间护理，晨间护理一般于清晨诊疗工作前完成。

【目的】

（1）使患者清洁舒适，预防压疮及肺炎等并发症的发生。
（2）保持病床及病室整洁、美观、舒适。
（3）观察和了解病情，为诊断、治疗和护理提供依据。

【评估】

1. 患者状况
患者的病情、自理能力、精神状态、睡眠情况、皮肤情况、心理需要等。
2. 病室和床单位
床单位的整洁程度、床上用物是否需要更换，病室的温度、湿度和通风情况等。

【内容】

1. 轻症患者

（1）鼓励患者自行洗漱。

（2）进行卫生宣教和心理护理。

（3）整理床单位，需要时更换衣服和床单，酌情开窗通风。

2. 重症患者

危重、高热、昏迷、瘫痪、大手术后或年老体弱者，护士应协助其完成晨间护理，内容包括：

（1）协助患者排便、洗漱，必要时进行口腔护理。

（2）注意观察病情，病情许可，协助其梳头、翻身。检查皮肤受压情况，用温水擦洗背部并用50%乙醇按摩骨隆突处。

（3）给予必要的心理护理和健康教育。

（4）整理床单位。按需更换衣服和床单。

（5）整理病室，酌情开窗通风，保持病室内空气新鲜。

二、晚间护理

为使患者清洁而舒适地入睡，应认真地进行晚间护理（evening care）。特别对危重患者，晚间护理是满足其身心需要的必要措施。

【目的】

（1）保持病室安静、整洁、空气流通，使患者清洁、舒适，易于入睡。

（2）观察、了解病情和患者心理需求，做好心理护理。

（3）预防压疮的发生。

【评估】

1. 患者的状况

患者的病情、自理能力、身体是否有不适、睡眠的习惯和需要等。

2. 病室和床单位

病室的温度、湿度、光线等是否适合患者的睡眠，床铺是否整洁、舒适。

【内容】

1. 轻症患者

（1）检查卫生情况，是否准备就寝。

（2）按时熄灯（关大灯、开地灯），督促患者入睡。

2. 重症患者

（1）协助患者洗漱，必要时给予口腔护理，用热水泡脚，女患者协助其冲洗会阴。检查全身皮肤受压情况，按摩背部及骨隆突处，根据情况更换衣服和床单，整理床铺。

（2）协助患者排便。使用便器时，护士一手托（扶）住患者的腰或骶尾部，另一手将便器的扁平部置于患者臀下，开口向下（图9-10）。

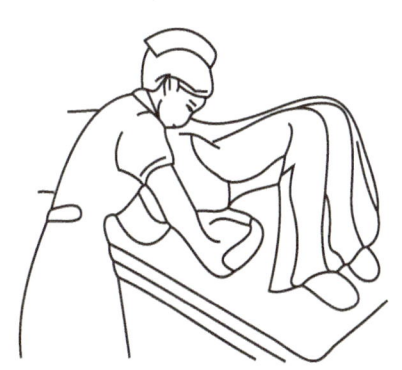 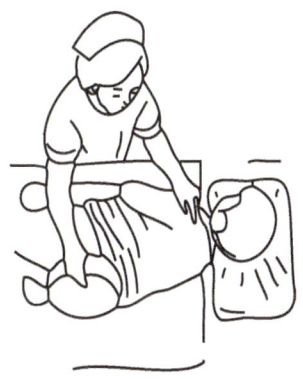

图9-10 便器使用法

（3）保持病室安静，空气流通，减少噪声，调节室内光线和温度，创造良好的睡眠环境，根据需要增减盖被。

（4）指导患者养成良好的睡眠习惯，如晚餐不能吃得过饱，临睡前不能饮水过多，不饮浓茶、咖啡，避免过度兴奋等。

（5）经常巡视病房，了解患者的睡眠情况，观察病情，并酌情处理。

【实践评析】

实践内容：

患者，男性，38岁，重型颅脑损伤术后。昏迷十余天，痰多，吸痰器吸出大量黄色黏痰，持续高热，呼吸急促，肺部大量湿性啰音。常规方法留取痰标本，痰培养连续3次无特异性，经验性抗感染治疗效果不佳。为了提高痰检阳性率，护士采用注射器吸痰法，解决了这一难题。后来，通过大量临床试验观察，注射器吸痰留取痰标本，取痰方法简单，培养结果可靠，值得临床推广。

案例分析：

（1）痰细菌培养，就是将收集到的痰液放在特制的培养基里，使细菌生长、繁殖，然后通过它们的生长特点判断细菌的种类，从而选择适当的抗菌药物治疗。但是，抗菌药物的杀菌作用并不是一成不变的。许多细菌在繁殖、传播的过程中能产生耐药性，使原本有效的药物变为无效。所以，只了解到细菌的种类是不够的，必须做药物敏感试验。通过药敏试验，可以观察到哪种抗菌药物对该致病菌有较好的杀灭作用，也可观察到该致病菌对哪种抗生素产生了抗药性。

（2）常规昏迷患者痰培养标本的收集，可先清除口腔分泌物，再用吸痰管外接 50 mL 注射器抽吸痰液后注入容器，或用吸引器吸取，在吸引器细管中段接特殊无菌瓶，无菌瓶两侧各有一开口小管，其中一管接吸痰管，另一端接吸引器，开动吸引器后痰即被吸进瓶内。这两种方法临床操作比较麻烦，污染机会多，直接影响培养结果。

（3）护理人员采用新的留痰方法，操作简单，省时省力，培养成功率高。具体方法：取无菌剪刀一把、一次性注射器一具、一次性输液器一副，将输液器的茂菲氏滴管上端的粗针头（插入输液瓶的针头）剪去，接上头皮针连接管并去掉针头，放入外包装袋内备用。按照操作规程，打开负压吸引器检查吸力，戴无菌手套，取出输液器，与电动吸引器吸引管连接吸引。所需痰量收集于茂菲氏滴管内，停止吸痰。将一端于茂菲氏滴管底部剪开后直接对准培养瓶口，另外一端留 1 cm 输液管剪去，注射器内抽吸空气后连接，向培养瓶内推注空气，痰液随之注入。

（4）智力是人适应环境的一种潜能。人类之所以能够生存，就是因为人有能够根据环境不断改造自己、解决生活中面临的问题的能力。所以，智力不是只表现在读、写、算等技能方面，还包括解决其他各种问题的能力等。该案例中的操作似乎简单，但能想到、做到并非易事，同样需要护理人员的智力。可见，临床实践中需要解决的问题很多，关键在于是否开发了智力潜能。

（郭文娟）

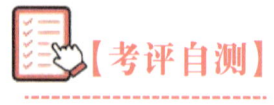【考评自测】

一、名词解释

压疮

二、选择题

（1）肺心病患者的皮肤黏膜的颜色是（　　）。

　　A. 苍白　　　　B. 发红　　　　C. 发绀　　　　D. 色素沉着

（2）皮肤苍白多见于（　　）。

　　A. 大叶性肺炎　　B. 休克　　　　C. 胆管阻塞　　　D. 猩红热

（3）为患者淋浴、盆浴时，水温不可过高，以免产生（　　）。

　　A. 疲劳　　　　B. 眩晕　　　　C. 休克　　　　D. 昏迷

（4）适宜盆浴的患者是（　　）。

　　A. 严重心脏病　　B. 极度衰竭　　C. 肝硬化　　　D. 妊娠7个月

（5）床上擦浴的目的不包括（　　）。

　　A. 促进皮肤血液循环　　　　　　B. 增强皮肤排泄

　　C. 观察病情　　　　　　　　　　D. 预防过敏性皮炎

（6）床上擦浴时下列（　　）项步骤是错误的。

　　A. 动作敏捷、轻柔

　　B. 保护患者自尊

　　C. 减少翻动和暴露

　　D. 患者出现寒战、面色苍白应稍等片刻再擦

（7）为右上肢骨折患者脱、穿衣的方法（　　）。

　　A. 先脱右肢，先穿右肢　　　　　B. 先脱右肢，先穿左肢

　　C. 先脱左肢，先穿左肢　　　　　D. 先脱左肢，先穿右肢

（8）卧有患者床的整理应（　　）。

　　A. 撤出床单、抖渣

　　B. 床刷扫床

　　C. 用换下的枕套扫床

　　D. 用套有消毒液的微湿布套的床刷刷床

（9）有人床换床单的错误操作是（　　）。

　　A. 松被尾，助患者侧卧　　　　　B. 将枕和患者一同移向对侧

　　C. 松近侧各层单并卷入患者身下　　D. 扫床后按顺序换单

（10）为带有多种导管的患者更换床单时（　　）。

　　A. 将管子全部拔出　　　　　　　B. 血管钳夹紧管子

　　C. 将管子抬高　　　　　　　　　D. 将管子放好并固定，加以保护

（11）发生压疮的最重要原因是（　　）。

　　A. 局部组织受压过久　　　　　　B. 病原微生物侵入皮肤组织

　　C. 机体营养不良　　　　　　　　D. 皮肤受潮、摩擦刺激

（12）一截瘫患者长时间仰卧最易产生褥疮的部位是（　　）。

    A. 枕部　　　　B. 肩部　　　　C. 肘部　　　　D. 骶尾部

附答案：

一、名词解释

压疮：压疮是身体局部组织长期受压，血液循环障碍，组织营养缺乏，致使皮肤失去正常功能，而引起的组织破损和坏死。

二、选择题

（1）C　（2）B　（3）B　（4）C　（5）D　（6）D　（7）D　（8）D　（9）B　（10）D　（11）A　（12）D

学习单元十　生命体征的评估与护理

生命体征是体温、脉搏、呼吸和血压的总称。生命体征受大脑皮质控制，是机体内在活动的一种客观反映，是衡量机体身心状况的可靠指标。正常人生命体征在一定范围内相对稳定，变化很小。而在病理情况下，其变化极其敏感。护理人员通过认真仔细地观察生命体征，可了解机体重要脏器的功能活动情况，了解疾病的发生、发展及转归，为预防、诊断、治疗、护理提供依据。因此，观察和护理生命体征是临床护理中极为重要的内容之一。

【导入案例】

患者，女性，46岁，左侧自发性气胸，左肺压缩约30%。左侧胸腔闭式引流术后第3天，患者下床时不慎造成胸腔引流管完全脱出。当时意识清楚，但呼吸急促，轻度呼吸困难。护士立即取患者于半卧位，嘱患者关闭声门用力将气体完全呼出，使空气从胸腔排出而使肺脏扩张。在呼气终末时将无菌敷料牢牢贴紧堵塞伤口，阻止空气再次进入胸膜腔。然后用胶布固定敷料的三边，使剩余的积气从另外一边排出，同时通知医生。观察患者生命体征和症状，血氧饱和度监测，鼻导管给氧。处置后血压120/66 mmHg，脉搏102次/分，呼吸浅而快，32次/分，氧饱和度测定为94%。当时胸部无疼痛，也未出现紫癜。观察患者呼吸节律、深度和呼吸方式以及呼吸肌运动，未见明显呼吸困难。随后医生又进行了进一步处理。

思考与讨论：

（1）案例中患者生命体征有哪些具体异常？

（2）护士为维持患者正常生命体征采取了哪些措施？

（3）为更好地保障患者的正常生命体征，护士还可以采取哪些措施？

学习任务一　体温的评估与护理

【任务目标】

(1) 了解人体体温形成与变化的原因。
(2) 掌握人体体温测量与评估的具体方法。
(3) 掌握患者体温过低、过高时的具体处理措施。

体温，也称体核温度，是指身体内部胸腔、腹腔和中枢神经的温度。其特点是相对稳定且较皮肤温度高。皮肤温度也称体表温度，可受环境温度和衣着情况的影响且低于体核温度。

一、体温的生理调节与变化

体温由三大营养物质糖、脂肪、蛋白质氧化分解而产生：三大营养物质在体内氧化时所释放的能量，其总量的50%以上迅速转化为热能，以维持体温，并且不断地散发到体外；其余不足50%的能量贮存于三磷酸腺苷（ATP）内，供机体利用，最终仍转化为热能散发到体外。

机体的产热过程是细胞新陈代谢的过程，人体以化学方式产热。人体主要的产热器官是肝脏和骨骼肌，产生热量的主要因素有：食物氧化、骨骼肌运动、交感神经兴奋、甲状腺素分泌增多、体温升高等。

人体以物理方式散热，人体最重要的散热器官是皮肤，呼吸、排尿、排粪也散发部分热量；人体的散热方式有辐射、传导、对流、蒸发四种。

体温的辐射指人体热量由一个物体表面通过电磁波的形式传至另一个与它不接触物体表面的一种方式：它是人体安静状态下处于气温较低环境中主要的散热形式。辐射散热量同皮肤与外界环境的温度差及机体有效辐射面积等有关。

传导和对流传导是机体的热量直接传给同它接触的温度较低的物体的一种散热方式。传导散热量取决于所接触物体的导热性能。由于水的导热性能好，临床上采用冰袋、冰帽、冰（凉）水湿敷为高热患者物理降温，就是利用传导散热的原理。对流是传导散热的一种特殊形式，是指通过气体或液体的流动来交换热量的一种散热方式。对流散热量受气体或液体流动速度的影响，它们之间呈正比关系。

蒸发是指体液由液态转变为气态，同时带走大量热量的一种散热方式。蒸发散热可有不显汗、发汗两种形式。临床上对高热患者采用乙醇擦浴方法，通过乙醇的蒸发，起到降温作用。

当外界温度低于人体皮肤温度时，机体大部分热量可通过辐射、传导、对流及部分蒸发方式散发；当外界温度等于或高于人体皮肤温度时，蒸发就成为人体唯一的散热形式。

人体体温调节包括自主性（生理性）体温调节和行为性体温调节两种方式。自主性体温调节是在下丘脑体温调节中枢控制下，机体受内外环境温度刺激，通过一系列生理反应，调节机体的产热和散热，使体温保持相对恒定的体温调节方式。行为性体温调节是人类有意识的行为活动，通过机体在不同环境中的姿势和行为改变而达到目的。因此，行为性体温调节是以自主性体温调节为基础的，是对自主性体温调节的补充。

通常意义上的体温调节是指自主性体温调节，其具体方式包括：温度感受器与体温调节中枢调节。其中，温度感受器包括外周温度感受器与中枢温度感受器。外周温度感受器为游离的神经末梢，分布于皮肤、黏膜和内脏中，包括热感受器和冷感受器，它们分别可将热或冷的信息传向中枢。中枢温度感受器为存在于中枢神经系统内的对温度变化敏感的神经元，称为中枢温度感受器，分布于下丘脑、脑干网状结构、脊髓等部位，包括热敏神经元和冷敏神经元，可将热或冷的刺激传入中枢。

体温调节中枢位于下丘脑。下丘脑前部和后部的功能各有不同。

下丘脑前部为散热中枢，散热中枢兴奋，加速体热的散发。

其生理作用有以下几点。

①血管扩张，增加皮肤表面的血流量，使热量经辐射方式散失。

②增加出汗和加速呼吸，通过水分子蒸发达到散热目的。

③降低细胞代谢，减少产热。

④减少肌肉活动，防止产热过多。

下丘脑后部为产热中枢，产热中枢兴奋，加速机体的产热。

其生理作用有以下几点。

①血管收缩，减少辐射散热。

②减少出汗，通过交感神经直接抑制汗腺活动。

③提高组织代谢率，通过交感神经系统刺激肾上腺髓质，使肾上腺素分泌增加，从而增加组织的氧化率。

④寒战，增加产热。

由于体核温度不易测试，临床上常以口腔、直肠、腋窝等处的温度来代表体温。在三种测量方法中，直肠温度最接近于人体深部温度，而日常工作中，采用口腔、腋下温度测量更为常见、方便。

体温可随昼夜、年龄、性别、活动、药物等出现变化，变化的范围很小，一般不超过1 ℃。

人体温在24小时内呈周期性波动，清晨2~6时最低，午后2~8时最高。这种规律性的变化与机体昼夜活动的生物节律有关，从而使机体的代谢、血液循环、呼吸功能等发生相应的周期性变化。

不同年龄由于基础代谢水平不同，体温也不同。婴幼儿体温略高于成年人，老年人又略低于成年人。新生儿尤其是早产儿，由于体温调节功能尚未发育完善，调节功能差，因而其体温易受环境温度的影响而变化，因此对新生儿应做好防寒保暖护理。

女性体温平均比男性高0.3 ℃，而且女性的基础体温随月经周期出现规律性的变化，即排卵后体温上升，这与体内孕激素水平周期性变化有关，孕激素具有升高体温的作用。

剧烈肌肉活动（劳动或运动）可使骨骼肌紧张并强烈收缩，产热增加，导致体温升高。临床上测量体温应在患者安静状态下测量，小儿测温时应防止哭闹。

麻醉药物可抑制体温调节中枢或影响传入路径的活动并能扩张血管，增加散热，降低机体对寒冷环境的适应能力，因此对手术患者术中、术后应注意保暖。

此外，情绪激动、紧张、进食、环境温度的变化等都会对体温有影响，在测量体温时，应加以考虑。

二、异常体温的评估与护理

（一）体温过高

体温过高又称发热。发热是指机体在致热原的作用下使体温调节中枢的调定点上移而引起的调节性体温升高。一般而言，当腋下温度超过37 ℃或口腔温度超过37.5 ℃，一昼夜体温波动在1 ℃以上可称为发热。

发热原因甚多，根据致热原的性质和来源不同，可以分为感染性发热和非感染性发热两类。感染性发热较多见，主要由病原体引起；非感染性发热由病原体以外的各种物质引起，目前越来越引起人们的重视。

以口腔温度为例，发热程度可划分为：

低热：37.3~38.0 ℃。

中等热：38.1~39.0 ℃。

高热：39.1~41.0 ℃。

超高热：41.0 ℃以上。

一般发热包括三个时期：

体温上升期：此期特点是产热大于散热。体温上升可有两种方式：骤升和渐升。骤升是体温突然升高，在数小时内升至高峰，多见于肺炎球菌肺炎、疟疾等。渐升是指体温逐渐上升，多见于伤寒等，主要表现是皮肤苍白、畏寒、寒战、皮肤干燥。

高热持续期：此期特点是产热和散热在较高水平上趋于平衡，主要表现是皮肤潮红、灼热；口唇、皮肤干燥；呼吸深而快；心率加快；头痛、头晕、食欲不振、全身不适、软弱无力。

退热期：此期特点是散热大于产热，体温恢复至正常水平。退热方式可有骤退和渐退两种。骤退型者由于大量出汗，体液大量丧失，易出现血压下降、脉搏细速、四肢厥冷等虚脱或休克现象，护理中应加强观察，主要表现是皮肤潮湿、大量出汗。

各种体温曲线的形态称为热型。某些发热性疾病具有独特的热型，加强观察有助于对疾病的诊断。但须注意，由于目前抗生素的广泛使用（包括滥用）或由于应用（包括不适当使用）解热药、肾上腺皮质激素等，使热型变为不典型。具体热型包括：

稽留热（continued fever）：体温持续在39～40 ℃，达数天或数月，24小时波动范围不超过1 ℃，多见于肺炎球菌性肺炎、伤寒等。

弛张热（remittent fever）：体温在39 ℃以上，24小时内温差达1 ℃以上，体温最低时仍高于正常水平，多见于败血症、风湿热、化脓性疾病等。

间歇热（intermittent fever）：体温骤然升高至39 ℃以上，持续数小时或更长，然后下降至正常或正常以下，经过一个间歇，又反复发作，即高热期和无热期交替出现，见于疟疾等。

不规则热（irregular fever）：发热无一定规律，且持续时间不定，见于流行性感冒、癌性发热等。

通常情况下，发热或伴有以下症状。

寒战：发热前有明显寒战，多见于化脓性细菌感染，如肺炎球菌性肺炎、败血症、急性胆囊炎、急性肾盂肾炎等。

淋巴结肿大：局部淋巴结肿大提示局部有急性炎症，如口、咽部感染常有颌下淋巴结肿大。全身性淋巴结肿大要排除淋巴瘤、急性淋巴细胞性白血病等。

出血现象：常见于重症感染及血液病。前者包括流行性出血热、败血症等，后者包括白血病、急性再生障碍性贫血等。

肝、脾肿大：见于传染性单核细胞增多症、白血病、疟疾、胆道感染等。

结膜充血：见于流行性出血热、斑疹伤寒等。

单纯疱疹：见于肺炎球菌性肺炎、流行性脑脊髓膜炎等。

关节肿痛：见于风湿热、败血症等。

意识障碍：头痛和抽搐，见于中枢神经系统感染。

（二）体温过低

体温低于正常称为体温过低（hypothermia），通常成因如下。

散热过多：长时期暴露在低温环境中，使机体散热过多、过快；在寒冷环境中大量饮酒，使血管过度扩张，热量散失。

产热减少：重度营养不良、极度衰竭，使机体产热减少。

体温调节中枢受损：中枢神经系统功能不良，如颅脑外伤、脊髓受损；药物中毒，如麻醉剂、镇静剂；重症疾病，如败血症、大出血。

体温过低主要分为：

轻度：32～35 ℃。

中度：30～32 ℃。

重度：<30 ℃，瞳孔散大，对光反射消失。

致死温度：23～25 ℃。

体温过低的伴随症状包括寒战、血压下降、心跳、呼吸频率减慢、皮肤苍白冰冷、躁动不安、嗜睡、意识紊乱，晚期可能出现昏迷。

患者体温过高时应为患者做降低体温处理，可选用物理降温或药物降温方法。物理降温有局部和全身冷疗两种方法。局部冷疗采用冷毛巾、冰袋、化学致冷袋，通过传导方式散热；全身冷疗可采用温水擦浴、乙醇擦浴方式，达到降温目的，具体要求见学习单元十一"热与冷的应用"。药物降温是通过机体的蒸发散热而达到降温目的，使用时应注意药物的剂量，尤其对年老体弱及心血管疾病者应防止出现虚脱或休克现象。行降温措施30分钟后应测量体温。

患者体温过低时应为患者做升高体温处理。提供合适的环境温度，维持室温在22～24 ℃。给予毛毯、棉被、电热毯、热水袋，添加衣服，防止体热散失，给予热饮，提高机体温度。加强生命体征观察，持续监测体温的变化，至少每小时测量一次，直至体温回复至正常且稳定，注意呼吸、脉搏、血压的变化。去除引起体温过低的原因，使体温恢复正常。教会患者避免导致体温过低的因素，如营养不良、衣服穿着过少、供暖设施不足、某些疾病等。

患者体温过高或过低时，应加强病情观察。生命体征方面，应定时测量患者体温，一般每日测量4次，高热时应每4小时测量一次，待体温恢复正常3日后，改为每日1～2次。注意发热类型、程度及经过，及时注意呼吸、脉搏和血压的变化。严格观察患者的伴随症状是否出现及其程度、发热或失热原因及诱因有无解除。发热主要由于感染或非感染因素引起，临床上多见于感染性发热。发热的诱因可有受寒、饮食不洁、过度疲劳；服用某些药物（如抗肿瘤药物、免疫抑制剂、抗生素等）；老人、婴幼儿、术后患者等。同时，护士应比较治疗前后全身症状及实训室检查结果。观察患者饮水量、饮食摄取量、尿量及体重变化。

患者体温过低或过高时，护士应积极帮助患者补充营养和水分，给予高热量、高蛋白、高维生素、易消化的流质或半流质食物。注意食物的色、香、味，鼓励少量多餐，以补充高热的消耗，提高机体的抵抗力。鼓励患者多饮水，以每日3000 mL为宜，以补充高热消耗的大量水分，并促进毒素和代谢产物的排出。

患者体温过低或过高时，护士应注意患者休息状况，休息可减少能量的消耗，有利于机体康复。高热者绝对卧床休息，低热者可酌情减少活动，适当休息，提供合适的休息环境：室温适宜、环境安静、空气流通。口腔护理状况：发热时由于唾液分泌减少，口腔黏膜干燥，且抵抗力下降，有利于病原体生长、繁殖，易出现口腔感染。应在晨起、餐后、睡前协助患者漱口，保持口腔清洁。皮肤护理状况：退热期往往大量出汗，应随时揩干汗液，更换衣服和床单，防止受凉，保持皮肤的清洁、干燥。对长期持续高热者，应协助其改变体位，防止压疮、肺炎等并发症出现。

体温上升期，患者突然出现发冷、发抖、面色苍白，会产生紧张、不安、害怕等心理反应。护理中应经常探视患者，耐心解答各种问题，尽量满足患者的需要，给予精神安慰。高热持续期，应注意尽量解除高热带来的身心不适，合理处理患者的要求。退热期，满足患者心理需求，注意清洁卫生，及时补充营养。

三、体温计的介绍

体温计种类和构造如下。

1. 水银体温计

水银体温计也称玻璃体温计，分为口表、肛表、腋下表三种。它是一根真空毛细管外带有刻度的玻璃管，口表和肛表的玻璃管似三菱镜状，腋表的玻璃管是扁平状。玻璃管末端的球部装有水银，口表和腋表的球部较细长，有助于测温时扩大接触面；肛表的球部较粗短，可防止插入肛门时折断或损伤黏膜。体温表毛细管的下端和球部之间有一狭窄部分，使水银遇热膨胀后不能自动回缩，从而保证体温测试值的正确性。而采用电子感温探头来测量体温，测得的温度直接由数字显示，直观读数，测温准确，灵敏度高。

2. 体温表

体温表包括医院用电子体温计和个人用电子体温计两种：医院用电子体温计只需将探头放入外套内，外套使用后丢弃，能防止交叉感染；个人用电子体温计，其形状如钢笔，方便，易携带。

3. 可弃式体温计

可弃式体温计为单次使用的体温计，其构造为含有对热敏感的化学指示点薄片，测温时点状薄片即随机体的温度而变色。当颜色点从白色变成蓝色，最后的落点位置即为所测温度。

在使用新体温计前或定期消毒体温计后，应对体温计进行核对，检查其准确性。

将全部体温计的水银柱甩至35 ℃以下，于同一时间放入已测好的40 ℃以下的水中，3分钟后取出检视；凡误差在0.2 ℃以上或玻璃管有裂痕者，不能再使用；合格体温计用纱布擦干，放入容器内备用。

四、测量体温的技术

体温测量的目的包括判断体温有无异常；动态监测体温变化，分析热型及伴随症状；协助诊断，为预防、治疗、康复、护理提供依据。

测量患者体温时，应考虑到患者年龄、病情、意识、治疗等情况；是否存在影响体温测量准确性的因素；患者的心理状态以及合作程度。

测量体温前应做好物品准备：清洁罐（盒）内备已消毒的体温计，另备一罐（盒）放测温后的污体温计、消毒液纱布；表（有秒针）、记录本、笔；若测肛温，另备润滑油、棉签、卫生纸。

帮助待测患者调整至舒适体位，使其情绪稳定。测温前若有下列活动，如运动、进食、冷热饮、冷热敷、洗澡、坐浴、灌肠等活动应休息30分钟后再测量。同时，体温测量环境应保持整洁、安静、安全。

必要时告知患者和患者家属认识体温监测的重要性，学会正确测量体温、检视体温的方法，能进行动态观察；避免影响体温测量准确性的因素；提供体温过高、体温过低的护理指导，增强自我护理能力。

测量体温以下几点为基本标准：患者理解测量体温的目的，愿意配合；测量结果准确；患者知晓体温正常值及测量过程中的注意事项；测量过程中无意外发生，患者有安全感、舒适感。

（赵　云）

学习任务二　脉搏的评估与护理

【任务目标】

(1) 了解脉搏的概念与正常脉搏范围。
(2) 了解异常脉搏的评估与护理方法。
(3) 掌握测量患者脉搏的正确方式与注意事项。

在每个心动周期中,由于心脏的收缩和舒张,动脉内的压力也发生周期性的变化,导致动脉管壁产生有节律的搏动,称为动脉脉搏(arterial pulse),简称脉搏(pulse)。

一、正常脉搏及生理变化

脉搏的形成源于心脏窦房结的自律细胞发出兴奋冲动,传至心脏各部,致使心脏收缩。当心脏收缩时,左心室将血射入主动脉,主动脉内压力骤然升高,动脉管壁随之扩张。当心脏舒张时,动脉管壁弹性回缩。动脉管壁随着心脏的舒缩而出现周期性的起伏搏动,形成动脉脉搏。

正常脉搏及其生理变动包括脉率(pulse rate)、脉律、脉搏与动脉壁情况。脉率是每分钟脉搏搏动的次数(频率)。正常成人在安静状态下脉率为60~100次/分。脉率受诸多因素影响而变化。

儿童脉率平均约90次/分,随年龄的增长而逐渐减低。老年人较慢,平均为55~60次/分,到高龄时轻度增加。女性比男性稍快,通常每分钟相差7~8次。体形:身材细高者常比矮壮者的脉率慢。体表面积越大,脉搏越慢。活动、情绪、运动、兴奋、恐惧、愤怒、焦虑使脉率增快,休息、睡眠则使脉率减慢。饮食、药物、进食、使用兴奋剂、浓茶或咖啡能使脉率增快;禁食、使用镇静剂和洋地黄类药物能使脉率减慢。

正常情况下,脉率和心率是一致的,脉率是心率的指示,当脉率微弱得难以测定时,应测心率。

脉律是指脉搏的节律性,它反映了左心室的收缩情况。正常脉律是跳动均匀规则,间隔时间相等,但正常小儿、青年和一部分成年人中,可见到吸气时增快,呼气时减慢,称为窦性心律不齐,一般无临床意义。

脉搏的强弱是触诊时血液流经血管的一种感觉。正常情况下每搏强弱相同。脉搏的强弱取决于动脉充盈度和周围血管的阻力,即与心搏量和脉压大小有关。

动脉壁的情况是触诊时可感觉到的动脉壁性质。正常动脉管壁光滑、柔软且有弹性。

二、异常脉搏的评估与护理

脉率异常包括心动过速（tachycardia）与心动过缓（bradycardia）。

心动过速指成人脉率每分钟超过100次,常见于发热、甲状腺功能亢进、心力衰竭、血容量不足等,以增加心排量、满足机体新陈代谢的需要。一般体温每升高1 ℃,成人脉率约增加10次/分,儿童则增加15次/分。

心动过缓指成人脉率每分钟少于60次,常见于颅内压增高、房室传导阻滞、甲状腺功能减退、阻塞性黄疸等。

节律异常包括间歇脉（intermittent pulse）与脉搏短绌（pulse deficit）。

间歇脉指在一系列正常规则的脉搏中,出现一次提前而较弱的脉搏,其后有一较正常延长的间歇（代偿间歇）,如每隔一个或两个正常搏动后出现一次期前收缩,则前者称二联律（bigeminy）,后者称三联律（trigeminy）。间歇脉常见于各种器质性心脏病。其发生机制是心脏异位起搏点过早地发生冲动而引起的心脏搏动提早出现。

脉搏短绌指在单位时间内脉率少于心率。其特点是心律完全不规则,心率快慢不一,心音强弱不等。其发生机制是由于心肌收缩力强弱不等,有些心输出量少的搏动可产生心音,但不能引起周围血管的搏动,造成脉率低于心率。脉搏短绌常见于心房纤颤的患者。绌脉越多,心律失常越严重,病情好转可以消失。

强弱异常包括洪脉（full pulse）、细脉（small pulse）或丝脉（thready pulse）、交替脉（alternating pulse）、水冲脉（waterhammer pulse）、重搏脉（dicrotic pulse）以及奇脉（paradoxical pulse）。

洪脉指当心输出量增加,周围动脉阻力较小,动脉充盈度和脉压较大时,则脉搏强而大。洪脉常见于高热、甲状腺功能亢进、主动脉瓣关闭不全等。

细脉或丝脉指当心输出量减少,周围动脉阻力较大,动脉充盈度降低时,脉搏弱而小,扪之如细丝。细脉常见于心功能不全、大出血、休克、主动脉瓣狭窄等。

交替脉指一种节律正常,而强弱交替出现的脉搏。其主要由心室收缩强弱交替出现而引起,为心肌损害的一种表现,常见于高血压心脏病、冠状动脉粥样硬化性心脏病等。

水冲脉指脉搏骤起骤降,急促而有力。其主要由收缩压偏高,舒张压偏低使脉压增大所致,常见于主动脉瓣关闭不全、甲状腺功能亢进等。触诊时,如将患者手臂抬高过头并紧握其手腕掌面,就可感到急促有力的冲击。

重搏脉指正常脉波在其下降期中有一重复上升的脉波,但较第一波为低,不能触及。

在某些病理情况下，此波增高可触及，称重搏脉。其发生机制可能与血管紧张度降低有关，当心室舒张早期，主动脉瓣关闭，主动脉内的一部分血液向后冲击已关闭的主动脉瓣，由此产生的冲动使重复上升的脉波增高而被触及，常见于伤寒、一些长期热性病和肥厚型梗阻性心肌病。

奇脉指吸气时脉搏明显减弱或消失，常见于心包积液和缩窄性心包炎，是心包填塞的重要体征之一。奇脉的产生主要与左心室搏出量的变化有关。正常人吸气时肺循环血容量增加，使循环血液向右心的灌注量亦相应地增加，因此肺循环向左心回流的血液量无明显改变。在病理情况下，吸气时肺循环血容量有所增加，但由于心脏受束缚，致体循环向右心回流的血量不能相应地增加，结果使肺静脉血液流入左心室的量较正常时减少，左心室搏出量减少，所以脉搏变弱甚至不能触及。

动脉壁异常包括早期动脉硬化，表现为动脉壁变硬，失去弹性，呈条索状；严重时则动脉迂曲甚至有结节。原因为动脉壁的弹力纤维减少，胶原纤维增多，使动脉管壁变硬，呈条索、迂曲状。

三、测量脉搏的技术

浅表、靠近骨骼的大动脉均可作为测量脉搏的部位。临床上最常选择的诊脉部位是桡动脉。

以桡动脉为例，脉搏测量的目的包括判断脉搏有无异常；动态监测脉搏变化，间接了解心脏状况；协助诊断，为预防、治疗、康复、护理提供依据。

在测量脉搏时，应考虑到患者年龄、病情、治疗等情况，有无影响脉搏测量的因素，以及患者心理状态、合作程度。

准备表（有秒针）、记录本、笔，必要时备听诊器。保持体位舒适，情绪稳定。测脉搏前不能剧烈运动、紧张、恐惧、哭闹等，应休息20~30分钟后再测量。同时，护士应保持脉搏测量环境整洁、安静、安全。

（赵　云）

学习任务三　呼吸的评估与护理

【任务目标】

（1）了解人体呼吸运动的基本概念与基本调节方式。
（2）掌握人体体温测量与评估的具体方法。
（3）掌握患者体温过低、过高时的具体处理措施。

机体在新陈代谢过程中，需要不断地从外界环境中摄取氧气，并把自身产生的二氧化碳排出体外，这种机体与环境之间进行气体交换的过程，称为呼吸（respiration）。呼吸是维持机体新陈代谢和其他功能活动所必需的基本生理过程之一，一旦呼吸停止，生命也将终结。

一、正常呼吸及生理变化

呼吸运动包括外呼吸（external respiration）、气体运输（gas transport）以及内呼吸（internal respiration）。

外呼吸也称肺呼吸，指外界环境与血液之间在肺部进行的气体交换，包括肺通气和肺换气两过程。肺通气指通过呼吸运动使肺与外界环境之间的气体交换。

肺换气指肺泡与血液之间的气体交换及其交换方式通过分压差扩散，即气体从分压高处向分压低处扩散。如肺泡内氧分压高于静脉血氧分压，而二氧化碳分压则低于静脉血的二氧化碳分压。交换的结果静脉血变成动脉血，肺循环毛细血管的血液不断地从肺泡中获得氧，放出二氧化碳。

气体运输指通过血液循环将氧由肺运送到组织细胞，同时将二氧化碳由组织细胞运送到肺。

内呼吸也称组织呼吸，即组织换气，指血液与组织细胞之间的气体交换。交换方式同肺换气，交换的结果动脉血变成静脉血，体循环毛细血管的血液不断地从组织中获得二氧化碳，放出氧气。

呼吸调节包括呼吸中枢调节、呼吸的反射性调节以及呼吸的化学性调节。

呼吸中枢是指中枢神经系统内产生和调节呼吸运动的神经细胞群，它们分布于脊髓、延髓、脑桥、间脑、大脑皮质等部位。在呼吸运动调节过程中，各级中枢发挥各自不同的作用，相互协调和制约。延髓和脑桥是产生基本呼吸节律性的部位，大脑皮质可随意控制呼吸运动。

呼吸的反射性调节具体包括肺牵张反射、呼吸肌本体感受性反射以及防御性呼吸反射。

肺牵张反射指由肺的扩张和缩小所引起的吸气抑制和兴奋的反射，又称黑-伯反射，即当肺扩张时可引起吸气动作的抑制而产生呼气；当肺缩小时可引起呼气动作的终止而产生吸气。它是一种负反馈调节机制。其生理意义是使吸气不致过长、过深，促使吸气转为呼气。它与脑桥呼吸调节中枢共同调节着呼吸的频率和深度。

呼吸肌本体感受性反射指呼吸肌本体感受器传入冲动引起的反射性呼吸变化。呼吸肌本体感受性反射参与正常呼吸运动的调节，尤在呼吸肌负荷增加时作用发挥更大，即呼吸肌负荷增加，呼吸运动也相应地增强。

防御性呼吸反射包括咳嗽反射（cough reflex）和喷嚏反射（sneeze reflex）。喉、气管和支气管黏膜上皮的感受器受到机械或化学刺激时，可引起咳嗽反射；鼻黏膜受到刺激时，可引起喷嚏反射，以达到排除呼吸道刺激物和异物的目的。因此，它们是对机体有保护作用的呼吸反射。

呼吸的化学性调节包括动脉血氧分压（PaO_2）调节、二氧化碳分压（$PaCO_2$）调节和氢离子（H^+）浓度调节对呼吸运动的影响。当血液中 $PaCO_2$ 升高，H^+ 升高，PaO_2 降低时，刺激化学感受器，从而作用于呼吸中枢，引起呼吸的加深加快，维持 PaO_2、$PaCO_2$ 和 H^+ 的相对稳定。其中 $PaCO_2$ 在呼吸调节过程中有很大的作用。

正常成人安静状态下呼吸频率为 16~18 次/分，节律规则，呼吸运动均匀无声且不费力。呼吸与脉搏的比例为 1:4，男性及儿童以腹式呼吸为主，女性以胸式呼吸为主。

影响人体正常呼吸生理变化的因素包括年龄、性别等。年龄越小，呼吸频率越快，如新生儿呼吸约为 44 次/分。同年龄的女性呼吸比男性稍快。剧烈运动可使呼吸加深加快；休息和睡眠时呼吸减慢。强烈的情绪变化，如紧张、恐惧、愤怒、悲伤、害怕等刺激呼吸中枢，引起呼吸加快或屏气。血压大幅度变动时，可以反射性影响呼吸，血压升高，呼吸减慢变弱；血压降低，呼吸加快加强。环境温度升高，可使呼吸加深加快。

二、异常呼吸的评估与护理

呼吸异常通常表现为频率异常、节律异常、声音异常、形态异常与呼吸困难。

（1）频率异常包括呼吸过速与呼吸过缓。

1）呼吸过速指呼吸频率超过 24 次/分，称为呼吸增快，也称气促。呼吸过速见于发热、疼痛、甲状腺功能亢进等。一般体温每升高 1 ℃，呼吸频率增加 3~4 次/分。

2) 呼吸过缓指呼吸频率低于12次/分，称为呼吸减慢，见于颅内压增高、巴比妥类药物中毒等。

在某些特殊的情况下，呼吸异常则表现为深度异常。深度呼吸也称库斯莫（Kussmaul's）呼吸，是一种深而规则的大呼吸，见于糖尿病酮症酸中毒和尿毒症酸中毒等，以便排出较多的二氧化碳调节血中的酸碱平衡。与之相对的浅快呼吸是一种浅表而不规则的呼吸，有时呈叹息样，可见于呼吸肌麻痹、某些肺与胸膜疾病，也可见于濒死的患者。

（2）节律异常可分为潮式呼吸与间断呼吸。

1）潮式呼吸又称陈-施（Cheyne-Stokes）呼吸，呼吸由浅慢逐渐变为深快，然后再由深快转为浅慢，再经一段呼吸暂停（5~30秒）后，又开始重复以上的周期性变化，其形态如潮水起伏。潮式呼吸的周期可长达30秒以上；多见于中枢神经系统疾病，如脑炎、脑膜炎、颅内压增高及巴比妥类药物中毒；产生机制是由于呼吸中枢的兴奋性降低，只有当缺氧严重，二氧化碳积聚到一定程度，才能刺激呼吸中枢，使呼吸恢复或加强，当积聚的二氧化碳呼出后，呼吸中枢又失去有效的兴奋，呼吸又再次减弱继而暂停，从而形成了周期性变化。

2）间断呼吸又称比奥（Biot's）呼吸，表现为有规律的呼吸几次后，突然停止呼吸，间隔一段短时间后又开始呼吸，如此反复交替，即呼吸和呼吸暂停现象交替出现。其产生机制同潮式呼吸，但比潮式呼吸更为严重，预后更为不良，常在临终前发生。

（3）声音异常包括蝉鸣样（strident）呼吸与鼾声（stertorous）呼吸。

1）蝉鸣样（呼吸表现为吸气时产生一种极高的似蝉鸣样音响，产生机制是由于声带附近阻塞，使空气吸入发生困难，常见于喉头水肿、喉头异物等。

2）鼾声呼吸表现为呼吸时发出一种粗大的鼾声，是由气管或支气管内有较多的分泌物积蓄所致；多见于昏迷患者。

（4）呼吸形态异常包括胸式呼吸减弱，腹式呼吸增强与腹式呼吸减弱，胸式呼吸增强两种具体的情况。

1）胸式呼吸减弱，腹式呼吸增强通常指正常女性以胸式呼吸为主，肺、胸膜或胸壁的疾病，如肺炎、胸膜炎、肋骨骨折、肋骨神经痛等产生剧烈的疼痛，均可使胸式呼吸减弱，腹式呼吸增强。

2）腹式呼吸减弱，胸式呼吸增强则指正常男性及儿童以腹式呼吸为主，如由于腹膜炎、大量腹水、肝脾极度肿大、腹腔内巨大肿瘤等，使膈肌下降受限，造成腹式呼吸减弱，胸式呼吸增强。

（5）呼吸困难（dyspnea）是一个常见的症状及体征，患者主观上感到空气不足，客观上表现为呼吸费力，可出现发绀、鼻翼扇动、端坐呼吸，辅助呼吸肌参与呼吸活动，造成呼吸频率、深度、节律的异常。呼吸困难临床上可分为以下3种。

1）吸气性呼吸困难：特点是吸气显著困难，吸气时间延长，有明显的三凹症（吸气时胸骨上窝、锁骨上窝、肋间隙出现凹陷），由下呼吸道部分梗阻，气流不能顺利进入肺，吸气时呼吸肌收缩，肺内负压极度增高所致。其常见于气管阻塞、气管异物、喉头水肿等。

2）呼气性呼吸困难：特点是呼气费力，呼气时间延长。呼气性呼吸困难是由下呼吸道部分梗阻，气流呼出不畅所致。其常见于支气管哮喘、阻塞性肺气肿。

3）混合性呼吸困难：特点是吸气、呼气均感费力，呼吸频率增加，是由广泛性肺部病变使呼吸面积减少，影响换气功能所致。其常见于重症肺炎、广泛性肺纤维化、大片肺不张、大量胸腔积液等。

三、测量呼吸的技术

呼吸测量的常见目的包括判断呼吸有无异常；动态监测呼吸变化，了解患者呼吸功能情况；协助诊断，为预防、治疗、康复、护理提供依据。

对患者进行呼吸测量时，应考虑到患者年龄、病情、意识、治疗等情况，及有无影响呼吸测量的因素以及患者的心理状态、合作程度。

在对患者进行呼吸测量时，应准备表（有秒针）、记录本、笔，必要时备棉花；使患者处于舒适体位，情绪稳定并保持患者自然的呼吸状态。

同时，呼吸测量环境应保持整洁、安静、安全。

对患者的呼吸测量应以患者理解测量呼吸的目的，愿意配合；测量结果准确；患者知晓呼吸的正常值及测量过程中的注意事项为基本要求。

四、促进有效呼吸的护理措施

1. 有效咳嗽

咳嗽是一种防御性呼吸反射，可排出呼吸道内的异物、分泌物，具有清洁保护和维护呼吸道通畅的作用。护理人员应加以指导，帮助患者学会有效地咳嗽。实施要点如下。

患者取坐位或半卧位，屈膝，上身前倾，双手抱膝或在胸部和膝盖上置一枕头用两肋夹紧，深吸气后屏1~3秒（有伤口者，护理人员应将双手压在切口的两侧），然后患者腹肌用力及两手抓紧支持物（脚和枕），用力做爆破性咳嗽，将痰咳出。

2. 叩击

用手叩胸背部，借助振动使分泌物松脱而排出体外。叩击的方法是：患者取坐位或侧卧位，操作者将手固定成背隆掌空状态，即于背隆起，手掌中空，手指弯曲，拇指紧靠示指，有节奏地自上而下，由外向内轻轻叩打，边扣边鼓励患者咳嗽。注意不可在裸露的皮肤、肋骨上下、脊柱、乳房等部位叩打。

3. 体位引流

置患者于特殊体位，将肺与支气管所存积的分泌物，借助重力作用流入大气管并咳出体外，称体位引流。体位引流主要适用于支气管扩张、肺脓肿等大量脓痰者，可起到重要的治疗作用。对高血压、心力衰竭、高龄、极度衰弱等患者应禁忌。其实施要点如下。

（1）体位：患者患肺处于高位，其引流的支气管开口向下，便于分泌物顺体位引流而咳出。临床上应根据病变部位不同采取相应的体位进行引流。

（2）嘱患者间歇深呼吸并尽力咳痰，护理人员轻叩相应部位，提高引流效果。

（3）痰液黏稠不易引流时，可给予蒸气吸入、超声雾化吸入、祛痰药，有利排出痰液。

（4）时间与次数：每日2～4次，宜选择在空腹时进行，每次15～30分钟。

（5）监测：患者的反应，如出现头晕、面色苍白、出冷汗、血压下降等，应停止引流。引流液的色、质、量，并予以记录。如引流液大量涌出，应防止窒息；如引流液每日小于30 mL，可停止引流。

拍打与体位引流后，随即进行深呼吸和咳嗽，有助于分泌物的排出。

（赵　云）

学习任务四　血压的评估与护理

血压是血管内流动的血液对血管壁的侧压力，一般所说的血压是指体循环的动脉血压。

在一个心动周期中，动脉血压随着心室的收缩和舒张而发生规律性的波动。在心室收缩时，动脉血压上升达到的最高值称为收缩压。在心室舒张末期，动脉血压下降达到的最低值称为舒张压。收缩压与舒张压之差称为脉压。在一个心动周期中，动脉血压的平均值称为平均动脉压。

一、正常血压及生理变化

(一) 血压的形成

心血管系统是一个封闭的管道系统,在这个系统中足够量的血液充盈是形成血压的前提,心脏射血和外周阻力是形成血压的基本因素,此外大动脉的弹性对血压的形成也有重要的作用。

在心动周期中,心室收缩所释放的能量分为两部分:一部分是动能(推动血液在血管中流动),另一部分是势能(形成对血管壁的侧压,并使主动脉和大动脉管壁扩张)。如果不存在外周阻力,心室收缩释放的能量将全部表现为动能,迅速向外周流失,动脉血压不能形成,只有在存在外周阻力的情况下,左心室射出的血量(60~80 mL/次)仅1/3流向外周,其余2/3暂时储存于主动脉和大动脉内,形成较高的收缩压。心室舒张,主动脉和大动脉管壁弹性回缩,将储存的势能转化为动能,推动血液继续流动,维持一定的舒张压高度。大动脉的弹性对动脉血压的变化有缓冲作用。

(二) 影响血压的因素

1. 每搏输出量

在心率和外周阻力不变时,如果每搏输出量增大,收缩期射入主动脉的血量增多,收缩压明显升高。由于主动脉和大动脉被扩张的程度大,舒张期弹性回缩力也大,血液向外周流动的速度加快,到末期,大动脉存留的血量增加并不多,舒张压虽有所升高,但程度不大,因而脉压增大。因此,收缩压的大小主要反映每搏输出量的大小。

2. 心率

在每搏输出量和外周阻力不变时,心率增快,舒张期缩短,舒张期内流向外周的血量减少,末期主动脉内存留的血量增多,舒张压明显升高。由于动脉血压升高可使血流速度加快,因此收缩期内仍有较多的血液从主动脉流向外周,但收缩压升高不如舒张压明显,因而脉压减小。因此,心率主要影响舒张压。

3. 外周阻力

在心输出量不变而外周阻力增大时,舒张期中血液向外周流动的速度减慢,舒张末期存留主动脉中血量增多,舒张压明显升高。在收缩期,由于动脉血压升高使血流速度加快,收缩压的升高不如舒张压明显,脉压减小。因此,舒张压的高低主要反映外周阻力的大小。外周阻力的大小受阻力血管(小动脉和微动脉)口径和血液黏稠度的影响,阻力血管口径变小,血液黏滞度增高,外周阻力则增大。

4. 主动脉和大动脉管壁的弹性

大动脉管壁的弹性对血压起缓冲作用。随着年龄的增长，血管中的胶原纤维增生，逐渐取代平滑肌与弹性纤维，以致血管的可扩张性减小，收缩压升高，舒张压降低，脉压增大。

5. 循环血量和血管容积

正常情况下，循环血量和血管容积相适应，才能保持一定水平的体循环充盈压，正常值约为7 mmHg（0.933 kPa）。它是形成血压的重要前提。如果循环血量减少或血管容积扩大，血压便会下降。

（三）正常值及其生理变化

1. 正常血压

测量血压，一般以肱动脉为标准。正常成人安静状态下的血压范围为收缩压90～140 mmHg（12～18.6 kPa），舒张压60～90 mmHg（8～12 kPa），脉压30～40 mmHg（4～5.3 kPa）。

2. 生理变化

（1）年龄。

血压随年龄的增长，收缩压和舒张压均有逐渐增高的趋势，但收缩压的升高比舒张压的升高更为显著。

（2）性别。

女性在更年期前，血压低于男性，更年期后，血压升高，差别较小。

（3）昼夜和睡眠。

通常清晨血压最低，然后逐渐升高，至傍晚血压最高。睡眠不佳血压可稍升高。

（4）环境。

寒冷环境，由于末梢血管收缩，血压可略有升高；高温环境，由于皮肤血管扩张，血压可略下降。

（5）体形。

高大、肥胖者血压较高。

（6）体位。

立位血压高于坐位血压，坐位血压高于卧位血压，这与重力引起的代偿机制有关。对于长期卧床或使用某些降压药物的患者，若由卧位改为立位时可出现头晕、眩晕、血压下降等直立性低血压的表现。

（7）身体不同部位。

一般右上肢高于左上肢，其原因是右侧肱动脉来自主动脉弓的第一大分支无名动脉，而左侧肱动脉来自主动脉的第三大分支左锁骨下动脉。由于能量消耗，右侧血压比左侧高 10～20 mmHg（1.33～2.67 kPa）。下肢血压高于上肢 20～40 mmHg（2.67～5.33 kPa），其和股动脉的管径较肱动脉为粗，血流量大有关。

此外，情绪激动、紧张、恐惧、兴奋、剧烈运动、吸烟可使血压升高。饮酒、摄盐过多、药物对血压也有影响。

常人的血压波动范围较小，保持相对恒定状态。当血压超过了正常范围即为异常血压。

二、异常血压的评估与护理

（一）高血压

1999年世界卫生组织和国际高血压联盟（WHO/ISH）制定的高血压标准为：收缩压 17.3～18.6 kPa（130～139 mmHg），舒张压 11.3～11.9 kPa（85～89 mmHg）。

（二）低血压

血压低于 90/（60～50）mmHg［12/（8～6.65）kPa］称为低血压，常见于大量失血、休克、急性心力衰竭等。

（三）脉压差的变化

1. 脉压增大

脉压增大常见于主动脉硬化、主动脉瓣关闭不全、动静脉瘘、甲状腺功能亢进。

2. 脉压减小

脉压减小常见于心包积液、缩窄性心包炎、末梢循环衰竭。

三、测量血压的技术

血压测量可分为直接测量血压和间接测量血压两种方法。直接测量血压法精确、可靠，但它属于一种创伤性检查，因而临床上广泛应用血压计间接测量血压。血压计是根据血液通过狭窄的血管形成涡流时发出响声而设计的。

测量血压时，是以血压和大气压作比较，用血压高于大气压的数值表示血压的高度。如测得的动脉血压是 100 mmHg，即表示动脉内血液对血管壁的侧压力比大气压高 100 mmHg。

（一）血压计种类与构造

1. 血压计的种类

血压计主要有水银血压计（立式和台式两种，立式血压计可随意调节高度）、无液血压计、电子血压计三种。

2. 血压计的构造

血压计由三部分组成。

（1）加压气球和压力活门。

（2）袖带：为长方形扁平的橡胶袋，长 24 cm，宽 12 cm，外层套一 48 cm 长的布袋。小儿袖袋宽度要求为：新生儿长 5~10 cm，宽 2.5~4 cm；婴儿长 12~13.5 cm，宽 6~8 cm；儿童长 17~22.5 cm，宽 9~10 cm。袖袋宽度一定要合适。如袖袋太窄，须加大力量才能阻断动脉血流，测得数值偏高；袖袋太宽，大段血管受阻，测得数值偏低。橡胶袋上有两根橡胶管，一根与加压气球相连，另一根与压力表相通。

（3）血压计。

1）水银血压计（mercury manometer）：又称汞柱血压计，由玻璃管、标尺、水银槽三部分组成。在血压计盒盖内面固定一根玻璃管，管面上标有双刻度（标尺）0~300 mmHg（0~40 kPa），每小格相当于 2 mmHg（0.5 kPa），玻璃管上端盖以金属帽与大气相通，玻璃管下端和水银槽（贮有水银 60 克）相通。水银血压计的优点是测得的数值准确可靠，但较笨重且玻璃管部分易破裂。

2）无液血压计（aneroid manometer）：又称弹簧式血压计、压力表式血压计。外形呈圆盘状，正面盘上标有刻度，盘中央有一指针提示血压数值。其优点是携带方便，但可信度差。

3）电子血压计（electronic manometer）：袖袋内有一换能器，有自动采样电脑控制数字运算，自动放气程序。数秒钟内可得到收缩压、舒张压、脉搏数值。其优点是操作方便，不用听诊器，省略放气系统，排除听觉不灵敏、噪声干扰等造成的误差，但准确性较差。

（二）血压测量（以上肢血压测量法为例）

血压测量的主要目的包括判断血压有无异常；动态监测血压变化，间接了解循环系统的功能状况；协助诊断，为预防、治疗、康复、护理提供依据。

血压测量过程需充分考虑患者年龄、病情、治疗等情况；有无影响血压测量的因素；患者心理状态、合作程度。

测量患者血压需准备血压计、听诊器、记录本（体温单）、笔。保持患者在舒适体位，情绪稳定，愿意合作。测量前有下列活动：吸烟、运动、情绪变化等，应休息20～30分钟后再测量。同时，护士应保持测量环境的整洁、安静与光线充足。

血压测量以患者理解测量血压的目的，愿意配合；测量结果准确；患者知晓血压的正常值及测量过程中的注意事项；测量过程中，患者有安全感、舒适感为标准与要求。

【实践评析】

实践内容：

患者，女性，75岁，左髋关节切开复位内固定术后28小时。既往有冠心病，术后恢复平稳，为增加红细胞比容需要输注2个单位红细胞。患者输注红细胞前反应灵敏，皮肤润红、温暖、干燥，生命体征：脉搏72次/分、呼吸21次/分、血压142/86 mmHg、体温36.9 ℃。输完第一个单位红细胞用生理盐水冲管后紧接着输第二个单位红细胞，速度60 mL/h。当第二个单位红细胞输入1小时后患者诉呼吸气促、胸闷，观察发现患者表情痛苦、不安、忧虑，面色发白，微微出汗，呼吸短促明显。脉搏122次/分、呼吸41次/分、血压186/124 mmHg、体温37.9 ℃。双肺布满湿啰音、咳嗽、咳血丝痰、颈静脉怒张、心音遥远，出现第三心音及奔马律。立即停止输血，置患者端坐位，双下肢下垂，给予鼻导管乙醇湿化吸氧，同时遵医嘱注射呋塞米和吗啡。半小时后患者自觉好转，胸闷减轻，皮肤干燥，心情逐渐平静，排尿600 mL，生命体征趋于正常。

案例分析：

（1）根据患者症状，估计为因输血过量引起的继发性循环负荷过重。症状包括突然出现呼吸困难、心动过速、胸闷、不安、忧虑，双肺布满湿啰音，咳嗽、咳血丝痰、颈静脉怒张、心音遥远，出现第三心音及奔马律。

（2）循环负荷过重是由快速给予一种血液制品输注引起的。当输注红细胞纠正贫血时，比用红细胞纠正低血容量症有更大的循环负荷过重的危险。贫血时，由于患者机体的代偿，尽管其血细胞比容低，但其血浆水平正常。此时输血后会增加循环血量，以至于心脏无法承受。

（3）出现循环负荷过重反应时，立即停止输血，置患者端坐位，双下肢下垂，给予鼻导管乙醇湿化吸氧，尽快纠正缺氧和增加通气。同时遵医嘱给予呋塞米和吗啡。呋塞米是一种有效利尿剂，通过利尿排出液体，减轻循环负荷。吗啡是一种有效的血管扩张药，可减少静脉血回流到心脏，同时减轻患者的恐惧和焦虑。

（4）循环负荷过重抢救的关键是迅速发现和快速采取措施，是最容易预防的输血引起的并发症之一。高危患者必须慎重，如心、肺、肾病者，身材矮小者、婴儿或儿童，老人输入时每15分钟监测一次生命体征，输注一个单位的血液制品要大于4小时。如果患者仍不能承受，应将一个单位的血液制品分成小单位分次输入，且延长输注时间。除非患者正在出血，输血速度必须少于或等于每公斤体重每小时4毫升。

（赵　云）

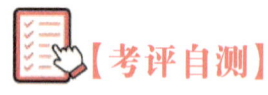【考评自测】

一、名词解释

（1）散热过多

（2）奇脉

（3）淋巴结肿大

二、选择题

（1）脉搏变化，（　　）不符合生理变化。

　　A. 成人比小儿快　　　　　　　　B. 老人比儿童慢

　　C. 女性比男性快　　　　　　　　D. 睡眠时要减慢

（2）奇脉的表现特征为（　　）。

　　A. 脉搏一强一弱交替出现　　　　B. 脉搏强大有力

　　C. 吸气时脉搏明显减弱，甚至消失　D. 脉搏骤起骤落，急促有力

（3）测量呼吸的方法，错误的一项是（　　）。

　　A. 测量前向患者解释取得合作

　　B. 观察患者胸腔起伏，一起一伏为一次

　　C. 成人、儿童计数30秒，得数乘以2

　　D. 呼吸异常者测1分钟

（4）下列（　　）不是呼吸节律改变的异常呼吸。

　　A. 周期性呼吸　　　　　　　　　B. 异常陈-施呼吸

　　C. 库斯莫呼吸　　　　　　　　　D. 比奥呼吸

（5）可使血压偏低的因素是（　　）。

　　A. 过度兴奋　　B. 高温环境　　C. 过度疼痛　　D. 睡眠欠佳

附答案：

一、名词解释

（1）散热过多：长时期暴露在低温环境中，使机体散热过多、过快；在寒冷环境中大量饮酒，使血管过度扩张，热量散失。

（2）奇脉：指吸气时脉搏明显减弱或消失，常见于心包积液和缩窄性心包炎，是心包填塞的重要体征之一。

（3）淋巴结肿大：局部淋巴结肿大提示局部有急性炎症，如口、咽部感染常有颌下淋巴结肿大。全身性淋巴结肿大要排除淋巴瘤、急性淋巴细胞性白血病等。

二、选择题

（1）A　（2）C　（3）A　（4）C　（5）B

学习单元十一 热与冷的应用

冷热疗法是利用低于或高于人体温度的物质作用于人体表面,通过神经传导引起皮肤和内脏器官血管的收缩和舒张,改变机体各系统体液循环和新陈代谢,达到治疗目的。

冷热疗法通过神经传导引起皮肤和内脏器官血管的收缩和舒张,改变机体各系统体液循环和新陈代谢,达到治疗目的。

【导入案例】

患者,男性,23岁,因"肺炎链球菌肺炎"收住院,住院期间患者面色潮红而灼热,呼吸急促,呼吸26次/分,心率128次/分,体温39.8 ℃,值班的陈护士为患者乙醇拭浴。

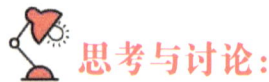

思考与讨论:

(1) 乙醇拭浴的目的是什么?

(2) 拭浴过程中在哪些部位应适当延长擦拭时间?哪些部位禁忌擦拭?

学习任务一 热的应用

【任务目标】

(1) 了解热治疗的应用目的与影响因素。

(2) 熟练掌握热治疗的禁忌。

一、热的应用的目的

皮肤上存在着温觉感受器（热点），可以感受到热的刺激。热作用于人体表面，外周温觉感受器和中枢热敏神经元兴奋，引起散热中枢的兴奋性降低，使血管扩张，血流加速，血液黏度降低，从而达到治疗目的。

1. 保暖与舒适

用热可使皮肤血液扩张，促进血液循环，将热带至全身，使体温升高；在低温环境中，用热可使全身有温暖的感觉，促进睡眠。此方法常用于早产儿、危重、末梢循环不良及年老体弱的患者。

2. 减轻疼痛

用热后血液循环加速，加速了致痛物质（如组胺等）的运出和炎性渗出物的吸收，解除了对神经末梢的刺激与压迫，因而可缓解疼痛。同时用热可使肌肉组织和结缔组织的伸展性增加，增加关节的活动度，因而减轻了肌肉痉挛、关节强直僵硬所致的疼痛。

3. 促进炎症的消散和局限用热

用热可使血管扩张，血液循环速度加快，促进组织中毒素的排出、炎性渗出物的吸收与消散。同时因血流量增加，白细胞数量增加，因而增加了吞噬能力，促进了化脓，使炎症局限化。

4. 减轻深部组织充血与肿胀

用热可使皮肤血管扩张，皮肤血流量增加，由于全身循环血量的重新分布，减轻了深部组织的充血与肿胀。

5. 促进伤口愈合

用热可增进局部新陈代谢，改善局部血液循环，使组织得到更多的氧及营养物质，有助于肉芽组织的生长，加速伤口的愈合。

6. 热饮可以促进肠蠕动

用热可促使人们养成规律的排便习惯。

二、影响热疗的因素

（一）方法

用热方法不同，效果不同，通常有湿热法与干热法两种。由于水是热的良导体，传导性优于空气，因此湿热法效果要优于干热法。临床使用干热时的温度应比湿热要高一些，效果会更好。临床应用中应根据患者的具体情况和治疗要求进行选择，注意防止烫伤。

（二）时间

用热需要有一定的时间才能达到预期效果。在一定时间内，随着时间的延长，此效果越强，但若应用时间过长，身体对热的耐受性增强，敏感性降低，且会发生继发性效应，反而抵消其治疗效应，甚至还会引起不良反应，如烫伤等。用热多在20~30分钟内产生效果，用热过程中须仔细观察。

（三）温度

用热的温度与体表的温度相差愈大，机体对热刺激的反应愈强烈，反之，则愈小。其次，环境温度也会影响热效应，如室温越高，则散热越慢，热效应增加，反之，热效应降低。

（四）面积

用热产生的效果与应用面积有关。用热面积越大，对身体血量、温度等各部分的影响也越大，产生的反应越强，效果越显著。反之，用热面积越小，效果会越弱。

（五）部位

用热部位不同，产生的热效应也不同。身体各部位皮肤有厚薄之分，皮肤较厚的区域，如手心、脚底，对热的耐受力强，即对此处用热效果较差；而躯体的皮肤较薄，对热的耐受力较差，则在这些区域内用热效果较好。

（六）个体差异

由于状态、年龄、性别、神经系统的调节功能以及过去的经验等不同，机体对热的耐受力会有所差异，同一温度的刺激会产生不同的效应。老年人体温调节功能减退，对热刺激的敏感性降低；小孩体温调节功能未发育完全，对热刺激的感觉比较迟钝；女性对热刺激较男性敏感；长期居住在热带环境中的居民比一般人对热的耐受力要高许多；虚弱、意识不清、昏迷、感觉迟钝、麻痹或血液循环受阻者对热的敏感性降低。故用热时要特别小心，以防烫伤发生。

三、热疗的禁忌

（1）急性炎症反应时不用热，如牙龈炎、中耳炎、结膜炎、面部肿胀等。用热可使局部温度升高，有利于细菌繁殖和分泌物增多，加重病情。

（2）未明确诊断的急腹症，用热疗法虽可减轻疼痛，但容易掩盖病情真相，而贻误诊断和治疗。

（3）危险三角区感染时，因该处血管丰富，且面部静脉无静脉瓣，又与颅内海绵窦相通，热疗可使该处血管扩张，血流量增多，导致细菌和毒素进入血液循环，促进了炎症扩散，易造成严重的颅内感染和败血症。

（4）各种出血性疾病时不用热，因为用热可能使局部血管扩张而加重出血倾向。

（5）软组织损伤24～48小时之内不用热，因为用热会加重出血和肿胀，加重疼痛。

（6）治疗部位有恶性肿瘤时不用热，因为用热会加速细胞新陈代谢，加速肿胀，血循环加快，从而加速恶性转移。

（7）身体有金属移植物部位不用热，因金属是热的良导体，易造成烫伤。

（8）皮肤有疾病时不用热。如湿疹、开放性引流伤口处，用热会加重皮肤受损，增加患者不适。非炎症性水肿时不用热，因用热可加重水肿。

以下情况慎用热疗：

（1）婴幼儿、老年人对温度变化的耐受力差，敏感度亦较差，最好不用热，确须使用，温度不宜过高。

（2）孕妇腹部。

（3）头部尽可能不用热，因用热可使头部血管扩张，颅内压升高，可能产生头痛、眼花、恶心甚至脑出血。

（4）感觉功能及心智状态受损者。

（5）循环功能受损者，如末梢血管疾病、充血性心力衰竭者等不宜用热。因血液循环不良，用热时热无法均匀分布。

四、热疗的应用方法

热疗的应用方法分为干热法和湿热法两种。干热法有热水袋、烤灯、电热垫、化学加热袋等，湿热法有热湿敷、热水坐浴、温水浸泡等。

（一）热水袋的使用

【目的】

保暖、解痉和镇痛。

【用物】

布套1个、热水1壶、热水袋1个、干毛巾1条、水温计1支。

【操作方法】

(1) 洗手，准备用物。

1) 检查热水袋有无破损，热水袋与塞子是否配套，以防漏水。

2) 测量、调节水温。成人60~70 ℃，昏迷者、老人、2岁以下小儿及感觉迟钝、循环不良者，水温应低于48 ℃。

3) 热水袋去塞，平放，一手持热水袋口边缘，另一手灌热水，边灌边提高热水袋（图11-1），至1/3~1/2满。水装入过满不能与皮肤贴紧，影响均匀供热。

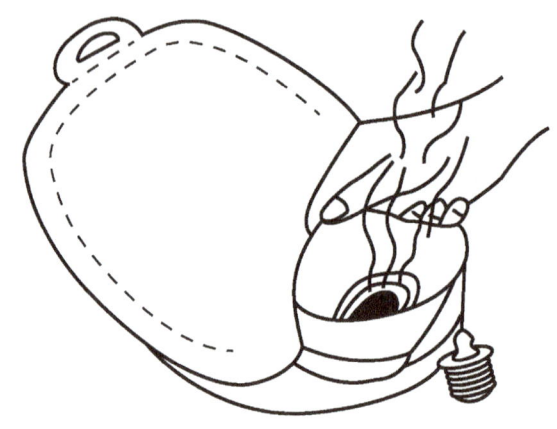

图11-1 热水袋的使用

4) 驱气。逐渐放平热水袋，驱尽袋内空气，因为空气是热的不良导体，影响传热。旋紧塞子，擦干倒提，检查无漏水后装入布套，避免热水袋与皮肤直接接触，以防烫伤。

(2) 携热水袋至患者床旁，核对床号、姓名并解释，以取得配合。

(3) 置热水袋于所需部位，袋口向身体外侧。特殊患者使用热水时，应再包裹一条大毛巾或放于两层毛毯之间，并定时查看局部皮肤情况，以防烫伤。

(4) 根据不同目的，掌握用热时间。用于治疗时间不超过30分钟，用于保暖可持续。及时观察用热后的效果与反应，如皮肤潮红、疼痛等，立即停止使用，并在局部涂凡士林，以保护皮肤。

(5) 用热完毕，将热水袋的水倒空，倒挂晾干，吹气，旋紧塞子，放阴凉处备用，布套洗净备用。记录用热时间、部位、效果及反应。

【注意事项】

(1) 一般水温调至60~70 ℃，对意识不清、老年人、婴幼儿、麻醉未清醒、末梢循环不良等患者，水温应调至50 ℃，以防发生烫伤。

（2）意识不清、感觉迟钝的患者使用热水袋时，应再包一块大毛巾或将热水袋放于两层毛毯之间，并定时检查局部皮肤情况，以防烫伤。

（二）烤灯的使用

【目的】

消炎、解痉、镇痛，促使创面干燥结痂，保护上皮，有利于伤口愈合。

【用物】

红外线灯或鹅颈灯1盏，必要时备有色眼镜、屏风。

【操作方法】

（1）操作者准备用物。根据治疗部位，选用不同功率灯泡：胸腹、腰、背部应选用500～1000 W，手足选用250 W（鹅颈灯40～60 W）。

（2）携用物至床旁，查对床号、姓名，并指导患者取适当卧位。

（3）暴露患处，必要时用屏风遮拦，以维护患者隐私。患者身体其他部位注意保暖。

（4）将烤灯对准患处，并保持安全距离。

（5）照射前胸、面、颈部时，注意保护眼睛，可用湿纱布遮盖患者眼睛或戴有色眼镜。

（6）照射时间20～30分钟，在照射过程中，随时观察反应并记录。若皮肤出现桃红色，表明剂量合适，若出现紫红色则应立即停止照射，并涂上凡士林保护皮肤。

（7）照射完毕，关掉烤灯电源，记录照射时间、部位、距离、效果与皮肤状况的改变情况等。

【注意事项】

（1）灯距一般为30～50 cm，用手试温，温热为宜。

（2）注意保护患者的眼睛，可用湿纱布遮盖或戴有色眼镜。

（3）注意观察皮肤颜色，若出现紫红色则应立即停止照射，并涂上凡士林保护皮肤。

（三）电热垫的使用

【目的】

促进血液循环、保暖、解痉、镇痛。

【用物】

电热垫、布套。

【操作方法】

（1）根据患者病情，选用适当的温度，电热垫通常设定高、中、低3种温度。
（2）用干布套套住电热垫，以吸收潮气。
（3）盖于或裹于需热敷的部位。
（4）热敷时注意观察热敷效果。
（5）热敷完毕，清理用物并记录热敷时间、部位和效果。

【注意事项】

（1）防电路短路引起触电：不可将电热垫敷在湿敷料上，不可用别针固定电热垫。
（2）防烫伤：不可躺在电热垫上，以免身体重量压迫影响散热。

（四）化学加热袋的使用

【目的】

保暖、解痉、镇痛。

【用物】

化学加热袋、包布。

【操作方法】

（1）揉搓化学加热袋，因化学加热袋的塑料袋内装有铁粉、活性炭、食盐等物，用之前通过搓揉，发生化学反应产生热量。
（2）用包布裹好加热袋，以免烫伤置于需热敷的部位。老人、小儿、昏迷、感觉麻痹者不宜使用。
（3）加热袋为一次性用物，发生化学反应后可持续使用2小时。

（4）热敷完毕，清理用物，记录热疗时间、部位、效果及反应。

【注意事项】

使用过程中注意观察皮肤状况，避免发生烫伤。

（五）热湿敷

【目的】

促进局部血液循环、消炎、消肿、减轻疼痛。

【用物】

治疗盘1个，敷垫（略大于患处面积）2块，敷钳2把，凡士林1瓶，棉签1包，纱布1块。

【操作方法】

（1）操作者洗手，准备用物。
（2）携用物至患者床边，核对床号、姓名并解释，以取得患者的合作。
（3）指导或协助患者取适当卧位，暴露患处，下垫橡胶单和治疗巾，必要时备屏风遮挡。
（4）将敷垫浸入50～60 ℃的热水中，水温计监测水温，用长钳夹起拧干以不滴水为度，放手腕内侧试温，以不烫手为宜（图11-2）。

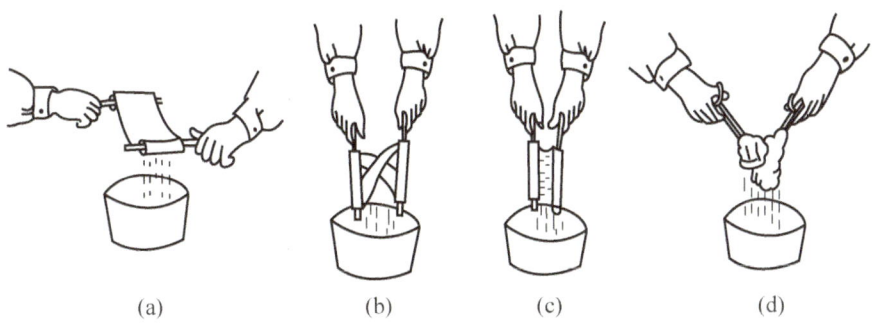

图11-2　热湿敷法

（5）用棉签蘸凡士林涂于受敷处，面积大于热敷面积，保护皮肤免于烫伤，上盖一层纱布。

（6）将备好的热敷垫敷于患处，上盖塑料纸及棉垫，可保湿保温，因湿热穿透性强，热敷效果好。若病情许可，患处不忌压，可将热水袋放在棉垫上，以维持温度。若过热，可掀起敷垫一角散热，以免引起烫伤。

（7）持续热湿敷15~20分钟，热敷过程中，注意观察局部皮肤状况。面部热敷后，嘱患者30分钟后方可外出，以防感冒，伤口部位热敷后，按无菌技术处理伤口。

（8）热敷完毕，揭开纱布，擦去凡士林，整理床单位。记录热湿敷部位、时间、效果与反应。

【注意事项】

（1）注意水温调节，水温不可过高，以防烫伤皮肤。
（2）局部热敷时注意保暖，以防受凉。
（3）局部伤口热敷后，严格按无菌技术换药处理伤口。

（六）热水坐浴

【目的】

减轻直肠、盆腔内器官的淤血，消除肛门、会阴部的充血、炎症、水肿和疼痛，使局部清洁，患者舒适，常用于会阴和肛门疾病或手术后。

【用物】

消毒坐浴盆1个、坐浴椅1把、热水瓶1个、药物适量、无菌纱布2块、温度计1支、大浴巾1条、换药用物1套。

【操作方法】

（1）操作者洗手，准备用物。
（2）携用物至床旁，核对床号、姓名并解释目的和过程。
（3）嘱患者先排尿、排便、洗手，因热水刺激肛门、会阴部易引起排尿、排便反射。
（4）将浴盆置于坐浴椅上（图11-3），将40~45℃热水倒入盆内至1/2满，根据医嘱配制药液，若为高锰酸钾，其浓度为1：5000。
（5）用屏风遮挡，嘱患者或协助患者脱裤至膝盖处，协助患者慢慢坐入浴盆，臀部完全泡入水中，大腿用大毛巾遮盖，保持舒适坐姿。
（6）坐浴时间15~20分钟，随时调节水温，加热水时，嘱患者臀部偏离浴盆，冬季注意保暖，防患者着凉。

（7）坐浴完毕，用纱布擦干臀部，协助患者穿好裤子，卧床休息。若有伤口，按外科换药法处理伤口，清理用物。

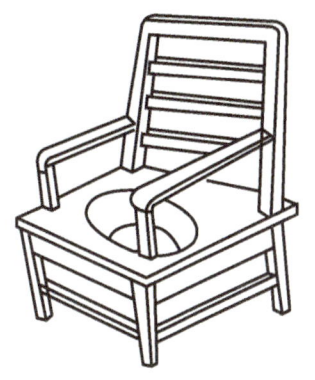
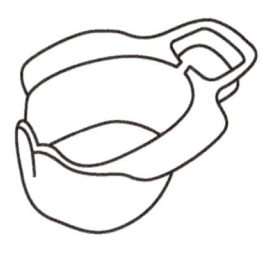

图11-3　热水坐浴椅及盆

【注意事项】

（1）对于有伤口的患者，坐浴时坐浴盆及药液均应无菌；女患者经期、妊娠后期、产后不足2周、阴道出血和盆腔急性炎症期不宜坐浴。

（2）水温以40～45 ℃为宜，添加热水时，嘱患者臀部偏离浴盆，以免烫伤。

（3）患者臀部须完全泡入水中。

（4）若有伤口，坐浴完毕，按无菌技术换药处理。

（5）操作过程中，注意观察患者面色，询问患者的感受，如有头晕、乏力、心慌等症状，应立即停止坐浴，扶患者上床休息。

（七）温水浸泡

【目的】

消炎、镇痛、清洁、消毒创口。

【用物】

浸泡盆1个（若有伤口应备无菌浸泡盆）、纱布2块、治疗盆1个、长镊子1把、药液（遵医嘱）适量、热水适量（水温43～46 ℃）。

【操作方法】

（1）操作者洗手、准备用物。

（2）携用物至床旁，核对床号、姓名并向患者解释，以取得患者的配合。

（3）将43~46℃温水倒入浸泡盆内1/2满，暴露患处，将肢体慢慢放入浸泡盆，必要时用长镊子夹纱布轻擦创面，使之清洁。

（4）浸泡时间30分钟，随时观察局部皮肤有无发红、疼痛等反应。

（5）浸泡完毕，用纱布擦干浸泡部位，若有伤口，按外科无菌换药处理。清理用物，并做好记录。

（陈燕芳）

学习任务二　冷的应用

【任务目标】

（1）了解冷治疗的应用目的与影响因素。

（2）熟练掌握冷治疗的禁忌。

一、冷疗的应用目的

1. 降低局部温度

机体遇冷使皮肤血管收缩，减慢血液循环和代谢作用，可以间接降低体温。同时冷直接与皮肤接触，通过传导与蒸发的物理作用，也可使体温降低，适用于高热中暑患者。头部降温，可降低脑细胞的代谢，提高脑组织对缺氧的耐受性，减少脑细胞损害。

2. 减轻组织的肿胀与疼痛

冷可使血管收缩，降低微血管的通透性，渗出减少，从而减轻了由于组织肿胀压迫神经末梢引起的疼痛。同时，冷也抑制了组织细胞的活动，降低了神经末梢的敏感性，减轻了疼痛，适用于急性损伤（48小时内）初期，如脚扭伤等。

3. 减轻局部出血

冷使皮肤浅层血管收缩，血液循环变慢，血液的黏度增加，有利于血液凝固而控制出血，适用于扁桃体切除或鼻出血的患者。

4. 控制炎症扩散

冷使局部血流减少，降低了细菌的活力和细胞的新陈代谢，从而限制了炎症的扩散，适用于炎症早期。

二、影响冷疗的因素

（一）方法

用冷方式不同，效果也不同。水是良好的导体，其传导能力优于空气，因此湿冷比干冷效果要好，在临床应用中要根据患者病情进行适当选择。使用湿冷时的温度应比干冷法高一些，效果会更好一些。

（二）时间

用冷需要有一定的时间才能达到预期效果。在一定时间内，随着时间的延长，用冷效果逐渐增强，以至达到最大治疗效果。但再继续用冷，身体对冷的耐受性增强，敏感性降低，就会发生继发性效应，反而抵消其治疗的效应，引起不良反应，如皮肤苍白、冻伤等。用冷多在20～30分钟内产生效果，用冷过程中须仔细观察。

（三）温度

用冷的温度与体表的温度相差愈大，机体对冷刺激的反应愈强烈，反之，则愈小。其次，环境温度也会影响冷效应，如室温过低，冷效应增加。

（四）面积

用冷产生的效果与应用面积的大小有关。用冷面积越大，对身体血量、温度等各部位的影响也越大，产生的效应越强，效果越显著。反之，用冷面积越小，效果就越弱。

（五）部位

用冷部位不同，产生的冷效应也不同。身体各部位皮肤有厚薄之分，皮肤较厚的区域，如手心、脚底，对冷刺激的耐受力强，即用冷效果较差；而躯体的皮肤较薄，对冷刺激的耐受力差，在这些区域用冷效果较好。

（六）个体差异

由于机体的状态、年龄、性别、神经系统的调节功能以及过去对用冷的耐受力会有所差异，所以同一温度的刺激，会产生不同的效应。老年人体温调节功能减退，因而对冷刺激的敏感性降低；小孩则因体温调节中枢未发育完全，故对冷刺激的感觉会比较迟钝；女性对冷刺激较男性敏感；长期居住在寒带的居民比一般人对冷的耐受力高出许多；身体虚弱、意识不清、昏迷、感觉迟钝、麻痹或血液循环受阻者，对冷的敏感性降低，所以用冷时要特别小心，以防冻伤发生。

三、冷疗的禁忌

（1）血液循环不良时，用冷会加重血液循环障碍，出现组织变性及坏死。

（2）慢性炎症或深部化脓病灶时，用冷可使局部血流量减少，妨碍炎症的吸收。

（3）组织损伤、破裂或有开放性伤口处不用冷，因用冷会使血液循环障碍加重，加重组织损伤，且影响伤口愈合，尤其是大范围组织损伤，应绝对禁止。

（4）冷疗的禁忌部位：

1）枕后、耳郭、阴囊处：用冷易引发冻伤。

2）心前区：用冷易引起反射性心率减慢，心律不齐。

3）腹部：用冷易引发腹痛、腹泻。

4）足底：用冷易引起反射性末梢血管收缩而影响散热，同时也可能引起一过性冠状动脉收缩。

以下情况慎用冷疗：

婴幼儿、老年人、感觉功能损伤或减退者、心脏病及体质虚弱者，应慎用冷疗，如需使用时应加强观察。

四、冷疗的应用方法

冷疗方法分局部法与全身法两种。局部冷疗法有冰袋、冰帽、冷湿敷等，全身冷疗法有温水擦浴、乙醇擦浴等。

（一）冰袋的使用

【目的】

降低体温、减轻局部出血或止血、控制炎症扩散、减轻组织肿胀和疼痛。

【用物】

冰袋或冰囊1个、布套1个、冰块适量、脸盆1个、木槌1个、帆布袋1个。

【操作方法】

（1）洗手，准备用物。

1）检查冰袋有无破损，冰袋夹子是否能夹紧，以防冰融化后漏水。

2）将冰块装入帆布袋，用木槌敲碎成小块，倒入脸盆后用水冲去棱角，以免损坏冰袋。

3）装冰入袋1/2～2/3满，排气，夹紧袋口。擦干袋外水珠，倒提，检查无漏水后装入布套，避免冰袋直接与皮肤接触，以防造成冻伤。布套还可吸收冷凝水气。

（2）携冰袋至床旁，核对床号、姓名并向患者解释，以取得合作。

（3）置冰袋于所需部位，高热降温时，冰袋置于前额头顶部或体表大血管经过处（如颈部、腋窝、腹股沟等）。放置于前额时，应将冰袋悬吊在支架上，以减轻局部压力，但冰袋必须与前额皮肤接触（图11-4）。

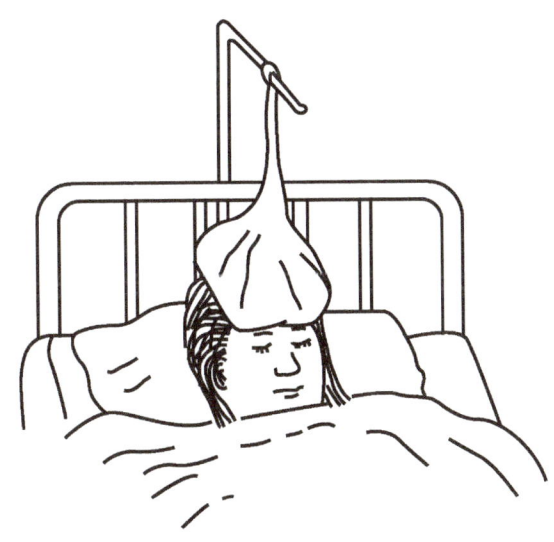

图11-4　冰袋使用法

（4）根据不同目的掌握时间。用于治疗以不超过30分钟为宜；用于降温30分钟后测量体温，并将降温后的体温记录在体温单上。当体温降至38 ℃以下时，取下冰袋。若需延长使用时间，中间应间隔30～60分钟且须每2小时更换冰袋一次，以防发生继发效应。用冷过程中，随时观察效果与反应。

(5）用毕将袋内冰水倒空，倒挂晾干，存放阴凉处备用，布套洗净备用。

(6）记录患者用冰部位、时间、效果、反应等。降温后的体温记录在体温单上。

【注意事项】

(1）为高热患者降温时，冰袋置于前额、头顶部或体表大血管经过处。

(2）测量体温时不宜测量腋下温度，以免影响测量体温的准确度。

(3）使用过程中，要注意观察皮肤的反应，一旦发现有局部皮肤发紫、麻木，应该立即停止使用冰袋。

（二）冰帽的使用

【目的】

主要用于昏迷患者头部降温、防治脑水肿。

【用物】

冰帽1个、木槌1个、帆布袋1个、脸盆1个、海绵1块、肛表1支、水桶1只、冰块适量、治疗巾1块、橡胶单及中单各1条。

【操作方法】

(1）洗手，准备用物。装冰入袋，方法同"冰袋的使用"。

(2）携冰袋入病房，核对床号、姓名，并向患者解释以取得合作。

(3）去枕，铺橡胶单及中单于患者头下，铺治疗巾于冰帽内。

(4）将患者头置于冰帽内，用海绵衬垫于患者的两耳郭及枕颈部，将小枕头垫于肩下，有利于保持呼吸通畅，排水管放于桶内（图11-5）。

(5）每30分钟测体温一次，保持肛温在33 ℃左右，不宜低于30 ℃。若长时间使用，须每2小时更换一次冰块，确保降温效果。

(6）用毕按冰袋法处理用物，记录时间、部位、效果及反应。

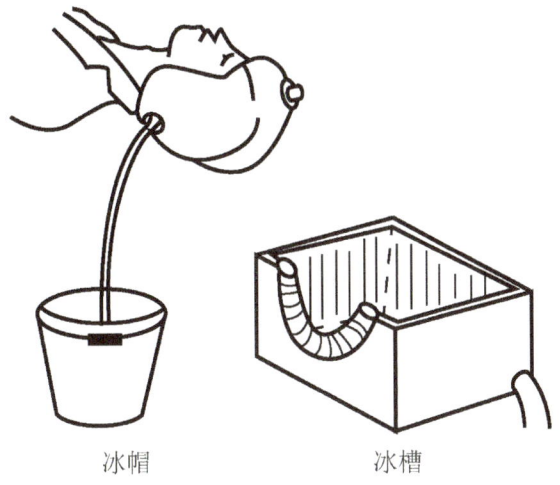

图11-5 冰帽的使用

【注意事项】

（1）用海绵衬垫于患者两耳郭及枕颈部，防止冻伤耳郭与枕部。
（2）注意保持肛温不低于30 ℃，以防发生心室颤动。

（三）冷湿敷

【目的】

用于高热患者头部降温，止血、消炎。

【用物】

脸盆（内盛冰块及少许水）1个、凡士林1瓶、敷垫（大于患处面积）1个、敷钳2把、小橡胶单1条、治疗巾1块，必要时备屏风。

【操作方法】

（1）洗手，准备用物。
（2）携用物至床旁，核对床号、姓名并向患者解释，以取得合作。
（3）协助患者露出受敷部位，并涂上凡士林，上盖一层纱布，治疗部位下垫小橡胶单和治疗巾。
（4）将敷垫浸于冰水中，用长钳夹起拧至半干，以不滴水为宜。

(5) 抖开敷垫敷于患处，高热患者敷于前额部。

(6) 持续15~20分钟，用于降温时，及时观察患者及局部皮肤的反应。

(7) 敷毕，用干毛巾擦干冷敷部位，整理床单，清理用物，记录冷敷部位、时间、效果、患者反应。

（四）乙醇擦浴或温水擦浴

【目的】

为高热患者降温。

【用物】

治疗盘2个、热水袋及套各1个、冰袋及套各1个、小毛巾2块、大毛巾1条、屏风1架、衣裤1套、脸盆（内盛32~34 ℃ 2/3满热水）、治疗碗（内盛30%~33%乙醇200~300 mL）1个。

【操作方法】

(1) 洗手，准备用物。

(2) 携用物至患者床旁，核对床号、姓名并向患者解释以取得合作。

(3) 用屏风遮挡患者，关闭门窗，协助患者排空大小便。

(4) 冰袋置于头部，热水袋置于足底，将大毛巾垫于擦拭部位的下面。

(5) 按顺序进行全身擦拭。

1) 将小毛巾浸入乙醇或温水中，拧至半干，缠在手上成手套状，以离心方向边擦边按摩，从近侧颈部开始沿上臂外侧擦至手背，再从腋窝沿上臂内侧擦至掌心。擦至腋窝、肘窝、掌心等大血管经过的浅表处或毛细血管丰富处，应多擦拭片刻，以促进散热，每侧肢体用3分钟。擦拭毕，用大毛巾擦干皮肤，更换小毛巾，同法擦拭对侧。

2) 协助患者侧卧，露出背部，身下垫大毛巾。以同样手法从颈部向下擦拭全背，共用3分钟。擦毕，用大毛巾擦干皮肤，更换上衣。

3) 协助患者脱去近侧裤腿，露出下肢，下垫大毛巾。更换小毛巾，同法擦拭近侧下肢，从髂部沿大腿外侧擦至足背，从腹股沟沿大腿内侧擦至内踝，从股下经腘窝擦至足跟，腹股沟、腘窝等处多擦拭片刻，以促进散热。每侧肢体用3分钟。擦拭毕，用大毛巾擦干皮肤，更换小毛巾，同法擦拭对侧。全部擦拭完毕，更换裤子。

(6) 擦浴全过程不超过20分钟，以防继发效应产生。擦拭过程中注意观察病情的变化。

(7) 协助患者给予舒适卧位，整理床单，取出热水袋，清理用物，记录擦浴时间及患者的反应，30分钟后测量体温，体温绘制于体温单上，若体温降至39 ℃以下，则可取下头部冰袋。

【注意事项】

（1）擦拭全身时，注意遮挡患者暴露部位，维护患者自尊。

（2）擦拭体表大血管经过处时，应多停留片刻，以促进散热。

（3）操作过程中注意观察患者面色，如出现寒战、面色苍白、脉搏和呼吸异常等情况，应立即停止擦浴，与医生配合处理。

（4）禁擦胸前区、腹部、后项及足底，因这些部位对冷刺激比较敏感，以免引起不良反应。

（五）化学致冷袋的使用

化学致冷袋为特制的密封的聚乙烯塑料，两边分别装入十水碳酸钠和硝酸铵，中间置有隔离夹，用前取出隔离夹，两种物质混合后即发生化学反应，3分钟后迅速降温至0 ℃以下，可持续使用30～60分钟。

【目的】

为高热患者降温、止血、止痛。

【用物】

化学致冷袋1个、包布1块。

【操作方法】

（1）洗手，备好冷敷袋。

（2）用包布包好冷敷袋，置于需冷敷部位。

（3）使用过程中，每10～15分钟更换一次冷敷部位，以免发生冻伤。注意塑料袋有无漏液，一旦闻到有氨味，立即更换。如药液外渗，皮肤受到刺激，可给予食醋外敷。

（4）冷敷完毕，清理用物，记录冷敷时间、部位、效果及患者反应。

【注意事项】

使用过程中，注意更换冷敷部位，以免引起冻伤。

（六）冰毯机的使用

冰毯机是利用半导体制冷原理，将水箱内蒸馏水冷却后通过主机与冰毯内的水进行循环交换，促进与毯面接触皮肤进行散热，以达到降温的目的。

【目的】

为高热患者降温，监护危重患者。

【用物】

冰毯机1台、蒸馏水适量、中单1块。

【操作方法】

（1）洗手，准备用物。从机器侧壁上方的进水孔注入蒸馏水到所限刻度。

（2）携用物至病床旁，核对患者并向患者解释，以取得合作。

（3）在冰毯面覆盖中单，助患者脱去上衣，将冰毯置于患者整个背部。

（4）将肛温传感器置于患者肛门内。

（5）接通电源，打开开关，根据病情设定肛温的上下限。根据肛温变化自动切换"制冷"开关，将肛温控制在设定的范围内。冰毯机的使用有单纯降温法和亚低温治疗法两种，前者用于高热患者，后者多用于重型颅脑损伤患者。

（6）使用过程中注意观察仪器上的肛温读数，一般高热患者3小时后体温降至正常。若将温度调至30℃后，患者体温仍不能恢复正常，则应停用冰毯机。经常检查水槽内水量，不够时随时加入蒸馏水。注意肛温传感器是否在肛门内并且固定，以保证数字监测的准确性。

（7）用毕清理用物，记录使用冰毯机的时间及效果和患者皮肤情况。

【注意事项】

（1）使用过程中，密切观察患者的病情变化。

（2）注意仪器上肛温的读数。

（3）患者的整个背部须与冰毯接触。

（七）半导体降温帽

半导体降温帽是利用半导体温差电致冷技术，造成帽内局部低温环境，从而降低脑代谢率，提高脑细胞对缺氧的耐受性，使皮层细胞得到保护和修复，适用于脑外伤、脑水肿、脑缺氧、颅内压增高等。其使用方法如下。

(1) 先连接机器和通水管，再接通流水（流量为 600 mL/min）。

(2) 启动电源开关，接通电流，降温帽开始冷却，经过 5 分钟后稳定到所需温度。

(3) 将降温帽戴在患者头部，观察并调节温度，防止冻伤，耳郭及头颅与降温接触部分用海绵衬垫。

(4) 用毕，先关电源开关，再切断水流，清理用物，做好记录。

（八）医用海绵冷敷体

医用海绵冷敷体由结冰体和保护套两部分构成。将结冰体装入保护套内即成为冷敷体。冷敷液冰点为 –10 ℃。温度最大变化范围为 –12 ~ 37 ℃。在冷敷过程中，结冰体融化需吸收大量的热量，从而达到局部降温的治疗目的。

根据全身用冷的部位不同，分别制成冷敷枕、冷敷带和冷敷块。如将冷敷枕置于枕下，冷敷带置于前额和颈前，冷敷块置于腋下或腹股沟等处，使用前须将结冰体平放入冰箱（冷冻室）冻冰，取出后装入保护套内方可使用。如发现冷敷液流出，不再冻结，应停止使用，使用过程中注意观察降温效果及皮肤情况，此法常用于局部降温。

【实践评析】

实践内容：

患者，男性，48 岁，原发性肝癌。体质消瘦，精神萎靡，烦躁不安，失眠，全腹部胀痛难忍，伴恶心、呕吐，食欲丧失。疼痛昼轻夜重，一个人独处时减轻，有人陪伴时加剧，尤其妻儿在身边时疼痛更为严重。在家隔日晚肌内注射"哌替啶 50 mg"，夜间能安静入睡。否则，整夜叫喊、呻吟不止。住院后，护士发现患者的疼痛有明显的暗示性，只要病房有人陪同，患者就大喊大叫，极度烦躁不安。为了减轻患者痛苦，护士采用皮肤刺激、转移注意力等护理技术，1 周后患者叫喊次数减少，隔日一次肌内注射"杜冷丁 50 mg"与"强痛定 100 mg"交替进行，并逐渐减少哌替啶用量及次数，患者的疼痛也能耐受，一般情况相对稳定。

案例分析：

(1) 疼痛是一种主观经验，只有经历过疼痛的人，才能真实反映疼痛程度。因此，对疼痛评估主要来源于患者的主诉。认真倾听患者对疼痛的描述，才能分析引起疼痛的原因。癌症患者疼痛与不愉快的感受和情感体验相伴的是日常生活中身体活动能力的障碍。当疼痛加剧且长时间持续时，患者会相继出现精神萎靡、烦躁不安、失眠等症状。因食欲不振引起的营养不良所造成的体力消耗也会使身体运动出现障碍，导致疼痛加重。相反，一旦疼痛得到缓解，就能唤起患者为自由活动而战的勇气和力量。所以，缓解疼痛的护理基础是消除导致疼痛阈值低下的各种因素。

（2）建立良好护患关系是有效解除疼痛的基础。医护人员要有高度的同情心和广博的专业知识，积极地与患者接触，从中获得第一手临床资料，查明疼痛原因，为制订和实施缓解疼痛计划打下坚实基础。

（3）刺激皮肤缓解疼痛。人体的皮肤有神奇的自愈力，在感觉良好的部位给予适当刺激能减轻疼痛。

1）按摩法：用手对疼痛部位适度按摩，不仅可以改善局部皮肤的血液循环，促进代谢产物的排泄，而且是与患者建立相互关系的机会，也是患者情感的需要。

2）冷热刺激：热刺激有利于血液循环、促进代谢产物的排泄、加快新陈代谢速度、解除肌肉痉挛与紧张度，有利于缓解疼痛；冷刺激能减少末梢循环血量、减轻组织肿胀及对神经末梢的压迫，从而缓解疼痛。

3）穴位针刺：选择与疼痛有关的相应穴位针刺，通过经络作用减轻疼痛。

（4）转移注意力，缓解疼痛。使患者注意力集中于疼痛以外的刺激，通过听觉、视觉、动感等对神经的强刺激，阻断痛感，缓解疼痛，如以读书、欣赏音乐、看电视来提高疼痛阈值。此外，还可以通过冥想和暗示的方法来缓解疼痛，引导患者想象愉快的场景、空旷的大草原、美丽的大自然、碧蓝的天空等。

（5）以娱乐活动缓解疼痛。娱乐活动虽然不能完全解除疼痛，但可以改善机体对疼痛的反应，引起脉搏、呼吸、血压、脑生物电的变化。其结果可降低精神不安和肌肉紧张度，起到稳定情绪、缓解疼痛的作用。具体方法如下。

1）腹式深呼吸。为松弛肌肉，将意识集中于呼吸，慢慢吸气后停顿数秒再慢慢呼出，能安定心身。

2）松弛精神法。精神紧张可导致肌肉过度紧张引起疼痛，此时有意识地进行肌肉松弛训练，能达到缓解疼痛的目的。

3）自律训练法。以暗示的方法，重复"温暖""沉重""安静""坚强"等词语，长期反复地进行暗示能获得某种精神力量。

4）沐浴。沐浴能清洁身体，爽快精神。癌症疼痛患者如果病情许可，可通过沐浴松弛精神、温暖身心。如与镇痛药并用可收到良好的解痛效果。

5）体育活动。适当进行体育活动，如散步、太极拳等活动可促进激素样物质的产生而缓解疼痛。

（6）精神不安、情感障碍、愤怒等不良情绪可降低疼痛阈值，加重痛感，形成恶性循环。对此，护理人员应与患者及其家庭成员一道探究其原因，及时进行心理疏导来缓解疼痛。有条件时可通过心理咨询师帮助患者解除精神、心理方面的压力，缓解疼痛。

（郭文娟）

【考评自测】

一、名词解释

继发反应

二、选择题

(1) 足底用冷可引起（　　）。

　　A. 腹泻　　　　　　　　　　　　B. 反射性心率减慢

　　C. 反射性的冠状动脉收缩　　　　D. 传导阻滞

(2) 用冰帽防治脑水肿的低温疗法的机制是（　　）。

　　A. 降低颅内压，防止呕吐　　　　B. 降低脑组织代谢

　　C. 减轻头疼和头昏　　　　　　　D. 增加散热中枢的兴奋性

(3) 使用冰帽低温疗法是将（　　）。

　　A. 后颈部与冰帽接触垫以海绵垫　B. 两耳用脱脂棉花塞住

　　C. 两眼用纱布覆盖　　　　　　　D. 冰帽加入冰碎块

(4) 乙醇擦浴的原理是（　　）。

　　A. 传导　　　B. 辐射　　　C. 对流　　　D. 蒸发

(5) 乙醇擦浴禁擦胸腹部是防止（　　）。

　　A. 发生寒战　　B. 体温骤降　　C. 腹泻　　D. 反射性冠状动脉供血不足

(6) 乙醇擦浴时，热水袋放置足底原因是（　　）。

　　A. 保暖　　　B. 使体温骤降　　C. 促进散热　　D. 预防发生心律不齐

(7) 患者左额早期感染应给（　　）。

　　A. 热敷　　　B. 冷敷　　　C. 中药热敷　　D. 冷热交替

(8) 一般冷疗时间可持续（　　）。

　　A. 10～14分钟　　B. 15～20分钟　　C. 20～25分钟　　D. 25～30分钟

(9) 全身用冷的方法是（　　）。

　　A. 身体周围放冰袋　　　　　　　B. 调节室内温度低于18 ℃

　　C. 头、颈、腋下及腹股沟放冰袋　D. 用32～34 ℃温水擦浴

附答案：

一、名词解释

继发反应：机体为了组织免受损伤而产生的防御作用，转换机体对冷或热刺激所产生的生理作用，而出现的短暂的相反的作用，称为继发效应。

二、选择题

(1) C (2) B (3) B (4) D (5) D (6) C (7) C (8) B (9) B

学习单元十二 饮食与营养

人类为了生存和发展，必须摄取食物。合理的饮食与充足的营养可以保证机体正常的生长发育和各种生理功能，提高机体的抵抗力和免疫力，能够预防疾病、保持健康，并能延年益寿，不良的饮食与营养则容易使机体患病。合理的饮食与充足的营养也是促进疾病康复的有效手段。因此，护士应掌握饮食和营养方面的知识，正确评估患者的营养与饮食的需要，给予饮食指导，满足患者对营养的需求，促使患者尽快康复。

【导入案例】

患者，男性，58岁，因"高血压病、脑出血"住某医院治疗。神志呈嗜睡状态，失语，四肢活动尚好。入院后给予降颅压、止血、营养脑细胞及预防感染等治疗。医嘱：20%甘露醇250 mL快速静脉滴注，q12 h与50%葡萄糖注射液1.00 mL，q12 h静脉注射交替。在左手背部选择静脉，穿刺使用套管留置针，一针穿刺成功后用胶布及小纸板固定。治疗至第4日晚即发现注射部位出现发红及若隐若现的丘疹，经热敷后消失，第6日出现典型静脉炎症状，即更换输液部位，处理局部后症状消失。

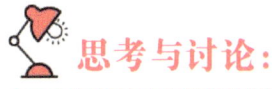

思考与讨论：

（1）案例中患者存在哪几种具体症状？

（2）患者出现这些症状的可能原因包括哪些？

学习任务一　正常人体营养素的需要

【任务目标】

(1) 了解人体正常的能量需要。
(2) 了解人体摄入能量的不同种类与具体需求。

一、热能需要

人的生命活动需消耗能量，亦称热能。人体所需的能量来自蛋白质、脂肪和碳水化合物三大营养素。它们进入机体后，通过生物氧化将其内在的化学潜能变成热能并释放出来。因此，蛋白质、脂肪和碳水化合物被称为"产热营养素"。它们的产热量分别为蛋白质 16.7 kJ/g（4 kcal/g），脂肪 37.6 kJ/g（9 kcal/g），碳水化合物 16.7 kJ/g（4 kcal/g）。

人体对热能的需要量视年龄、性别、劳动量、环境等因素的不同而各异。根据中国营养学会的推荐标准，我国成年男子的热能供给量为：10.0～17.5 MJ/d，成年女子为 9.2～14.2 MJ/d。

二、各种营养素的需要

食物中对人体有用的成分称为营养素。已知人体所需的营养素有几十种，归纳起来可分为七大类，即蛋白质、脂类、碳水化合物、无机盐、维生素、水和膳食纤维，其中前三位为产热营养素。

（一）蛋白质

蛋白质是维持生命的重要物质基础，是人体组织细胞的重要组成部分。

主要来源：肉类、水产品、乳类、蛋类、豆类等。

生理功能：维持人体组织的生长、更新和修复；构成人体的酶、激素、抗体、血红蛋白、尿纤维蛋白等以调节生理功能，提供热能；维持血浆胶体渗透压。

每日需要量：一般成年人每日需要量为 0.8～1.2 g/kg 体重，男性约 90 g、女性约 80 g，占总热量的 10%～14%。

（二）脂类

脂类是构成人体组织的主要成分之一。脂类分脂肪和类脂。脂肪为一分子甘油和三分子脂肪酸合成的甘油三酯。类脂是溶于脂肪或脂肪溶剂的物质，包括磷脂、胆固醇脂等。

主要来源：食用油、肉类、蛋黄、鱼肝油、花生、核桃、芝麻、豆类等。

生理功能：供给热能；参与构成组织细胞；供给必需脂肪酸；促进脂溶性维生素的吸收和利用；维持人体温度，保护脏器；增加饱腹感。

每日需要量：一般成人每日需要量为 0.8~1.0 g/kg 体重，占总热量的 20%~25%。

（三）碳水化合物

碳水化合物是人们饮食中主要的热量来源，由碳、氢、氧三种元素组成。碳水化合物有 3 种，分单糖（如葡萄糖、果糖、半乳糖）、双糖（如蔗糖、乳糖、麦芽糖）和多糖（如淀粉、纤维素）。

主要来源：谷类、薯类、根茎类食物、食糖等。

生理功能：供给热能；维持心脏和神经系统的正常功能；保肝解毒作用；抗生酮作用。

每日需要量：一般成人每日需要量为 5~8 g/kg 体重，占总热量的 60%~70%。

（四）无机盐

无机盐类又称矿物质，包括常量元素如钙、磷、钾、钠、镁和微量元素如铁、碘、铜、锌、锰、氟等。微量元素缺乏可导致机体免疫力下降，诱发相关疾病。我国居民膳食中较易缺乏铁、钙、碘、锌。

（五）维生素

维生素是人体代谢必不可少的有机化合物，大部分维生素在体内不能合成或合成量不足，必须从食物中摄取。

维生素分为水溶性维生素和脂溶性维生素两类。脂溶性维生素溶于脂肪，在小肠内吸收，当脂肪吸收发生障碍时，脂溶性维生素的吸收也受影响。脂溶性维生素包括维生素 A、维生素 D、维生素 E、维生素 K，在日常烹调或制造过程中性质比较稳定，但干燥、腐蚀则减少其在食物中的含量。水溶性维生素包括维生素 C、维生素 B，易被人体吸收，但不能在人体内储存，故应在每日的食物中供给所需量。

（六）水

水是维持生命最基本的营养素，约占体重的 70%。它是细胞代谢的液态介质，是电解质及细胞代谢所需物质的溶剂，并协助体温调节；维持细胞内外液理化性质恒定；维持血管内血量；有润滑作用等。人体出入量要保持平衡，在正常情况下，每日入量与出量为 2000~2500 mL。

（七）膳食纤维

膳食纤维在维护正常代谢和预防疾病中起重要作用。

（杨　郑）

学习任务二　营养的评估

【任务目标】

(1) 了解影响机体营养评估的具体因素。
(2) 熟练机体营养评估的具体方法。
(3) 掌握对患者进餐时的护理方法。

一、影响机体营养因素的评估

（一）生理因素

1. 年龄

年龄不同，每日所需的食物量不同。一般情况下，只需摄入维持身体所需的营养即可。婴幼儿、青少年生长发育速度较快，所需营养量较高；老年人由于代谢降低，对饮食的需求减少，但对钙的需求却增加。另外老年人因胃肠功能、咀嚼功能、味觉功能等改变影响营养的获得。

2. 特殊生理阶段

女性妊娠期、哺乳期对各种营养素的要求较高，尤其是某些矿物质和维生素，并可能有饮食习惯的改变，如喜食口味较重的食物。

3. 活动量

活动量不同的人对营养素的需求不同，活动量大的人较活动量小的人每日所需的热能及营养素多些。

（二）病理因素

了解患者有无因进食肥甘厚味引起的疾病，如肥胖症、心血管疾病、高血压、痛风等；有无影响食欲或进食的疾病，如胃肠道疾病、口腔疾病、神经系统疾病等；有无消耗性疾病，如严重感染、烧伤、外伤、手术、癌症、结核、甲状腺功能亢进等。因其代谢增加，所需营养也高于平时。食物过敏如某些对牛奶、海产品、韭菜等过敏者，食后易发生腹泻或哮喘等过敏反应，影响营养的摄入和吸收。

（三）心理、社会文化等因素

1. 心理因素

情绪影响进食，不良的情绪状态如焦虑、忧郁、恐惧、悲哀等会使人的食欲降低，进食减少甚至厌食；愉快、轻松的心理状态则会促进食欲。此外，进食环境的整洁、清新，食具的清洁，食物的色、香、味等均可影响人的心理状态，从而改变人们对食物的选择及摄入。

2. 社会文化因素

民族、宗教、文化背景、地理位置、长期的生活方式、经济状态等影响人的摄食种类和方式。

3. 营养知识的缺乏

对自身各种营养素的需要量、食物内所含营养成分认识不足及饮食搭配不当可导致不同程度的营养问题。

4. 经济状况

经济状况的好坏会直接影响人们对食物的购买力，从而影响人们的营养状况。经济状况好，能满足人对饮食的需求，但有可能发生营养过剩；经济状况差，会影响饮食的质量，重者可发生营养不良等问题。

二、营养评估

（一）饮食评估

1. 一般饮食形态

一般饮食形态包括用餐时间的长短，进食的方式，摄入食物的种类、摄入量，饮食是否有规律，有无食物过敏史，是否使用补品及其种类、剂量、服用时间如何，有无特殊喜好或厌恶的食物等。

2. 食欲

食欲有无增减，原因何在。

3. 其他

有无其他影响营养需要和饮食摄入的因素，如咀嚼不便、口腔疾患等。

（二）身体评估

（1）观察患者的体形（消瘦、肥胖、健壮等）、面色、皮肤、头发的光泽、指甲、牙齿等。这些方面可一定程度上反映出患者的营养状况。

（2）测身高、体重：身高、体重综合反映了蛋白质、热能及钙、磷等无机盐的摄入、利用及贮备情况，也反映了机体肌肉、内脏的发育潜在能力。测量出患者的身高、体重，按公式计算出标准体重及实测体重占标准体重的百分数，百分数在±10%内为正常范围，增加10%~20%为过重，超过20%为肥胖，减少10%~20%为消瘦，低于20%为明显消瘦。标准体重计算公式如下。

男性：标准体重（kg）=身高（cm）−105

女性：标准体重（kg）=身高（cm）−105−2.5

（3）皮肤皱褶厚度，又称皮下脂肪厚度，最常测量三头肌，男性正常值为12.5 mm，女性为16.5 mm。

（4）上臂围、上臂肌围：上臂围为上臂中点的周长，上臂肌围=上臂围−3.14×三头肌皮褶厚度。上臂肌围可作为肌蛋白质增减的指标，男性正常值为25.3 cm，女性为23.2 cm。

（三）生化评估

生化测量能客观地反映人的营养状况。一般常测量血、尿中某些营养素或其他的代谢物的含量，如血、尿、粪的常规检验，血清蛋白、血清转铁蛋白、血脂、血清钙的测定等。

三、体液状态的评估

（1）患者液体出入量的评估：准确计算出入量，评估其是否平衡。

（2）对影响体液疾病的评估：有无肝肾疾病、妊娠等（引起体液过多）；有无尿崩症、糖尿病（排尿过多）；有无腹泻、呕吐、大汗、高热、烧伤、出血等（体液丢失过多）；有无胃肠道梗阻等（摄入不足）。

（3）心理社会因素的评估：有无影响水摄入的情绪等因素。

（4）一般检查评估：患者皮肤、黏膜、眼窝等有无水肿或干燥；测量生命体征、体重；评估颈静脉充盈度等。

（5）实验室检查：测尿量、比重、红细胞比容、血清钠，查看尿色等。

（赵　云）

学习任务三　一般饮食护理

一、病区的饮食管理

患者入院后，由病区医生开出饮食医嘱，确定患者所需饮食的种类，护士填写入院饮食通知单，送交营养室，并填写在病区的饮食单上，同时在患者的床尾或床头注上相应的标记，作为分发饮食的依据。

因病情需要更改饮食时，如流质饮食改为半流质饮食，手术前需要禁食或病愈出院需要停止饮食等，由医生开出医嘱，护士按医嘱填写饮食更改通知单或饮食停止通知单，送交营养室，由营养室做出相应处理。

二、患者进食前的护理

（一）帮助患者制订一份可行的饮食计划

严格计算患者对各种营养素的需要量，制定营养均衡、搭配合理的食谱，并将这些营养知识向患者宣教，根据患者的饮食习惯、年龄、不同疾病，结合其经济情况对患者进行指导，并提供一些代替食物供患者选择。

（二）促进食欲

（1）为患者创造良好的进餐环境，保持室内空气清新，温湿度适宜，保持病室及床单位整洁，餐前清理便器、痰杯，有呕吐倾向的患者和危重患者应用屏风围住。

（2）患者进餐前准备协助患者饭前洗手、漱口、清理大小便，选择舒适体位进餐。

（3）协助患者用餐。对不能下床者，可安排坐位或半坐卧位，放好跨床小桌进餐。卧床患者不能进餐者，需喂饭，可取侧卧位或仰卧位，头转向一侧，并给予适当支托。征得患者同意后，颌下垫巾，以保持衣服和被单的干净，并使患者做好进食的准备。

（4）访客带来的食物，护士需判断是否适合患者食用。

三、患者进餐时的护理

（一）及时分发食物

（1）护士洗净双手，衣帽整洁。

（2）根据饮食单上不同的饮食需求，督促并协助配餐员及时将热饭热菜正确无误地分发给每位患者。对禁食者，应告知患者家属情况，以取得配合。在床尾挂上标记，并做好交接班。

（二）鼓励并协助进食

（1）巡视，观察患者进餐情况，鼓励患者进食。检查督促治疗饮食和试验饮食的实施情况，并适时给予指导督促。

（2）鼓励患者自行进食，并将食物餐具放于患者易于取到的地方。必要时，护士给予帮助。对不能自行进食者耐心喂食，温度适宜、速度适中，按患者进食习惯耐心喂食。进流质饮食者可用吸管吸吮，需注意流质食物温度适宜，防止烫伤。

（3）对视物障碍的患者（失眠或眼部手术等），护士应指导其进食，告知进食内容以增加患者进食兴趣，促进消化液的分泌。如患者要求自己进食，可按时钟平面图放置食物，并告知方向、食物名称，利于患者按顺序摄取。如6点钟处放饭，9点钟处放汤，12点、3点钟处放菜等。

（三）及时处理患者进食过程中的特殊问题

某些患者在进食过程中如出现恶心，应鼓励其做深呼吸，并暂时停止进食。如果发生呕吐，护理人员应及时给予帮助，提供盛装呕吐物的容器，将患者头偏向一侧，防止呕吐物进入气管内并尽快清除掉呕吐物，及时更换被污染的被服等；开窗通风换气，去除室内呕吐后的气味；帮助患者漱口，不能自行漱口者可给予口腔护理，以去除口腔异味；征求患者意见，是否愿意继续进食，对不愿意继续进食者，可帮助其保存好剩下的食物，以待其愿意进食时给予。同时，护理人员应观察呕吐物的性质、颜色、量和气味等并做好记录。

（四）患者进食后的护理

（1）餐后尽快收拾餐具，清理食物或残渣，整理周围环境，督促或协助患者饭后洗手、漱口或做口腔护理，以保持餐后的清洁和舒适。

（2）餐后根据需要记录患者摄入食物的种类、量，以便评价其获得营养情况及食量变化情况。

（3）对暂需禁食、延食的患者应作好交接班。

（邓洁芳）

学习任务四　特殊饮食护理

【任务目标】

(1) 了解管饲饮食。
(2) 了解要素饮食。

一、管饲饮食

管饲饮食是一种进食方法，是将流质食物或营养液经管道输入人体消化道内，保证其获得维持生命所需的营养素，这种方法称为管饲法。管饲法根据插管的途径可分为：鼻胃管法，称为鼻饲法，即胃管经鼻腔插入胃内；口胃管法，即胃管由口插入胃内；胃肠管或肠管法，即将胃管由鼻腔插入小肠；胃造瘘管法，即在腹壁上开一口，将胃管经胃造瘘口插入胃内；空肠造瘘法，即胃管经空肠造瘘口插入肠内。现以鼻胃管为例，介绍管饲法的操作方法。

鼻饲法是将胃管经鼻腔插入胃内，从管内灌注营养丰富的流质饮食、水分和药物的方法。

（一）目的

对意识障碍或不能由口进食者，从鼻胃管供给流质食物和药物，以保证患者能摄入足够的营养和满足治疗的需要。管饲饮食常用于不能由口进食者，如昏迷、口腔疾患、口腔手术后的患者；某些手术或肿瘤、早产婴儿和病情危重的患者；拒绝进食者等。

（二）评估

（1）患者的病情、意识形态及治疗情况。
（2）患者的心理状态和合作程度，如患者既往有无鼻饮的经历，是否紧张、恐惧，是否了解插管的目的及是否愿意配合插管等。

（3）患者鼻腔状况：有无鼻中隔偏曲、鼻腔炎症、鼻腔息肉等。

（三）用物

插管时：治疗盘内置鼻饲包（内置治疗巾、胃管，婴幼儿可用硅胶制婴儿胃管，镊子、止血钳、压舌板、30～50 mL注射器、纱布、治疗碗）、石蜡油、听诊器、手电筒、棉签、胶布、别针、夹子或橡皮圈、弯盘、适量温开水、流质饮食200 mL（38～40℃）等。

拔管时：治疗盘内放置治疗碗（内有纱布）、弯盘、乙醇、松节油、棉签。

（四）操作方法

1. 插管

（1）护士洗手，戴口罩，衣帽整洁，备齐用物至患者床前。

（2）核对床号、姓名。向患者及其家属解释操作目的及过程，减少恐惧，取得合作。

（3）取下患者义齿，根据病情，协助患者采取半坐位或坐位，坐位可减轻胃管通过鼻咽部时的呕吐反射，使胃管易于插入。无法坐起者取右侧卧位。

（4）将治疗巾围于患者颌下，弯盘放于便于取用处。

（5）观察鼻腔，选择通畅一侧，清洁鼻腔。

（6）测量胃管插入的长度并作一标记，插入长度一般为前额发际至胸骨剑突处或由鼻尖至耳垂再至胸骨剑突的长度，一般成人插入长度为45～55 cm。

（7）将液体石蜡油倒少许于纱布上，润滑胃管前端，减少插入时的摩擦阻力。

（8）一手持纱布托住胃管，一手持镊子夹住胃管，沿选定侧鼻孔轻轻插入，插管时动作轻稳，镊子尖端勿碰及患者鼻黏膜，以免造成疼痛和损伤。

（9）插入至14～16 cm（咽喉部）时，嘱患者做吞咽动作，当患者吞咽时，顺势将胃管向前推进，直至预定长度。

（10）插入中如患者出现剧烈恶心、呕吐，可暂停插入，嘱患者做深呼吸；如患者出现呛咳、呼吸困难、发绀等现象，表明胃管误入气管，应立即拔出胃管，休息片刻后再重新插入。

（11）为昏迷患者插管（图12-1）：插管前先协助患者去枕、头向后仰，当胃管插入15 cm时，左手将患者头部托起，使下颌靠近胸骨柄，可增大咽喉部通道的弧度，便于胃管顺利通过会厌部，缓缓插入胃管至预定长度，头向后仰可避免胃管误入气管。

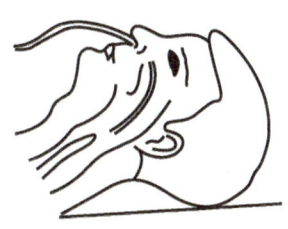 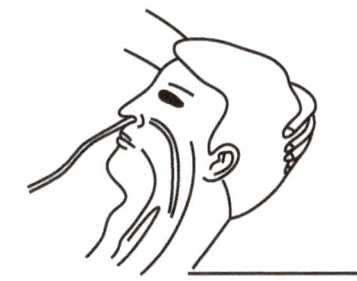

图12-1　昏迷患者插管示意图

（12）确认胃管是否在胃内。证实胃管在胃内有以下3种方法：连接注射器于胃管末端后回抽，抽出胃液；置听诊器于患者胃部，经胃管快速向胃内注入10 mL空气，听到气过水声；将胃管末端置于盛水的治疗碗内，无气泡逸出。

（13）验证胃管在胃内后，用胶布固定于鼻翼及颊部。

2. 灌注食物

（1）连接注射器于胃管末端，先回抽见有胃液抽出，再注入少量温开水。

（2）缓慢灌注鼻饲液或药液，每次灌入量不应超过200 mL，间隔时间不少于2小时。药片应研碎溶解后灌入，避免灌入速度过快、鼻饲液过冷或过热，若灌入新鲜果汁，应与奶液分别灌入，防止凝块产生。鼻食过程中，避免灌入空气，以防造成腹胀。

（3）鼻饲完毕后，再次注入少量温开水冲净胃管，避免鼻饲液存积在管腔中变质，造成胃肠炎或堵塞管腔。

（4）将胃管末端反折，用纱布包好，用橡皮圈系紧或用夹子夹紧，用别针固定于枕旁或患者肩部衣服上。

（5）协助患者清洁口腔、鼻孔，整理床单位，嘱患者维持原卧位20~30分钟。

（6）洗净鼻饲用的注射器，放于治疗盘内，用纱布盖好备用，鼻饲用物应每日更换消毒。

（7）洗手，记录鼻饲液的种类、量，患者的反应等。

3. 拔管

拔管用于停止鼻饮或长期鼻饮需要更换胃管时。长期鼻饮者应定期更换胃管，晚间拔管，次晨再从另一侧鼻孔插入。

（1）置弯盘于患者颌下，夹紧胃管末端置于弯盘内，轻轻揭去固定的胶布。

（2）用纱布包裹近鼻孔处胃管，嘱患者深呼吸，在患者呼气时拔管，边拔管边用纱布擦胃管，到咽喉处快速拔出，以免液体滴入气管。

（3）置胃管于弯盘中，移出患者视线外，以免患者见之有不悦感及避免污染床单位。

(4) 清洁患者口鼻、面部，擦去胶布痕迹，可用汽油、松节油等消除胶布痕迹。协助患者漱口，取舒适卧位，整理床单位，清理用物。

(5) 洗手，记录拔管时间和患者反应。

（五）注意事项

(1) 胃管插入会给患者带来很大的心理压力，患者会产生紧张和恐惧感，护士应与患者进行有效的沟通，让患者和家属理解操作的必要性、安全性，减轻心理压力，配合插胃管。

(2) 护士操作动作轻柔，防止鼻腔及食管黏膜损伤。

(3) 鼻饲饮食的量应遵医嘱，一般每次不超过 200 mL；间隔时间不少于 2 小时，6~7 次/日。

(4) 鼻饲饮食的温度是 38~40 ℃，温度过高烫伤黏膜，温度过低引起胃部不适。

(5) 鼻饲饮食应现配现用，未用完的用冰箱保存，24 小时内用完，用时温水浸泡后使用。

(6) 鼻饲者需用药物时，应将药片研碎，溶解后再灌入。

(7) 长期鼻饲者可进行口腔护理，胃管应每周更换（晚上拔出，早晨由另一鼻孔插入）。

二、要素饮食

要素饮食是一种化学精制食物，含有人体所需的、易于吸收的营养成分，包括游离氨基酸、单糖、脂肪酸、维生素、无机盐和微量元素。它的主要特点是无须经过消化，可直接被肠道吸收。

（一）目的

用于临床治疗，可提高危重患者的能量及氨基酸等营养素的摄入，促进伤口愈合，改善患者营养状况，达到辅助治疗目的。

（二）适应证

适用于不能经口进食者，急性胰腺炎、严重肠道感染、严重烧伤、外科手术前后补充营养者，严重感染、肿瘤、重度营养不良等患者。

（三）应用方法

根据患者的病情需要，供给患者适宜浓度和剂量的要素饮食，可经口服、鼻饲，经胃或空肠造瘘口滴入的方式摄入，一般有3种投给方法。

1. 分次注入

将配制好的要素饮食或现成制品用注射器通过鼻胃管注入胃内，每日4～6次，每次250～400 mL。此方法主要用于非危重患者，经鼻胃管或造瘘管行胃内喂养者。其优点是操作方便，价格低廉；缺点是较易引起恶心、呕吐、腹胀、腹泻等胃肠症状。

2. 间歇滴注

将配制好的要素饮食或现成制品放入有盖吊瓶内，经输注管缓慢注入，每日4～6次，每次400～500 mL，每次输注持续时间30～60分钟，多数患者可耐受。

3. 连续滴注

装置与间歇滴注相同，在12～24小时内持续滴入，或用输液管保持恒定滴速，多用于经空肠喂养的危重患者。

（四）注意事项

（1）要素饮食的配置，应遵守无菌操作的原则，所有配制用具均需消毒灭菌后使用。

（2）每一种要素饮食的具体营养成分、用量、浓度、滴入速度，应根据患者的具体病情，由临床医师、责任护士和营养师共同商议决定。一般原则由少量开始，逐步增加，先慢，待患者耐受后，再稳定配餐标准、用量和速度。

（3）已配制好的溶液应放在4 ℃以下冰箱保存，防止被细菌污染；配制好的要素饮食应保证于24小时内用完，防止放置时间过长而变质。

（4）要素饮食的口服温度为37 ℃左右，鼻饮及经造瘘口注入时的温度宜为41～42 ℃。

（5）要素饮食滴注前后都应用温开水或生理盐水冲净管腔，以防食物积滞管腔而腐败变质。

（6）滴注过程中应经常巡视患者，如出现恶心、呕吐、腹胀、腹泻等症状，应及时查明原因，按需要调整速度、温度。反应严重者可暂停滴入。

（7）应用要素饮食的患者应定期检查血糖、尿糖、血尿素氮、电解质、肝功能等各项指标，观察尿量、大便次数及性状，并记录体重，做好营养评估。

（8）要素饮食停用时需逐渐减量，骤停易引起低血糖反应。

【实践评析】

实践内容：

患者，男性，6岁，红皮病型银屑病。入院体查：体温39.2 ℃、脉搏124次/分、呼吸36次/分、血压80/44 mmHg，神志清楚，全身皮肤由大量银白色鳞屑覆盖，并出现弥漫性潮红浸润，部分鳞屑脱落，有渗液及大量散在大小不等的脓点，头皮有厚积鳞痂，口、鼻周及眼结膜均充血发红，布满分泌物及痂皮，耳廓明显发红肿胀，伴有畏寒、头痛，不思饮食，大便干结，全身不适，因疼痛而哭闹，强迫体位。血、尿、便常规检查均无异常。入院后在一般药物治疗的基础上，对患儿进行护理评估，针对存在的护理问题，及时采取有效护理措施，患儿病情迅速好转，住院9天治愈出院。

案例分析：

1. 经过分析资料，案例存在以下主要护理诊断

（1）体温过高。

体温过高与感染及皮肤调节功能障碍有关。

（2）舒适的改变。

舒适的改变与疼痛、瘙痒有关。

（3）皮肤完整性受损。

皮肤完整性受损与疾病演变有关。

（4）自我形象紊乱。

自我形象紊乱与皮肤完整性损伤有关。

（5）营养失调。

营养低于机体需要量，与疾病消耗及进食困难有关。

2. 主要护理措施

（1）保护性隔离。

皮肤是人体的第一道屏障，此患儿全身皮肤完整性受损，且有部分糜烂渗液，很容易加重或出现再次感染而导致败血症。因此，应实施保护性隔离，住单人病房，每日病房紫外线消毒2次；严格执行无菌操作，避免交叉感染；控制探视人员，预防呼吸道感染；每日更换内衣、被单1次，用开水烫洗内衣裤；使用一次性消毒单，保持床单元清洁、干燥，用消毒床刷及时清扫脱落的痂皮。

（2）饮食护理。

由于口周结痂而疼痛，患儿不敢进食，故要使用吸水管进食高热量、高维生素的全流质饮食。多饮水，进食菜汤及水果泥，补充维生素；禁止进食有可能引起过敏的食物，如儿童小食品、方便面、鱼、虾、蛋类、大肉等以及辛热食物，如羊肉、鸡肉、狗肉等，防

止燥热伤阴。

(3) 五官护理。

每日2次用无菌生理盐水棉球擦拭口、眼、鼻及外耳道内的分泌物及即将脱落的痂皮，每次进食后用吸水管含温开水漱口，防止口腔感染。

(4) 皮肤护理。

防止搔抓及皮肤再次受损。穿棉布内衣，去除裤腰、袖口等处的松紧，减少对皮肤的刺激；使用柔软、质轻的棉被，减轻对皮肤的摩擦；剪短指甲，晚上用小手帕包裹小儿双手，防止搔抓。白天给患儿提供喜欢的玩具，让患儿听音乐、听故事，以分散其注意力，减轻瘙痒症状，减少搔抓；反复给患儿讲解不能搔抓的原因及后果；翻身时给予协助，尽量鼓励患儿自己变换体位，避免抱、拖、拉等动作；输液时尽量不扎止血带，若确实需要时，可先用无菌纱布包裹扎带部位，以减轻对皮肤的再损伤；测量血压时，先用消毒治疗巾包裹皮肤，再使用袖带；输液时用一条胶布固定针柄，然后用窄绷带包扎固定，以免损伤皮肤及出现胶布过敏现象。

(5) 疼痛护理。

各种操作集中进行，尽量减少对皮肤的摩擦和刺激；输液时用新洁尔灭消毒皮肤，因酒精对皮肤刺激性大，易产生疼痛而增加患儿痛苦，还有可能出现过敏反应。

（邓洁芳）

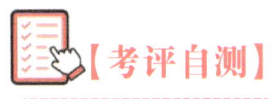
【考评自测】

一、名词解释

(1) 管喂饮食

(2) 治疗膳食

(3) 基本饮食

(4) 试验饮食

二、选择题

(1) 人体的重要热量来源是（　　）。

　　A. 蛋白质　　　　B. 脂肪　　　　C. 碳水化合物　　　　D. 维生素

(2) 下列哪种元素以化合物的形式出现（　　）。

　　A. 碳、氢、氧、氮　　　　　　　　B. 钾、钠、铁

　　C. 钙、镁、磷　　　　　　　　　　D. 铁、锌、铜

(3) 钾、钠、钙、镁（　　）。

　　A. 是构成机体的重要材料　　　　B. 维持肌肉、神经细胞兴奋性

　　C. 促进生长发育　　　　　　　　D. 是酶系统的激活剂

(4) 根据体重公式计算，属于正常范围的体象（　　）。

　　A. ±10%　　　B. 10%~20%　　　C. 10%~20%　　　D. >10%

(5) 为增加组织修补能力应多给予（　　）。

　　A. 碳水化合物　　　B. 蛋白质　　　C. 脂肪　　　D. 维生素

(6) 为成人进行管喂饮食插入胃管深度（　　）。

　　A. 35~40 cm　　　B. 40~45 cm　　　C. 45~55 cm　　　D. 50~55 cm

(7) 鼻饲插管过程中，患者发生呛咳、呼吸困难时应（　　）。

　　A. 嘱患者做深呼吸　　　　　　　B. 将患者头部抬高

　　C. 拔管重插　　　　　　　　　　D. 停止片刻，嘱深呼吸，再轻轻插入

(8) 插胃管时反复插管可致（　　）。

　　A. 胃黏膜损伤　　　　　　　　　B. 声带损伤

　　C. 食管损伤　　　　　　　　　　D. 口腔黏膜损伤

(9) 为提高昏迷患者鼻饲插管的成功率，在插管前应采取的措施是（　　）。

　　A. 使患者头向后仰　　　　　　　B. 使患者头向前仰

　　C. 使患者头偏向一侧再插　　　　D. 使患者下颌向前仰

(10) 鼻饲法操作错误的做法是（　　）。

　　A. 鼻饲量在刚开始灌注时不超 200 mL

　　B. 应检查胃管是否通畅

　　C. 检查胃管是否在胃内可注少量温开水

　　D. 如灌入药物，先将药片研碎溶解

(11) 禁忌使用管喂饮食的是（　　）。

　　A. 昏迷患者　　　　　　　　　　B. 口腔手术患者

　　C. 食管狭窄的患者　　　　　　　D. 食管下段静脉曲张患者

附答案：

一、名词解释

(1) 管喂饮食将胃管经一侧鼻腔插入胃内，从管内灌注流质食物、水和药物的方法。

(2) 治疗膳食针对营养失调及疾病的情况而调整适当的饮食和营养需求量，以达到治疗的目的，也称为治疗饮食。

(3) 基本饮食适合大多数患者的饮食需要，营养素种类和摄入量未做调整而食物质地各有不同，包

括普通饮食、软食饮食、半流质饮食和流质饮食4钟。

（4）试验饮食在特定时间内，通过对饮食进行调整，而协助疾病的诊断和提高实验检查的正确性。

二、选择题

（1）C　（2）A　（3）C　（4）D　（5）B　（6）A　（7）B　（8）A　（9）C　（10）C　（11）D

学习单元十三 给药

药物在预防、治疗和诊断疾病中起着重要作用。临床护理工作中，护士不仅是给药者，而且是患者合理用药的指导者。为了促进患者的健康，护士必须熟练掌握各类药物的药理知识。在疾病的防治中因病、因症、因人而异，采用正确的给药方法和途径才能达到应有的治疗效果，同时做好病室内药品的管理，确保临床用药的安全、有效。

【导入案例】

患者，女性，34岁，因"乳腺肿块"拟行手术治疗，住"28床"。临下班时又收住一位急诊患者，当时没有病床而原"28床"患者又不在病房，护士急忙将这位急诊患者安排在"28床"临时救治。不巧的是，这位急诊患者与原"28床"患者同姓同名被护士忽视了。夜班护士执行夜间治疗，呼叫姓名后便将原"28床"患者的治疗执行在了新"28床"患者身上。护士做完所有患者治疗返回治疗室查对白班医嘱时才发现将原"28床"的药物用给了新"28床"患者。护士立即将此告诉了值班医生，经过严密观察、积极处理后这位新患者没有出现任何不良反应，而且病情很快得到了控制。

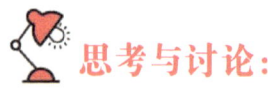

思考与讨论：

（1）案例中的护士犯了哪些错误？
（2）护士在护理过程中的错误行为将为患者带来哪些危害？

学习任务一　给药的基本知识

【任务目标】

(1) 了解影响药物作用的因素。
(2) 了解药物的种类、领取和保管。
(3) 掌握药物的给药原则。

一、影响药物作用的因素

药物的作用是由药物通过机体表现出来的，其作用性质和强弱受多种因素的影响，了解和掌握这些影响因素的作用规律，有助于护理人员采取适当的护理措施，从而能更好地发挥药效，防止或减少不良反应的发生，取得更佳的治疗效果。

(一) 药物因素

1. 药物的剂量

剂量与效应存在着密切的关系。在一定的范围内，剂量越大，血药浓度越高，作用也就越强。但是如达到最大效应后，剂量再增加，则会引起毒性反应。所以在临床用药中，必须严格掌握用药剂量，以期达到最好的疗效。

2. 给药途径

不同的给药途径可直接影响药物作用的快慢、强弱。在常用的给药途径中吸收速度由快到慢的顺序依次为：静脉、吸入、舌下给药、直肠给药、肌内注射、皮下注射、口服、皮肤给药。有时不同的给药途径也影响药物的作用性质，如甘露醇快速静脉滴注有减轻脑水肿，降低颅内压的作用；利用口服给药可导泻，达到清洁灌肠的目的。

3. 药物的剂型

在相同的给药途径中，不同的剂型，人体对药物的吸收速度也有所不同，如口服给药，溶液制剂比片剂或胶囊等固体制剂吸收快，因为后者有崩解和溶解的过程。肌内注射时，混悬剂或油剂需在注射部位滞留一段时间，所以吸收慢，但药效持久。相反，水溶液则吸收速度较快。

4. 药物的相互作用

药物的相互作用可发生在体外或体内，发生于体外的由于相互配伍的理化反应使药物变质、失效或产生有毒物质使药效降低的被称为配伍禁忌。临床上合理的联合用药可以提高药效，减少不良反应和防止病原体产生耐药性。但不合理的联合用药，则会降低疗效或出现不良反应，如氢氧化铝和四环素联用，在肠道内形成溶解性低的络合物，降低四环素的疗效。所以在临床用药中，除应熟悉各类药物的药理作用，还应了解药物间的相互作用，才能达到最佳的治疗效果。

（二）机体因素

1. 生理因素

（1）年龄和体重。

一般情况下，药物用量与体重呈正比，但儿童与老年人由于生理特点不同，对药物的反应与成年人就有所不同，这不仅与体重有关，还与机体的功能和生长发育状况有关。老年人主要器官功能有所减退（如肝、肾功能下降），对药物的代谢和排泄能力下降，所以对药物的耐受性较差。儿童正处于生长发育期，组织血流量充足，血-脑屏障不完善，肝肾功能等发育也不健全，所以对药物的敏感性较成人高。由此可见，儿童和老年人的用药剂量应酌减。

（2）性别。

性别不同对药物反应差别不大。但女性用药时应考虑月经、妊娠、哺乳等几个生理期，用药应注意其特殊性。如子宫对泻药较敏感，在月经期或妊娠期使用该药有引起经量过多、流产或早产的危险。另外，有些药物可致胎儿畸形，如四环素类；有些药物经乳汁排出被乳儿吸入可引起婴儿中毒，如哺乳妇女注射吗啡，婴儿的危险性就会很大。所以妇女在妊娠和哺乳期用药要特别慎重。

（3）遗传因素。

不同的人对药物反应有很大的个体差异性，是因为遗传因素对药物代谢或药效学有所影响，如葡萄糖-6-磷酸脱氢酶缺陷者，由于缺乏该种酶而导致服用伯氨喹或磺胺类药物易引起变性血红蛋白或溶血性贫血。

2. 病理因素

疾病可使机体对药物的敏感性改变及体内过程改变而影响药效。如阿司匹林具有解热镇痛作用，但它对正常体温无影响，只有机体体温升高或出现慢性疼痛时，才表现出该药的解热、止痛效果。在病理因素中，肝肾功能特别重要，它们是药物的生物转化、排泄的主要器官。如严重肝功能不良的患者，由于血钾降低、血钙升高易出现洋地黄中毒。而肾功能受损，经肾消除的药物如青霉素、四环素等半衰期延长，也可造成蓄积中毒。

3. 心理因素

护理人员的语言、态度和对药物的信赖程度与药物疗效的关系尤为密切。对一些慢性疾病如高血压、神经官能症患者应用安慰剂（指无药理活性的物质）能产生较好的疗效就是心理因素的作用。

（三）饮食对药物作用的影响

饮食与药物发生相互作用会改变药物的体内过程，从而可促进药物的吸收，增强疗效；或干扰药物的吸收，降低疗效；抑或改变尿液的pH影响疗效。如酸性食物含有丰富的维生素C，可增加铁剂的溶解度，促进铁的吸收。而补充钙剂时为避免降低疗效不宜同时吃菠菜，因为菠菜中的草酸与钙结合形成难以吸收的草酸钙。氨苄青霉素在酸性尿液中杀菌力强，为增强抗菌作用，应多进荤食，使尿液呈酸性。磺胺类药物在碱性尿液中抗菌力较强，应多进素食。

二、药物的种类、领取和保管

（一）种类

1. 内服药

内服药有片剂、胶囊、丸剂、散剂、溶液、酊剂、合剂等。

2. 注射药

注射药有溶液、混悬液、油剂、结晶、粉剂等。

3. 外用药

外用药有软膏、溶液、酊剂、搽剂、洗剂、滴剂、粉剂、栓剂、涂抹剂等。

4. 新颖药

新颖药有粘贴敷片、植入慢溶片、胰岛素泵等。

（二）药物的领取

病区内应备有一定基数的常用药物，由专人负责保管，根据消耗量填写领药单，定期到药房领取补充。贵重药、剧毒药、麻醉药凭医生处方领取。

（三）药物的保管原则

（1）药柜放在通风、干燥、光线充足处，但不宜阳光直射，并保持整洁。

（2）药物按内服、注射、外用等分类放置，在有效期范围内先领先用。剧毒药、麻醉药应加锁保管并列入交班内容。

（3）药瓶上应有明显标签。内服药贴以蓝边标签，外用药贴以红边标签，剧毒药贴以黑边标签。标签上应标明药物名称、剂量和浓度，药名应用中英文对照，字迹清晰。

（4）药物要定期检查，凡没有标签或标签模糊不清，药物过期或有变色、异味、发霉、混浊沉淀等现象，均不可使用。

（5）各类药物应根据不同性质分别保存，以避免药物变质影响疗效，甚至增加毒副作用。

1）容易氧化和遇光变质的药物，如维生素C、氨茶碱应装在有色密封瓶内，并置于阴凉处。针剂，如盐酸肾上腺素，应放于遮光的纸盒内。

2）容易挥发、潮解或风化的药物，如酒精、过氧乙酸、糖衣片、酵母片等应瓶装封闭，用后注意盖紧瓶盖。

3）容易被热破坏的药物，如疫苗、抗毒血清、胎盘球蛋白、青霉素皮试液等，应置于干燥阴凉处或2~10 ℃的冷藏环境中保存。

4）易燃、易爆的药物，如乙醚、环氧乙烷、无水乙醇等，应远离明火，单独保存，同时注意密闭瓶盖，置于低温处。

5）患者个人专用的贵重或特殊药物，应单独存放，并注明床号、姓名。

三、给药原则

给药原则是一切用药的总则，在执行药疗工作中必须严格遵守。

（一）根据医嘱给药

按医嘱给药，应了解用药目的及药理作用、治疗量、副反应和配伍禁忌，并应经常观察病情和疗效。对有疑问的医嘱，应了解清楚后方可给药，避免盲目执行。

（二）严格执行查对制度

给药过程中必须做到"三查七对"。

1."三查"

操作前查、操作中查、操作后查（查"七对"内容）。

2."七对"

对床号、姓名、药名、浓度、剂量、方法、时间。

（三）正确实施给药

1. 给药过程中应做到"五准确"

"五准确"即患者准确、药物准确、浓度和剂量准确、给药时间准确、给药途径准确。备好的药物应及时使用，避免放置过久导致药物污染或药效降低。

2. 与患者进行有效沟通

护士应用真诚的态度、熟练的技术，减轻患者的痛苦，并指导患者有关的药物知识和自我保护措施。

（四）观察

观察用药后的疗效和药物的不良反应，对容易引起过敏反应及毒副反应较强的药物，应加强用药前的询问、用药过程中和用药后的观察，必要时作好记录。

四、给药途径

给药途径应根据药物的性质、剂型、病变部位、组织对药物的吸收、患者的病情变化等情况有所不同。常用的给药途径有口服、舌下含化、注射（皮内、皮下、肌内、静脉）、吸入、直肠给药、气管滴药、外敷等。

五、给药的时间安排

为使血液中药物浓度维持在最满意的治疗水平上，又不至于引起毒性反应，应根据药物的半衰期决定给药时间。临床护理工作中常用外文缩写表示给药次数和间隔时间。

（张丽艳）

学习任务二　口服给药法

【任务目标】

掌握口服药物的用药、取药、摆药与发药。

口服给药法是指药物经患者口服后,被肠道吸收、利用,以达到防治和诊断疾病为目的的一种给药方法。该法使用简便,不直接损伤皮肤或黏膜,患者的痛苦较小,所以是最常用、最方便又较安全的给药方式。但采用该法给药,药物的吸收速度较慢,药效易受胃肠功能及胃内容物的影响,不适用于急救;此外,意识不清、呕吐频繁、禁食的患者不适用此给药法。

一、用物

药柜(内有各种药物、量杯、滴管、研钵、研锤、药匙、微湿纱布)、服药本、小药卡、药盘、药杯、包药纸、弯盘。

二、取药

护士洗手,戴口罩,打开药柜,准备用物,根据药物的不同剂型采取不同的取药方法。

(一)固体药

固体药用药匙取药,取出所需剂量后放入药杯内。同一患者的数种固体药可放入一个药杯内。

(二)水剂药

水剂药用量杯取药。摇匀药液后打开瓶盖,使其内面向上放置。左手持量杯,拇指置于所需刻度,并使所需刻度与视线平齐,右手持药瓶(标签朝向掌心)倒药液至所需刻度(图13-1)。倒毕,用微湿纱布擦净瓶口,将药瓶放回原处。

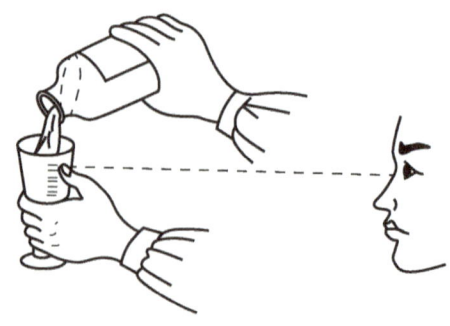

图13-1 倒取药液法

（三）油剂药液或按滴计算的药液

为确保剂量准确，应先在药杯中加少量温开水再取药，以免药液附着杯壁影响服药剂量。

（四）个人专用药

个人专用药注明姓名、床号、药名、剂量，单独存放，防止差错发生。

三、摆药

（一）查对

取药前先查对服药本和小药卡，确保用药安全。

（二）摆药

根据服药本上的床号、姓名、药名、浓度、剂量、时间进行摆药。同一患者先摆固体药，后摆水剂或油剂药。

（三）再次查对

病区内患者的药物全部摆好后，护士按服药本重新查对一次，再请另一名护士查对一次，准确无误后方可发药。

四、发药

（一）步骤

（1）准备好温开水，携带发药盘、服药本进病室。

（2）按规定的时间送药至病床前，核对无误后发药。如服用两杯以上药物时，应同时取离药盘，以免再次取药时拿错。

（3）协助患者服药（特别是麻醉药、催眠药、抗肿瘤药等），确认服下后才能离开。危重患者及其他不能自行服药的患者应喂服，鼻饲患者应将药物研碎，溶解后由胃管注入。若患者不在或因故暂时不能服药，应将药物带回保管并做好交接班。

（4）患者服药后收回药杯，先放入消毒液中浸泡，然后冲洗、清洁（盛油剂的药杯先用纸擦净，再用肥皂水、清水冲洗）消毒后备用，同时做好药盘的清洁工作。如使用一次性药杯，应集中消毒处理后方可丢弃，防止病原微生物污染环境。

（二）注意事项

1. 发药前护士应收集患者的有关资料

如年龄、意识状态、有无口腔和食管的病理问题及合作程度如何等。凡做特殊检查、手术等须禁食者，暂不发药，并做好交接班。

2. 发药时患者如提出疑问

护士应认真听取，重新核对，确认无误后耐心地给予解释，再给患者服下。

3. 按药物性能指导患者正确服药。

（1）对牙齿有腐蚀作用或使牙齿染色的药物，应用吸管服用，服后应及时漱口，如酸剂、铁剂等。

（2）服用铁剂药物时应忌饮茶，因为铁剂和茶叶中的鞣酸发生反应形成难溶的铁盐，影响吸收。

（3）止咳糖浆对呼吸道黏膜有安抚作用，为避免冲淡药物，降低疗效，服后不宜立即饮水。若同时服用多种药物，应最后服用止咳糖浆。

（4）磺胺类药和发汗药服后应多饮水，可减少磺胺结晶堵塞肾小管和增强发汗药的疗效。

（5）健胃药应在饭前服用，通过刺激味觉感受器，使胃液分泌增多，增强食欲。

（6）助消化药和对胃黏膜有刺激性的药物应在饭后服用，有助于食物消化，减少药物对胃壁的刺激。

（7）强心苷类药物如洋地黄等的治疗安全范围小，对该药的敏感性个体差异大，所以每次服药前应测患者的脉率，如脉率少于60次/分或出现节律异常，应停止服药并报告医生。

（8）某些有相互作用的药物不能同时或在短时间内服用，如胃蛋白酶在碱性环境里能迅速失去活性，忌与碳酸氢钠等碱性药物同时服用。

4. 服药后随时观察患者的服药效果和不良反应

如出现异常情况应及时与医生联系并酌情处理。

（张丽艳）

学习任务三　注射法

【任务目标】

（1）掌握注射的原则。
（2）了解注射器材。
（3）掌握注射的具体方法。

注射法是将无菌药物注入体内，以达到预防、诊断和治疗疾病为目的的一种给药法。注射给药法的特点是药物的吸收速度快，血药浓度能迅速升高，适用于各种原因不宜口服给药和口服给药效果不佳的患者。但采用此法对组织会造成一定的损伤，引起疼痛、潜在并发症（如感染）的可能。另外，因药物吸收速度快，某些药物的不良反应（如严重的过敏反应）出现迅速，处理较难。

一、注射原则

（一）严格执行查对制度

注射前必须认真做好"三查七对"工作，以确保用药安全。若发现药物有变色、浑浊、沉淀、过期或药瓶有裂缝等现象均不能使用。如同时注射数种药物，应注意配伍禁忌。

（二）严格遵守无菌操作原则

护士注射前必须洗手，戴口罩，衣帽整洁。注射部位的皮肤用棉签蘸2%的碘酊，以注射点为中心由内向外螺旋形消毒，直径大于5 cm。待碘酊干后（约20秒），用70%的乙醇以同样方法脱碘，范围大于碘酊消毒面积，待干片刻方可注射。

（三）选择合适的注射器和针头

根据注射途径、药液量及性质选择合适的注射器和针头。注射器应完整、无裂痕、不漏气，针头应无锈、无钩、无弯曲、锐利。注射器和针头的型号要合适，衔接需紧密。一次性注射器包装应密封，在有效期范围内。

（四）选择合适的注射部位

防止损伤血管和神经；注射部位局部应无炎症、化脓感染、硬结、瘢痕及皮肤病。对需长期注射的患者，应经常更换注射部位。

（五）药液应现配现用

注射的药液应在规定的时间内临时抽取，立即注射，以防药物效价降低或受到污染。

（六）排尽空气，以防意外

注射前，注射器内的空气要排尽，尤其是静脉注射，以防空气进入血管形成栓塞。排气时，应防止浪费药液。

（七）检查有无回血

进针后注射药物前，应抽动活塞检查有无回血。动、静脉注射必须见有回血后方可推药，皮下、肌内注射若发现有回血，应拔出针头重新进针。

（八）运用无痛注射技术

(1) 做好解释和安慰工作，消除患者的心理顾虑。
(2) 分散患者的注意力，使其尽可能身心放松，以减轻不适。
(3) 协助患者取适当卧位，使其肌肉松弛，易于进针。
(4) 注射时应做到二快一慢：进针、拔针快，推药速度宜慢，推药速度要均匀。
(5) 注射刺激性强的药液或油剂应选择稍长针头，进针要深。
(6) 同时注射数种药物应先注射无刺激性或刺激性弱的，再注射刺激性强的。

二、注射用物

（一）注射盘

注射盘内放：无菌持物镊、2%碘酊、70%乙醇、砂轮、启瓶器、棉签、弯盘，静脉注射时需有止血带和小枕。

（二）注射器

注射器（图13-2）包括空筒和活塞两部分。空筒上标有刻度，空筒的前端称乳头。活塞后部依次为活塞轴、活塞柄。其中注射器的乳头部、空筒的内壁和活塞不得用手触摸，应保持无菌。目前注射器有玻璃和塑料两种制品（塑料制品为一次性），每种制品有多种规格，如1 mL、2 mL、5 mL、10 mL、20 mL、30 mL、50 mL、100 mL等，可根据需要加以选择。

（三）针头

针头（图13-2）包括针尖、针梗、针栓3部分，使用时必须保持针尖、针梗无菌。

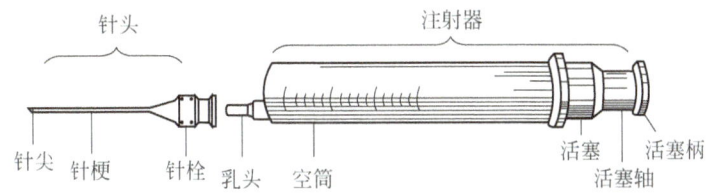

图13-2　注射器和针头构造

三、药液抽吸法

（一）自安瓿内抽取药液法

护士洗手，戴口罩，查对后，将安瓿尖端药液弹至体部。用70%的乙醇棉签消毒安瓿颈部及砂轮后，用砂轮在其颈部划一锯痕（如为免锯安瓿，不须划痕），用乙醇棉签再次消毒，在此锯痕处折断安瓿。持注射器，针头斜面向下，插入药液中（针栓不能放入安瓿内），握住活塞柄抽动活塞，手不可接触活塞体部（图13-3）。抽毕，将针头垂直向上，轻拉活塞，使针头内的药液流入注射器内，并使气泡聚集在乳头处，轻推活塞，排尽空气。如注射器乳头偏向一侧，排气时，使注射器乳头向上倾斜，则气泡集中于乳头根部，如上法排气。排气毕，将空安瓿套在针头上，再次查对无误后放于无菌盘内备用。

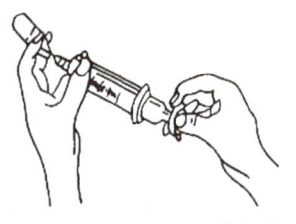 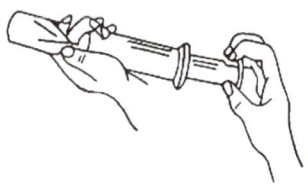

(a) 自小安瓿内抽取药液法　　(b) 自大安瓿内抽取药液法

图13-3　安瓿内抽取药液法

(二)自密封瓶内抽取药液法

查对后,用启瓶器开启铝盖的中心部分,2%碘酒、70%乙醇消毒瓶塞及周围,待干。用注射器抽吸与所需药液等量的空气注入密封瓶内(目的是增加瓶内压力,避免形成负压),倒转药瓶向上,使针头斜面在液面以下,抽吸药物至所需量。右手示指固定针栓,拔出针头(图13-4)。排尽注射器内空气(方法同前),查对后备用。

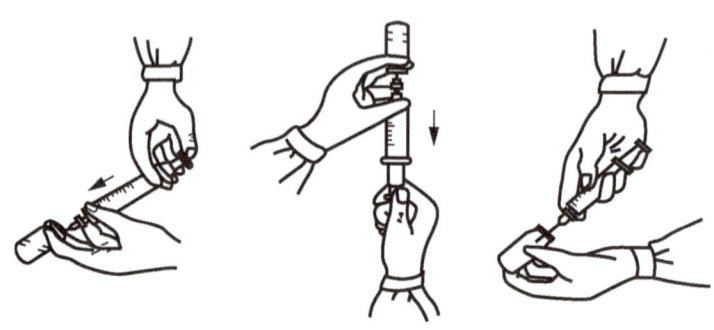

图13-4 自密封瓶内抽取药液的两种方法

(三)其他剂型的药物抽取法

抽吸结晶、粉剂药物时,应先用无菌生理盐水,注射用水或专用溶媒充分溶解后再吸取。如为油剂可稍加温(药液受热易被破坏者除外),混悬剂摇匀后抽取,同时选用稍粗针头。

四、常用注射法

(一)皮内注射法

将少量的无菌药液或生物制剂注于表皮和真皮之间的方法叫皮内注射法。

【目的】

(1)药物的过敏试验。
(2)预防接种。
(3)局部麻醉的先驱步骤。

【用物】

注射盘内另加1 mL注射器、针头、注射卡、药液。如做过敏试验，另备急救药品及相关用物。

【部位】

（1）药物的过敏试验选取前臂掌侧下段，因该处皮肤较薄，易于注射，且肤色较淡，易于辨认局部反应。

（2）预防接种常选用上臂三角肌下缘，如新生儿接种卡介苗。

（3）局部麻醉的先驱步骤先在需要麻醉的局部皮内注入药物，形成一皮丘，再进行局部麻醉。

【方法】

（1）操作者洗手，戴口罩，用物备齐后携至床旁，核对并解释。如进行药物的过敏试验，注射前应详细询问用药史、过敏史、家族史。

（2）选择注射部位，用70%的乙醇消毒皮肤，待干。

（3）再次查对后排尽注射器内的空气（注意调整针头斜面与注射器的刻度在一个平面）。

（4）左手绷紧皮肤，右手持注射器，示指固定针栓，针头斜面向上，与皮肤呈5°角刺入。待针头斜面完全进入皮内后，放平注射器，左手拇指固定针栓，右手推药，注入皮内0.1 mL（图13-5），使局部形成一个半球形的皮丘，隆起的皮肤变白并显露毛孔。

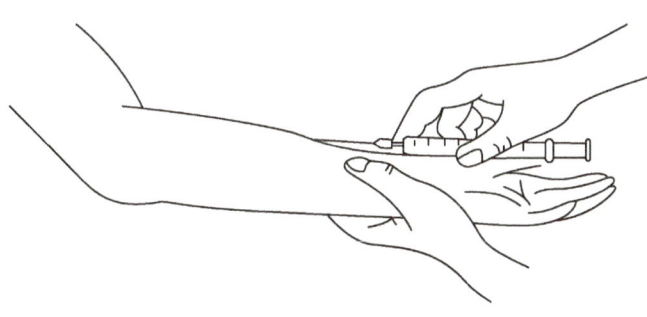

图13-5　皮内注射

（5）注射毕，迅速拔针，嘱患者勿按压局部。

（6）再次核对，清理用物。

（7）如进行药物的过敏试验，15～20分钟后观察反应，做出判断并记录。如需做对照试验，用盛无菌生理盐水的注射器在另外一侧手臂的相同部位注入 0.1 mL 生理盐水，20 分钟后，对照观察反应。

【注意事项】

（1）患者如对注射的药物有过敏史，则不能进行皮试，应与医生联系，更换其他药物。

（2）忌用碘酊消毒，以免脱碘不彻底或对碘过敏影响结果的观察和判断。

（二）皮下注射法

将少量的无菌药液或生物制剂注入皮下组织的方法叫皮下注射法。

【目的】

（1）不宜经口服法给药，要求在一定的时间内发生药效。

（2）预防接种。

【用物】

注射盘内另加 1～2 mL 注射器、6 号针头、注射卡、药物。

【部位】

常选上臂三角肌下缘、上臂外侧、两侧腹壁、后背、大腿外侧方（图 13-6）。

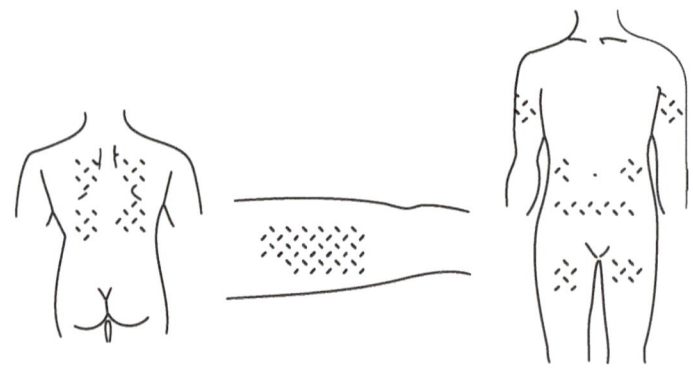

图 13-6　皮下注射的部位

【方法】

（1）洗手，戴口罩，备齐用物后携至床旁，查对患者并解释。

（2）选择注射部位，用2%碘酊、70%乙醇消毒皮肤，待干。

（3）再次核对并排尽注射器内空气。

（4）左手绷紧局部皮肤，右手持注射器，示指固定针栓，使针头斜面向上和皮肤呈30°~40°角，迅速刺入针梗的1/2~2/3（过瘦者可捏起局部组织，穿刺角度适当减小）。松开左手，抽动活塞，检查有无回血。如无回血，缓慢推药（图13-7）。

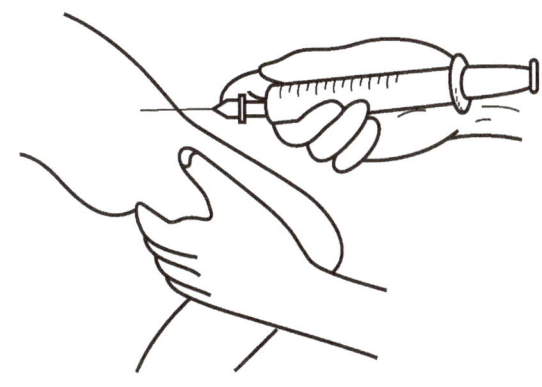

图13-7 皮下注射法

（5）注射毕，用干棉签按压穿刺点，快速拔针。

（6）再次查对后助患者取舒适体位，整理床单元，清理用物。

【注意事项】

（1）对皮肤有刺激性的药物一般不作皮下注射。

（2）进针角度不宜超过45°，以免刺入肌层。

（3）对长期皮下注射者，应经常更换注射部位，以保证药物的充分吸收。

（4）如注射的药物少于1 mL，需用1 mL注射器，以保证注入药物的剂量准确。

（三）肌内注射法

将一定量的无菌药液注入肌肉组织的方法叫肌内注射法。

【目的】

（1）不能或不宜静脉注射，要求比皮下注射更迅速发生疗效时采用。

(2) 适用于注射刺激性较强或剂量较大的药物。

【用物】

注射盘内另加 2 mL 或 5 mL 注射器、6号针头、药液（如药物为混悬剂或油剂，应备较粗针头）、注射卡。

【部位】

一般选择肌肉较厚，离大血管、大神经相对较远的部位。其中最常用的是臀大肌，其次为臀中肌、臀小肌、上臂三角肌和股外侧肌。

(1) 臀大肌注射定位法：臀大肌起自髂后上棘与尾骨尖之间，肌纤维平行向外下方止于股骨上部，其内有坐骨神经通过，坐骨神经起自骶丛神经，自梨状肌下孔出骨盆至臀部，在臀大肌深处，约在坐骨结节与大转子连线中点处下降至股部。注射时为避免损伤坐骨神经，有两种定位法（图13-8）。

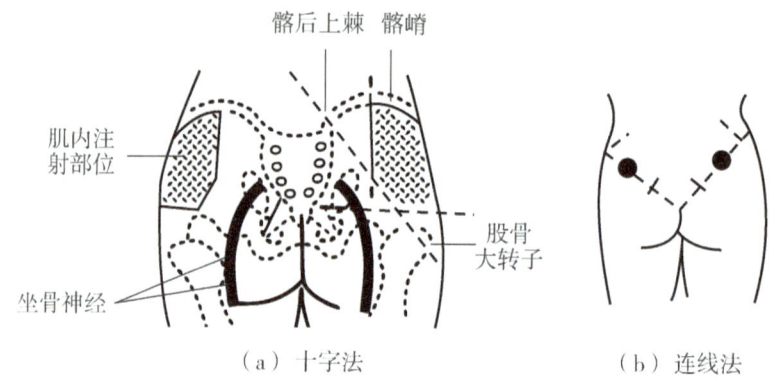

图13-8　臀大肌注射定位法

1) 十字法。从臀裂顶点向左或向右引一水平线，从髂嵴最高点作一垂线，将一侧臀部分为四个象限，其外上象限避开内下角为注射部位。

2) 连线法。取髂前上棘与尾骨连线的外1/3处为注射部位。

(2) 臀中肌、臀小肌注射定位法：

1) 三角区法。以示指尖和中指尖分别置于髂前上棘和髂嵴下缘处。这样，示指、中指和髂嵴三者构成的三角区域即为注射部位（图13-9）。

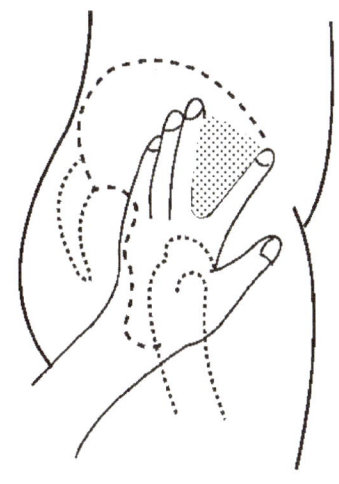

图13-9 臀中肌、臀小肌注射定位法

2) 三横指法。以髂前上棘外侧三横指处为注射部位,患儿以其手指的宽度为标准。

(3) 上臂三角肌注射定位法 取上臂外侧,肩峰下2~3横指处为注射部位。此处肌肉较薄,只能作小剂量注射。

(4) 股外侧肌注射定位法 取大腿中段外侧,一般成人位于膝上10 cm,髋关节下10 cm,宽约7.5 cm的范围(图13-10)。此区大血管、神经干很少通过,范围较广,可供多次注射。

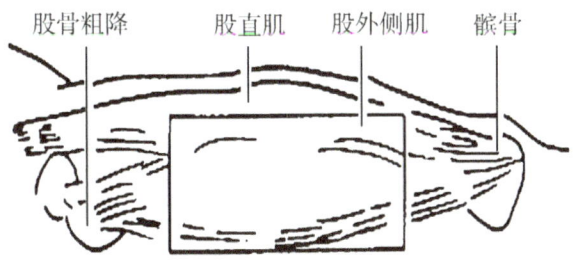

图13-10 股外侧肌注射区

【方法】

(1) 护士洗手,戴口罩,备齐用物后携至床旁,核对并解释。

(2) 协助患者取适当体位,以使肌肉松弛,易于进针,如侧卧位(上腿伸直,下腿稍弯曲)、俯卧位(足尖相对,足跟分开)、仰卧位(用于危重及不能翻身的患者)、坐位

(要稍高，便于操作)。

(3) 用2%碘酊消毒局部注射部位，待干后用70%乙醇脱碘。

(4) 再次核对，排尽空气。

(5) 左手拇指、示指绷紧皮肤，右手呈执笔势持注射器，中指固定针栓，针头和皮肤呈90°角，以手臂带动手腕的力量，迅速刺入针梗的1/2～2/3（图13-11）。

(6) 松开左手，抽动活塞，如无回血，缓慢推药。

(7) 注射毕，用干棉签轻按进针处，快速拔针后按压片刻。

(8) 再次核对，协助患者取舒适卧位。整理床单位，清理用物。

【注意事项】

(1) 勿将针梗全部刺入，以防从根部衔接处折断。

(2) 2岁以内的婴幼儿宜选用臀中肌、臀小肌注射。因其独立行走前臀部肌肉发育不完善，为避免损伤坐骨神经，不宜采用臀大肌注射。

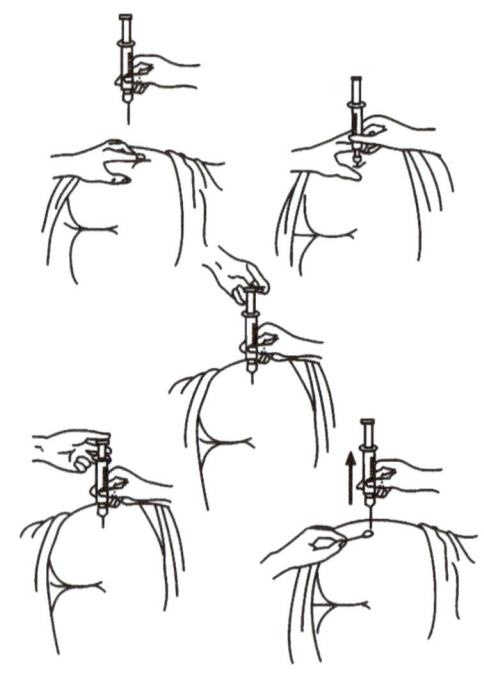

图13-11 肌内注射法

(3) 长期进行肌内注射的患者，应合理更换注射部位，并用细长针头，以避免或减少硬结的发生，若已出现硬结，可采用热敷、理疗等措施。

(4) 需同时注射两种药物时，应注意配伍禁忌。

（四）静脉注射法

静脉注射法是自静脉注入无菌药液的方法。

【目的】

(1) 适用于不宜口服、皮下或肌内注射的药物或需迅速发生药效者。
(2) 做诊断性检查，如肾功能试验、胆囊X射线摄片检查等。
(3) 输液或输血。
(4) 静脉营养疗法。

【用物】

注射盘内另加无菌注射器（根据药液量准备）、针头为7号或头皮针、止血带、软枕、药物、注射卡、胶布。

【部位】

常用的有四肢浅静脉，如上肢肘部的贵要静脉、正中静脉，以及腕部和手背静脉，下肢的大隐静脉、小隐静脉、足背静脉等。

【方法】

(1) 护士洗手，戴口罩，备齐用物后携至床旁，核对患者并解释，以取得合作。
(2) 选择合适的静脉，用手指触摸静脉，以探明静脉的走向及深浅。
(3) 在穿刺部位的肢体下垫小枕，穿刺部位上方约6 cm处扎紧止血带，使止血带的尾端向上。用2%碘酊、70%乙醇消毒皮肤，待干，嘱患者握拳，使静脉充盈。
(4) 再次核对，排尽注射器内空气。
(5) 穿刺时，左手拇指绷紧静脉下端皮肤，使其固定，右手持注射器，示指固定针栓，针头斜面向上，与皮肤呈20°角，从静脉上方或侧方刺入皮下，再沿静脉走向潜行刺入见回血后，表明针头已进入静脉，可顺静脉再推进少许（图13-12A、图13-12B）。
(6) 松止血带，同时嘱患者松拳，右手固定针头（如为头皮针，可先用胶布固定针柄），左手缓慢推药（图13-12C）。
(7) 注射过程中要试抽回血。如局部疼痛、肿胀，无回血，提示针头滑出静脉，应拔针更换部位重新穿刺。
(8) 注射毕，用干棉签放于穿刺点并迅速拔针，继续按压穿刺点片刻，以防止局部渗血。

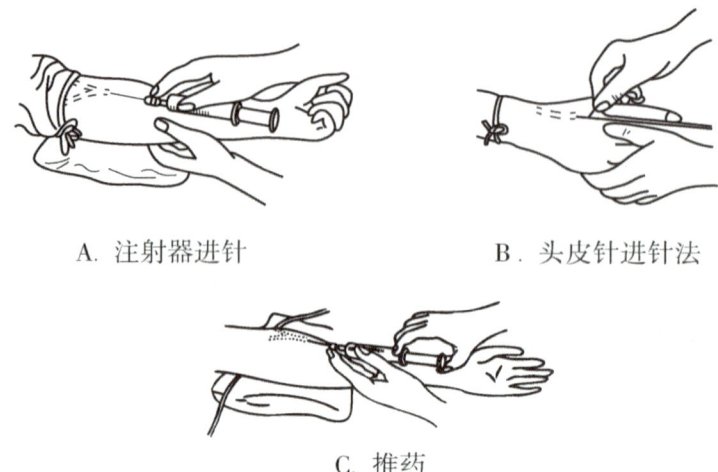

图13-12　静脉注射法

【注意事项】

（1）宜选择粗直、弹性好、易于固定的静脉，避开关节和静脉瓣。

（2）长期静脉注射者，为保护血管，应有计划地由小到大、由远端至近端选择静脉。

（3）根据患者的年龄、病情和药物性质，掌握合适的推注速度，并随时听取患者主诉，观察注射局部的情况及病情变化。

（4）注射对组织有强烈刺激性的药物，应用盛有无菌生理盐水的注射器和针头进行穿刺。穿刺成功后，先注入少量生理盐水，以确认针头在静脉内，然后取下注射器（针头不动），换上抽有药物的注射器进行注射，并随时抽回血，观察针头斜面是否在血管内，以防药物外溢导致组织坏死。

（五）股静脉注射法

【目的】

股静脉注射法常用于急救时加压输液、输血和采集血标本。

【用物】

注射盘内另加无菌10 mL或20 mL干燥注射器、无菌纱布、试管和药物。

【部位】

股静脉位于由缝匠肌、长收肌、腹股沟韧带构成的股三角区内。在髂前上棘和耻骨结节间画一连线，股动脉走向与该线中点相交，股静脉位于股动脉内侧0.5 cm处（图13-13）。

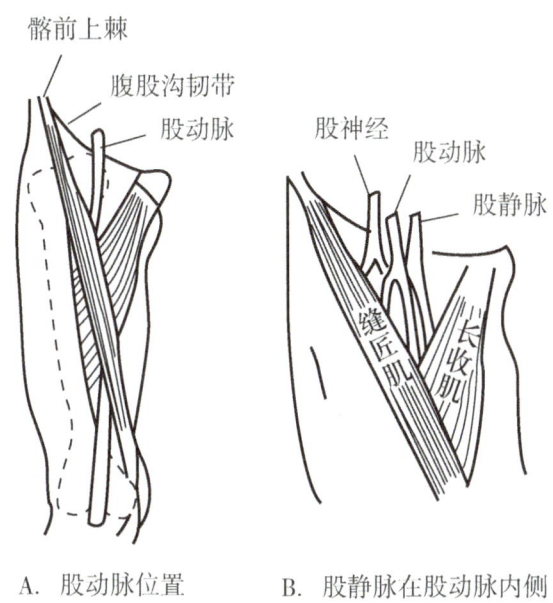

A. 股动脉位置　　B. 股静脉在股动脉内侧

图13-13　股静脉的解剖位置

【方法】

（1）操作者洗手，戴口罩，备齐用物携至床旁，核对并解释。

（2）操作者位于穿刺侧，协助患者仰卧，下肢伸直略向外展，膝关节微屈。

（3）用2%碘酊、70%乙醇消毒患者局部皮肤和术者左手的示指、中指。

（4）在股三角区内扪及股动脉搏动明显处并固定，右手持注射器，针头和皮肤呈90°角，在股动脉内侧0.5 cm处刺入。抽动活塞见有暗红色血被抽出，提示针头已进入股静脉，固定针头，根据需要抽血或注入药物。

（5）抽血或注射毕，拔出针头，局部用无菌纱布加压按压3~5分钟，以免引起出血或形成血肿。

（6）再次查对，帮助患者取舒适卧位。整理床单位并清理用物。

【注意事项】

（1）严格按照无菌技术操作原则进行，防止感染。

（2）有出血倾向者不宜采用此法注射。

（3）如抽出鲜红色血液，提示刺入股动脉，应立即拔针，用无菌纱布紧压穿刺处5~10分钟，直至无出血为止。

（骆念宏）

学习任务四　吸入给药法

吸入给药法是将药液以气雾状喷出，从呼吸道吸入，以达到预防和治疗疾病为目的的一种给药方法。吸入的药物除对呼吸道局部产生疗效外，还可以通过肺组织的吸收进入血液循环，达到全身疗效。由于吸入给药法药效快，药物用量较少，不良反应较轻，所以临床上广为运用。

一、超声波雾化吸入技术

超声波雾化吸入技术是应用超声波声能，使药液变成细微的气雾，随着患者的吸气进入呼吸道，以达到预防和治疗疾病的目的。

（一）超声波雾化吸入器的装置

1. 结构

（1）超声波发生器：通电后能产生高频电能，其面板上有电源开关、定时开关、雾缝调节旋钮及指示灯。

（2）水槽：盛冷蒸馏水。

（3）晶体换能器：位于水槽下方。

（4）雾化罐与透声膜：雾化罐盛药液，底部即是透声膜。

（5）螺纹管和口含嘴（或面罩）。

2. 原理

接通电源后超声波发生器输出高频电能，通过水槽底部晶体换能器的作用，将高频电能转化为超声波声能，声能透过雾化罐底部的透声膜，作用于罐内的药液，破坏了液体的表面张力，使药液变成微细的雾粒，通过导管随患者的吸气进入呼吸道。

3. 特点

雾量大小可以调节，雾滴小而均匀，药液随患者深而慢的吸气可以到达终末支气管及肺泡。同时雾化器的电子部分产热，对药液起到轻度加温作用，使患者吸入的气雾温暖、舒适。

（二）常用的药物及其作用

1. 抗生素

抗生素可治疗呼吸道感染，消除炎症，如庆大霉素、卡那霉素等。

2. 祛痰药

祛痰药可稀释痰液，帮助祛痰，如糜蛋白酶、易咳净等。

3. 解痉平喘药

解痉平喘药可解除支气管痉挛，如氨茶碱、舒喘灵等。

4. 糖皮质激素

糖皮质激素可减轻呼吸道黏膜水肿，如地塞米松，其常与抗生素联用，增强抗炎效果。

（三）操作方法

1. 用物准备

治疗车上置超声雾化器一套（图13-14）、药液、生理盐水、冷蒸馏水、水温计、弯盘。

2. 操作步骤

（1）使用前检查超声波雾化器各部件连接是否紧密，关上所有开关。

（2）根据不同类型雾化器的要求，在水槽内加入一定量的冷蒸馏水，要求液面高度应浸没雾化罐底部的透声膜。

（3）按医嘱将药液用生理盐水稀释至30~50 mL后注入雾化罐内，将罐盖旋紧，把雾化罐放入水槽内，盖紧水槽盖。

（4）用物备齐后携至床旁，核对患者并解释，帮助患者取舒适卧位。

（5）接通电源，调节定时开关（一般为15~20分钟），打开电源开关，指示灯亮后，再将雾量调节旋钮旋至所需量，此时药液呈雾状喷出。

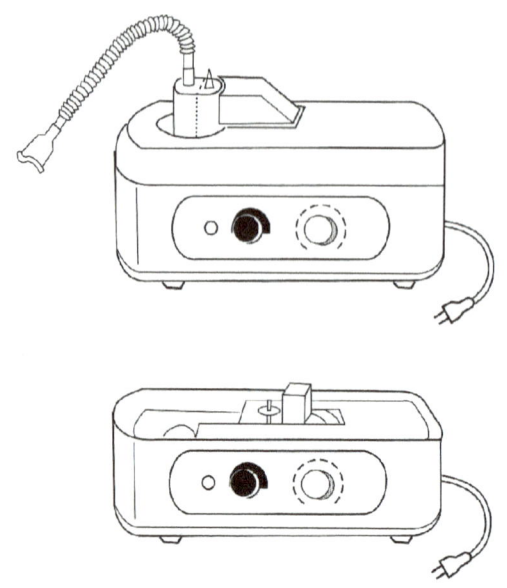

图13-14 超声波雾化吸入器

（6）将面罩放于患者口鼻部或将口含嘴放入患者口中，指导其作深而慢的吸气。

（7）在使用过程中，应注意观察水槽内水温，如超过50 ℃，应先关闭机器，再调换冷蒸馏水。若雾化罐内液体过少，影响正常雾化，可从盖上小孔处注入药物，但不必关机。

（8）治疗完毕，取下面罩或口含嘴。先关闭雾化开关，再关电源开关，否则电子管易损坏。

（9）擦净患者面部，帮助患者取舒适卧位。

（10）整理用物，将水槽内的水倒掉，并擦干水槽。若该机是一位患者专用，用毕，将口含嘴、雾化罐、螺纹管用冷开水冲净，一个疗程结束后再消毒处理。如多位患者使用，每次使用后，将上述部件在消毒液中浸泡1小时后再洗净，晾干备用。

3. 注意事项

（1）使用前，应检查机器各部分有无松动、脱落等异常情况，确保性能良好。机器和雾化罐型号要一致。

（2）水槽底部的晶体换能器和雾化罐底部的透声膜薄而脆，安放时动作要轻，以防止用力过猛引起破损。

（3）水槽和雾化罐中切忌加温开水或热水。如需连续使用，中间应间隔半小时，以防水温超过50 ℃。

（4）水槽内若无足够的冷蒸馏水或雾化罐内无液体时不可开机，以免损坏机器。

二、氧气雾化吸入技术

氧气雾化吸入技术是利用高速的氧气气流，使药液形成雾状，随患者的吸气进入呼吸道，以达到控制呼吸道感染和改善通气功能为目的的一种给药方法。

（一）氧气雾化吸入器的构造和原理

氧气雾化吸入器（图13-15）为一特制的玻璃器皿，共有五个管口。

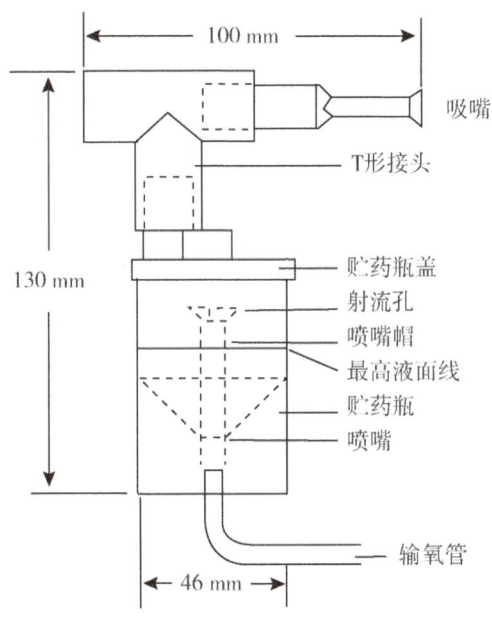

图13-15　氧气雾化吸入器

（二）常用药物及作用

常用药物及作用同超声波雾化吸入给药法。

（三）操作方法

1. 用物准备

氧气雾化吸入器、药液、5 mL注射器、蒸馏水及氧气装置一套（湿化瓶不放水）。

2. 操作步骤

（1）按医嘱抽取药液，用蒸馏水稀释至5 mL注入雾化罐内。

（2）核对并向患者解释，对初次采用此法给药者应教会患者使用雾化器的方法，以取得合作。

（3）协助患者取坐位或半坐卧位，漱口，清洁口腔。

（4）将雾化器a管接在氧气装置的橡胶管上，调节氧气流量至6～10 L/min。

（5）患者手持雾化器，将喷气口c放入口中（最好放入舌根部），紧闭口唇，嘱其吸气时用手指堵住b口，呼气时松开b口。如此反复进行，直至药液喷完为止。

（6）吸入毕，取出雾化器，关闭氧气开关，协助患者取舒适卧位，整理用物。雾化器放于消毒液中浸泡1小时后，洗净，擦干备用。

3. 注意事项

（1）使用前检查雾化器接气源端有无漏气现象，漏气者不能用。

（2）雾化器内的药液必须浸没e管的底部，否则药液不能喷出。

（3）指导患者吸入的同时尽可能深长吸气，便于药液充分到达支气管和肺内。呼气时，将手指移开，以防浪费药液。

目前，临床上广泛使用一次性雾化吸入器，其作用原理及使用方法基本同玻璃制雾化器。它的使用能有效地防止交叉感染。

（骆念宏）

学习任务五　药物过敏试验法

【任务目标】

(1) 掌握青霉素过敏试验法及过敏反应的处理。

(2) 掌握链霉素过敏试验法及过敏反应的处理。

一、青霉素过敏试验法及过敏反应的处理

对青霉素过敏的人，任何年龄、性别，任何给药途径（注射、口服、外用等），任何剂量和剂型（钾盐、钠盐、长效、半合成青霉素）均可发生过敏反应。因此在使用青霉素之前，必须先进行药物的过敏试验，结果阴性者方可用药。

（一）过敏反应的原因

过敏反应系由抗原与抗体在致敏细胞上相互作用而引起的。青霉素G本身与其所含的高分子聚合体（6-氨基青霉烷酸）、降解产物（青霉烯酸、青霉噻唑酸）以及某些霉菌（青霉菌）均可作为半抗原，进入人体后，和组织蛋白氨基酸上的氨基相结合形成全抗原。对过敏体质的人来说，使机体中的T淋巴细胞致敏，进而作用于B淋巴细胞，引起B淋巴细胞的分化增殖，转变为浆母细胞，发展成浆细胞。浆细胞能产生特异性抗体IgE，IgE是一种亲细胞抗体，黏附于某些组织如皮肤、鼻、咽、声带、支气管黏膜下微血管周围的肥大细胞上及血液中的白细胞（嗜碱粒细胞）表面，使机体对抗原呈现出致敏状态。当机体再次与该抗原接触时，抗原即和特异性抗体（IgE）相结合，导致肥大细胞破裂，释放出组胺、缓激肽、5-羟色胺等血管活性物质，作用于效应器，使平滑肌收缩、毛细血管扩张及通透性增强，因而出现各种症状。同时，白细胞破坏后释放出慢反应物质（SRS-A），可使支气管痉挛加剧。

（二）过敏试验法

1. 试验液的配制

准确配制青霉素试验液是预防青霉素过敏反应发生的重要环节。要求试验液每毫升含青霉素G 200～500 U，现以80万U的青霉素为例，具体配制方法如下。

（1）取80万U的青霉素一瓶，注入4 mL生理盐水，溶解后每毫升含青霉素20万U。

（2）取上液0.1 mL，加生理盐水稀释至1 mL，则每毫升含青霉素2万U。

（3）取上液0.1 mL，加生理盐水稀释至1 mL，则每毫升含青霉素2000 U。

（4）取上液0.1～0.25 mL，加生理盐水稀释至1 mL，则每毫升含青霉素200～500 U。

以上每次配制时均须将药液混合均匀。在配好的青霉素皮试液的注射器外贴上"青霉素皮试液"的标记以备用。

2. 试验方法

按皮内注射法在患者前臂掌侧注入青霉素皮试液0.1 mL（含青霉素20～50 U），20分钟后观察结果。

3. 结果判断

（1）阴性：皮丘无改变，周围不红肿，无红晕，无自觉症状。

（2）阳性：局部皮丘隆起并出现红晕硬块，直径大于1 cm，或红晕周围有伪足，痒感，严重时可发生过敏性休克。如结果辨认不清，可用生理盐水做对照试验。

4. 记录实验结果

阳性者，在医嘱单、体温单、病历卡、床头卡、门诊卡、注射卡上醒目地注明"青霉素阳性"，禁止使用青霉素，并告知患者及家属。

（三）过敏反应的临床表现

1. 过敏性休克

过敏性休克是最为严重的一种过敏反应，一般发生在青霉素皮内试验时或注射用药后呈闪电式出现，即发生于用药后的数秒或数分钟内。也有的在半小时以后出现症状，甚至有极少数患者发生于连续用药过程中。主要表现如下。

（1）呼吸道阻塞症状，表现为胸闷、气急伴濒危感，由喉头水肿和肺水肿所致。

（2）循环衰竭症状。由于生物活性物质（如组胺、缓激肽等）的作用引起周围血管扩张，通透性增强，有效循环血量不足，患者表现为面色苍白、冷汗、发绀、脉细弱、血压下降、烦躁等症状。

（3）中枢神经系统症状。由于脑组织缺氧，表现为头晕眼花、面及四肢麻木、意识丧失、抽搐、大小便失禁等。

（4）皮肤过敏反应症状，有瘙痒、荨麻疹等。

在上述症状中，常以呼吸道症状和皮肤瘙痒最早出现，故必须注意倾听患者的主诉。

2. 血清病型反应

一般于用药后7～12天发生，临床表现和血清病相似，有发热、关节肿痛、皮肤瘙痒、荨麻疹、全身淋巴结肿大、腹痛等。

3. 各器官或组织的过敏反应

（1）皮肤过敏反应。

主要有荨麻疹，严重者可发生剥脱性皮炎。

（2）呼吸道过敏反应。

可引起哮喘或促使原有哮喘的发作。

（3）消化道过敏反应。

可引起过敏性紫癜，以腹痛和便血为主要症状。

（四）过敏性休克的急救措施

（1）立即停药，使患者就地平卧，以利于脑部血液供应，同时报告医生。

（2）立即皮下注射0.1%盐酸肾上腺素0.5～1 mL，病儿剂量酌减。如症状不缓解，每隔30分钟再皮下或静脉注射0.5 mL，直至患者脱离危险。盐酸肾上腺素是抢救过敏性休克的首选药物，它具有收缩血管、增加外围阻力、兴奋心肌、增加心输出量和松弛支气管平滑肌的作用。

（3）改善缺氧症状，给患者氧气吸入、呼吸受抑制时，应立即进行口对口的人工呼吸，同时给予呼吸兴奋剂。插管或配合施行气管切开。

（4）根据医嘱给药，如地塞米松 5~10 mg 静脉推注或氢化可的松 200 mg 加入 5%~10% 葡萄糖溶液 500 mL 中静脉滴注——此类药有抗过敏作用，能迅速缓解症状。此外应根据病情给予多巴胺、间羟胺等药物以及纠正酸中毒和抗组胺类药物等。

（5）若患者出现心搏骤停，立即行心肺复苏术。

（6）密切观察患者的生命体征、意识、尿量及其他临床变化，并做好病情动态的护理记录。患者未脱离危险期不宜搬动。

（五）过敏反应的预防

（1）使用青霉素前必须做过敏试验。在使用各种剂型的青霉素之前，必须详细询问用药史、过敏史、家族史及进行药物的过敏试验。对已有过敏史的患者禁止做过敏试验，对接受过青霉素治疗的患者，停药 3 天后再用，或使用过程中药物的批号更换时，需重做过敏试验。

（2）正确实施药物的过敏试验。皮试液的配制、皮内注射的方法及剂量、试验结果的判断都应准确无误。

（3）做过敏试验和用药过程中，护士应严格执行查对制度，严密观察患者反应并备好急救药品。注射后应观察 30 分钟以上，防止发生迟缓反应。

（4）青霉素溶液应现配现用，因为青霉素水溶液在室温下易产生过敏物质，引起过敏反应，还可使药物效价降低，影响治疗效果。

（5）配制皮试液或稀释青霉素的生理盐水应专用。

二、链霉素过敏试验法及过敏反应的处理

由于链霉素本身的毒性作用（表现在对听神经的损害和低钙引起的急性毒性反应）及其所含杂质（链霉素和二链霉胺）具有释放组胺的作用，能引起毒性反应和过敏反应。所以在使用该药前应做药物的过敏试验，用药过程中和用药后加强观察，以防不良反应的发生。

链霉素过敏反应临床中较少见，其表现同青霉素过敏反应，处理措施也与青霉素过敏反应的处理方法相同。

链霉素的毒性反应较其过敏反应更常见、更严重，若发生中毒症状，可静脉注射葡萄糖酸钙或氯化钙。链霉素与钙结合，可使其毒性症状减轻。

【实践评析】

实践内容：

患者，男性，67岁。因为"股骨颈骨折"在家卧床两个多月。患者骨折未愈，又患上了老年性便秘，真是雪上加霜。近半月来，患者茶饭不思，腹部胀满不适，时感腹部疼痛，体重减轻了好几斤。家人使用"开塞露"后效果不佳，反而使患者欲便不能，坐卧不安，更加痛苦。无奈之下，行动不便的患者向社区护士打电话咨询。经过详细询问，得知患者使用"开塞露"效果不佳是因为使用方法不正确。在护士的指导下，患者不但解决了问题，而且掌握了预防便秘的方法。

案例分析：

（1）老人由于长期卧床，活动量减少，肠蠕动减弱，使食物残渣在结肠内运行过程延长，导致粪便不能及时排出，身体吸收过多的水分而使大便干燥硬结；老人消化功能减弱，咀嚼、吞咽困难等，进食蔬菜、水果等纤维素性食物减少，加之老人膈肌、腹肌、肠道壁平滑肌收缩能力减弱，使排便缺乏动力和结肠黏膜分泌液减少，导致大便干燥；老人内脏感觉功能减退，对排便反射的敏感性降低，当结肠进行定时大蠕动时感觉不明显，不能促使其及时排便或容易被忽视，使排便刺激不能达到应有的效果等等都可以导致便秘。另外，其他如疾病、药物、精神因素等均可引起便秘。

（2）老年人便秘应以预防为主，不能滥用泻药。帮助老年人解除思想顾虑，生活有规律，使消化道活动有节奏地控制消化器官的功能，养成定时排便的习惯；饮食方面增加纤维素的摄入，刺激肠蠕动，因为纤维素在不被消化的情况下吸收水分自我膨胀，增加肠腔容积，刺激肠道产生蠕动波，促使排便。含纤维素多的食物有粗粮、芹菜、韭菜、菠菜、豆芽菜、水果等。增加水分的摄入，每晨饮一杯淡盐水，促使肠蠕动，保持胃肠道有足够的水分软化粪便。适当增加脂肪润滑肠道，如花生油、芝麻油等；在体力及病情允许的情况下，适当活动，也可自己按摩腹部，如用双手顺结肠蠕动方向揉动腹部，每次15下，每日晨起、入睡前进行，能有效预防便秘。

（3）使用开塞露时，先将管端剪开，修剪平滑，润滑前端，患者取左侧卧位，暴露肛门，适度垫高臀部。挤出少许甘油润滑开塞露入肛门段，持开塞露球部，缓慢轻轻插入肛门至开塞露颈部，快速挤压球部，将甘油全部挤入肛门，同时嘱患者深吸气。挤尽后，一手持纱布或卫生纸按摩肛门处，一手快速拔出开塞露外壳，嘱患者保持原体位休息10分钟左右有便意时再排便。成人一般一次使用1~2支即可。如果无效，可以重复注入2~3支。

（4）如果患者持续便秘5天以上，硬结粪便已堆积于直肠无法排泄，这种情况下使用开塞露毫无效果，唯一解决的办法是用手抠。其方法是：戴清洁的卫生手套，涂润滑油，用食指或中指轻轻插入肛门,由浅渐深慢慢抠出堵在直肠出口的粪块,这样就可以自行解便。抠出粪块后用温开水清洗局部,必要时湿热敷,以帮助肛门括约肌回缩。

(5) 开塞露为润滑性导便药,主要成分是50%甘油和小量的山梨醇。直肠给药后,通过软化粪便,润滑肠壁,刺激肠蠕动而促进排便。开塞露用于轻度便秘,对干燥结块的严重便秘效果不显著。肠道器质性病变引起的便秘如肠梗阻,一般不宜使用开塞露。

(骆念宏)

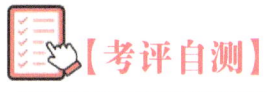【考评自测】

一、名词解释

(1) 口服给药法

(2) 注射法

(3) 皮内注射法

(4) 皮下注射法

(5) 肌内注射法

二、选择题

(1) 发挥药效最快的给药途径是( )。

  A. 口服 B. 皮下注射 C. 吸入疗法 D. 静脉注射

(2) 剧毒药和麻醉药的最重要保管原则是( )。

  A. 药品用中外文对照 B. 加锁并认真交班

  C. 装密封瓶内保存 D. 与内服药分开放置

(3) 应远离明火处保存的药物是( )。

  A. 抗毒血清 B. 胎盘球蛋白 C. 乙醚、乙醇 D. 肾上腺素

(4) 皮内注射选择前臂掌侧下段是因为该处( )。

  A. 皮肤薄、色浅 B. 无大血管 C. 离大神经远 D. 操作较便

(5) 避光放置的药物有( )。

  A. 三溴片、酵母片 B. 氨茶碱、硝酸银 C. 疫菌 D. 芳香类药

(6) 接种结核菌素的部位是( )。

  A. 前臂内侧下段 B. 上臂三角肌 C. 前臂外侧 D. 三角肌下缘

(7) 合剂、酊剂、片剂、散剂属哪类药?( )

  A. 外用药 B. 内服药 C. 注射药 D. 溶液

(8) 药物的保管原则不正确的一项是（　　）。

　　A. 药柜宜放在阳光充足的地方　　　　B. 内服药、外用药、注射药应分类放置

　　C. 由专人负责、定期检查　　　　　　D. 剧毒药、麻醉药要加锁保管

(9) 应放在4℃冰箱内保存的药物是（　　）。

　　A. 乙醇　　　　B. 苯巴比妥　　　　C. 细胞色素C　　　　D. 丙种球蛋白

(10) 药疗原则下列哪项是错误的？（　　）

　　A. 根据医嘱给药　　　　　　　　　　B. 给药时间、剂量、浓度要正确

　　C. 操作时要做到三查七对、一注意　　D. 凡发生过敏的药物应暂停使用

附答案：

一、名词解释

(1) 口服给药法：药物经口服后，被胃肠道吸收和利用，达到治疗目的的方法。

(2) 注射法：将无菌药液注入体内，达到全身疗效的方法。

(3) 皮内注射法：将小量药液注射于表皮和真皮之间的方法。

(4) 皮下注射法：将小量药液注入皮下组织的方法。

(5) 肌内注射法：将药液注入肌肉组织的方法。

二、选择题

(1) D　(2) B　(3) C　(4) A　(5) B　(6) D　(7) B　(8) A　(9) D　(10) D

学习单元十四 排泄护理

排泄是机体将新陈代谢所产生的废物排出体外的生理过程，是人体的基本生理需要之一，也是维持生命的必要条件之一。患者因疾病丧失自理能力或缺乏有关的保健知识，不能正常进行排尿、排便活动，因此护士应掌握与排泄有关的护理知识和技术，帮助或指导其维持正常的排泄功能，满足其排泄的需要，使之获得最佳的健康和舒适状态。

【导入案例】

患者，女性，47岁，中学高级教师，结肠癌。决定手术切除肿瘤，行结肠造瘘术。性格要强的患者对造瘘实在不能接受，情绪低落，茶饭不思，彻夜不眠，拒绝与家人甚至医护人员交谈，每天以沉默对待一切。术前护理人员耐心解释造瘘的必要性，并请来3年前接受造瘘的结肠癌患者现身说教，谈自己的体会和经验，让患者观看其造瘘后身体的变化和造瘘袋的有关情况。通过多次的耐心开导和说教，患者终于愉快地接受了手术。术后恢复良好，很快适应了新的生活。

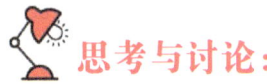

思考与讨论：

（1）案例中患者面对着怎样的心理压力与难言之隐？
（2）护理人员通过怎样的方式帮助患者打开了心扉？
（3）你将采取怎样的方式帮助这类患者？

学习任务一　排尿护理

【任务目标】

（1）掌握排尿活动的评估。
（2）掌握排尿异常患者的护理。

一、泌尿系统的结构与功能

泌尿系统由肾脏、输尿管、膀胱及尿道组成。

（一）肾脏

肾脏是成对的实质性器官，位于脊柱两侧，紧贴于腹后壁，呈蚕豆状，右肾略低于左肾。

肾脏的主要生理功能是排泄人体代谢的终末产物，如尿素、肌酐、尿酸等含氮物质及过剩盐类、有毒物质和药物，同时调节水、电解质及酸碱平衡，从而维持机体内环境的相对稳定。此外，肾脏还有内分泌的功能，如分泌促红细胞生成素、前列腺素、激肽类物质。

（二）输尿管

输尿管为连接肾脏和膀胱的细长肌性管道，左右各一。成人输尿管全长25～30 cm，有三个狭窄，分别在起始部、跨骨盆入口缘和穿膀胱壁处。输尿管的生理功能是通过输尿管平滑肌蠕动，不断将尿液从肾脏输送到膀胱。

（三）膀胱

膀胱为储存尿液的囊状肌性器官，位于小骨盆内、耻骨联合的后方。膀胱的主要生理功能是贮存尿液和排泄尿液。

（四）尿道

尿道是尿液排出体外的通道，起自膀胱内称为尿道内口，末端直接开口于体表，称为尿道外口。男、女性尿道有很大不同。男性尿道长18～20 cm，有三个狭窄，即尿道内口、膜部和尿道外口；两个弯曲，即耻骨下弯和耻骨前弯。耻骨下弯固定无变化，而耻骨前弯则随阴茎位置不同而变化，如将阴茎向上提起，耻骨前弯即可消失。女性尿道长 4~5 cm，较男性尿道短、直、粗，富于扩张性，尿道外口位于阴蒂下方，与阴道口、肛门相邻，易发生尿道的逆行感染。尿道的主要生理功能是将尿液从膀胱排出体外。男性尿道还与生殖有密切的关系。

（五）排尿的过程

肾脏生成尿液是一个连续不断的过程，而膀胱的排尿则是间歇性进行的。排尿活动是受大脑皮层控制的反射活动。小儿由于大脑发育不完善，对初级排尿中枢的控制能力较弱，因此小儿排尿次数较多，且易发生夜间遗尿现象，一般要到 2~3 岁时才能发展到随意志控制排尿的能力。

二、排尿活动的评估

（一）影响排尿活动的因素

1. 心理因素

情绪紧张、恐惧及剧烈疼痛等可引起尿频、尿急或排尿困难的症状。

2. 个人习惯

许多人在潜意识里会建立一些排尿的习惯，如早晨起床第一件事是排尿，晚上就寝前也要排空膀胱。排尿的姿势和环境也会影响排尿活动。

3. 文化因素

通过文化教育形成一种社会规范，排尿应该在隐蔽的场所进行。当个体在缺乏隐蔽的环境中，就会产生许多压力，而影响正常的排尿。

4. 液体和饮食的摄入

液体的摄入量可影响尿量和排尿的频率，摄入得多，尿量就多。摄入液体的种类也影响排尿，如咖啡、茶、酒类饮料有利尿作用；有些食物的摄入也会影响排尿，如含水量多的水果、蔬菜等，也可使尿量增多。饮用含盐较高的饮料或食物则会造成水钠潴留，使尿量减少。

5. 气候变化

夏季炎热，身体出汗量大，体内水分减少，导致尿液浓缩和尿量减少；冬季寒冷，身体外周血管收缩，循环血量增加，体内水分相对增加，而增加尿量。

6. 疾病与治疗

神经系统的损伤和病变，使排尿反射的神经传导和排尿的意识控制障碍，出现尿失禁；肾脏的病变使尿液的生成障碍，出现少尿或无尿；泌尿系统的肿瘤、结石或狭窄也可导致排尿障碍；某些药物如利尿剂可阻碍肾小管的再吸收作用而增加尿量；手术中使用麻醉剂会导致尿潴留。

7. 其他因素

妇女在妊娠时，可因子宫增大压迫膀胱致使排尿次数增多。老年人因膀胱肌肉张力减弱，出现尿频。老年男性前列腺肥大压迫尿道，可出现排尿困难。婴儿因大脑发育不完善，其排尿是反射作用所产生，不受意识控制，2～3岁后才能自我控制。

（二）尿液的评估

正常情况下，排尿受意识控制，无痛苦，无障碍，可自主随意进行。

1. 尿量与次数

尿量是反映肾脏功能的重要指标之一。一般成年人白天排尿3～5次，夜间排尿0～1次，每次尿量200～400 mL，24小时的尿量约2000 mL，平均在1500 mL左右。尿量和排尿次数受多方面因素的影响。

2. 颜色

正常新鲜尿液呈淡黄色或深黄色，是尿胆原和色素所致。当尿液浓缩时，可见量少色深。尿液的颜色还受某些食物、药物的影响，如进食大量胡萝卜或服用核黄素，尿液的颜色呈深黄色。在病理情况时，尿液的颜色可有以下变化。

（1）血尿：血尿颜色的深浅与尿液中所含红细胞数量多少有关，尿液中含红细胞量多时呈洗肉水色。血尿常见于急性肾小球肾炎、输尿管结石、泌尿系统肿瘤、结核及感染。

（2）血红蛋白尿：大量红细胞在血管内破坏，形成血红蛋白尿，呈浓茶色、酱油色，隐血试验阳性。其常见于溶血、恶性疟疾和阵发性睡眠性血红蛋白尿。

（3）胆红素尿：尿呈深黄色或黄褐色，震荡后泡沫也呈黄色。其见于阻塞性黄疸和肝细胞性黄疸。

（4）乳糜尿：因尿液中含有淋巴液，故尿呈乳白色。其见于丝虫病。

3. 透明度

正常新鲜尿液清澈透明，放置后可出现微量絮状沉淀物，系黏蛋白、核蛋白、盐类及上皮细胞凝结而成。蛋白尿不影响尿液的透明度，但震荡后可产生较多且不易消失的泡沫。新鲜尿液发生混浊有以下原因。

（1）正常情况。

尿液含有大量尿盐时，尿液冷却后出现微量絮状沉淀物使尿液混浊，但加热、加酸或加碱后，尿盐溶解，尿液即可澄清。

（2）异常情况。

尿液中含有大量脓细胞、红细胞、上皮细胞、细菌或炎性渗出物时，排出的新鲜尿液即呈白色絮状，混浊。此种尿液在加热、加酸或加碱后，其混浊度不变，见于泌尿系统感染。

4. 气味

正常尿液气味来自尿内的挥发酸。尿液久置后，因尿素分解产生氨，故有氨臭味。若新鲜尿液有氨臭味，疑有泌尿系感染。糖尿病酮症酸中毒时，因尿中含有丙酮，故有烂苹果味。

5. 酸碱反应

正常人尿液呈弱酸性，一般尿液 pH 为 4.5~7.5，平均为 6。饮食的种类可影响尿液的酸碱性，如进食大量蔬菜时，尿可呈碱性，进食大量肉类时，尿可呈酸性。酸中毒患者的尿液可呈强酸性，严重呕吐患者的尿液可呈强碱性。

6. 比重

成人在正常情况下，尿比重波动于 1.015~1.025，一般尿比重与尿量成反比。尿比重的高低主要取决于肾脏的浓缩功能。若尿比重经常为 1.010 左右，提示肾功能严重障碍。

（三）常见的异常排尿

1. 多尿

多尿指 24 小时尿量超过 2500 mL，可见于糖尿病、尿崩症、肾功能衰竭等患者。

2. 少尿

少尿指 24 小时尿量少于 400 mL 或每小时少于 17 mL，可见于心脏、肾脏、肝脏功能衰竭等患者。

3. 无尿或尿闭

无尿或尿闭指 24 小时尿量少于 100 mL 或 12 小时内无尿，可见于严重休克、急性肾功能衰竭、药物中毒等患者。

4. 膀胱刺激征

膀胱刺激征的主要表现是尿频、尿急、尿痛且每次尿量减少。有膀胱刺激征时常伴有血尿。

5. 尿潴留

尿潴留指膀胱内潴留大量尿液而又不能自主排出。当尿潴留时，膀胱容积可增至 3000~4000 mL，膀胱高度膨胀，可至脐部。患者主诉下腹胀痛，排尿困难。体检可见耻骨上膨隆，扪及囊样包块，叩诊呈实音，有压痛。

6. 尿失禁

尿失禁指排尿失去意识控制或不受意识控制，尿液不自主地流出。尿失禁根据不同原因分为如下类别。

（1）真性尿失禁。

膀胱完全不能贮存尿液，表现为持续滴尿。

（2）假性尿失禁（充溢性尿失禁）。

即膀胱内的尿液充盈达到一定压力时，即可不自主溢出少量尿液。当膀胱内压力降低时，排尿立即停止，但膀胱仍呈胀满状态，尿液不能排空。

（3）压力性尿失禁。

当咳嗽、打喷嚏或运动时腹肌收缩，腹内压升高，以致不自主地有少量尿液排出。

三、排尿异常患者的护理

（一）尿失禁患者的护理

1. 心理护理

尿失禁患者心理压力较大，常感到自卑和忧郁，期望得到理解和帮助，护士应尊重患者人格，给予安慰和鼓励，使其树立恢复健康的信心，积极配合治疗和护理。

2. 皮肤护理

保持床铺清洁干燥，并用温水擦洗会阴，定期按摩受压部位，以防压疮发生。

3. 设法接尿

男患者可用尿壶接尿，或用阴茎套连接尿液引流袋接尿，但此法只宜短时间采用。女患者可用女式尿壶紧贴外阴部接取尿液，也可用接尿器或成人尿不湿。随时了解患者对各种处理措施的反应，及时调整，以使患者舒适。

4. 留置导尿管引流

对长期尿失禁患者给予留置导尿管持续导尿或定时放尿。

5. 室内环境

定时开门窗通风换气，除去不良气味，保持室内空气新鲜，使患者舒适。

6. 观察排尿反应

充溢性尿失禁患者膀胱充盈时可能出现腹胀、不安，护士应善于观察，尽可能在尿液溢出前帮患者试行排尿，对慢性患者或老年患者可每隔2~3小时给予便器一次，使其有意识地控制排尿。

7. 健康教育

（1）向患者解释多饮水可促进排尿反射，并可预防泌尿道感染，嘱其每日摄入液体 2000~3000 mL，入睡前限制饮水，以减少夜间尿量。

（2）训练膀胱功能，初期每隔 1~2 小时让患者排尿，以手掌用柔力自膀胱上方持续向下压迫，避免用力过猛损伤膀胱，使膀胱内尿液被动排出，以后逐渐延长排尿时间，并锻炼盆底肌肉，促进排尿功能恢复。

（3）进行盆底肌肉锻炼，指导患者取立、坐或卧位试行排尿或排便动作，先慢慢收紧盆底肌，再缓缓放松，每次 10 秒左右，每日进行 5~10 次，以不觉疲乏为宜。

（二）尿潴留患者的护理

1. 心理护理

针对患者的心态给予解释和安慰，以缓解其窘迫和焦虑不安。

2. 环境和姿势

可用屏风或窗帘遮挡，为患者创造一个隐蔽的环境。在病情许可情况下，卧床患者可略抬高上身或扶助患者坐起，尽量以患者习惯的姿势排尿。

3. 诱导排尿

（1）听流水声。

（2）温水缓缓冲洗会阴。

（3）下腹部热敷。

（4）针刺关元、中极穴。

（5）按摩膀胱：术者将手置于腹部，轻轻推揉膀胱 10~20 次，使腹肌放松，然后再用手掌自膀胱向尿道方向推移按压，力量由轻到重逐渐加压，切忌用力过猛损伤膀胱，另一手按压关元、中极穴，促进排尿。

4. 导尿

经上述处理无效则行无菌导尿术。

5. 健康教育

（1）告知患者养成定时排尿的习惯，饮水 2~3 小时后鼓励患者排尿。

（2）指导患者利用条件反射诱导排尿。

（3）对需绝对卧床或某些手术的患者，应事先有计划地训练床上排尿，以避免因不适应排尿姿势的改变而导致的尿潴留。

四、导尿术

导尿术是在严格无菌操作下，用导尿管经尿道插入膀胱引流尿液的方法。

【目的】

（1）为尿潴留患者放出尿液，以减轻痛苦。

（2）协助临床诊断，如留取未被污染的尿标本做细菌培养，测量膀胱容量、压力及检查残余尿，进行尿道和膀胱造影等。

（3）为膀胱肿瘤患者进行膀胱腔内化疗。

【评估】

（1）患者的病情、意识状态、排尿情况、治疗情况。

（2）患者的心理状态、对导尿的认识及合作程度。

（3）患者膀胱充盈度、尿道解剖位置及会阴部皮肤黏膜情况。

【操作前准备】

（1）护士衣帽整洁，洗手，戴口罩。

（2）用物准备。

1）治疗盘内备：无菌导尿包（内装8号、10号导尿管各1根，血管钳2把，小药杯1个，内置棉球若干，润滑油棉球瓶1个，洞巾1块，弯盘2只，有盖标本瓶或试管1个）；无菌持物钳和容器1套，无菌手套1副，碘伏溶液1瓶；外阴初步消毒用物：治疗碗1个（内盛碘伏棉球10余个，血管钳1把），弯盘1个，消毒手套1只或指套2只。

2）小橡胶单和治疗巾（或一次性尿垫）1套、浴巾1条、便盆及便盆巾、屏风，男患者需准备无菌纱布。

（3）患者准备了解导尿的目的、过程及注意事项，并能配合操作。

（4）环境准备：关闭门窗、窗帘或屏风遮挡。

【操作步骤】

（1）备齐用物，携至患者床旁，核对床号、姓名并解释，关闭门窗，屏风遮挡。

（2）操作者站在患者右侧，将便盆放床旁椅上，打开便盆巾，松开床尾盖被，帮助患者脱去对侧裤腿，盖在近侧腿部并盖上浴巾，对侧腿用盖被遮盖。

（3）根据男、女患者的解剖特点行导尿术。

1）女患者导尿术：

① 协助患者取屈膝仰卧位，两腿略外展，暴露外阴，将小橡胶单和治疗巾垫于患者臀下，弯盘置于患者外阴旁，治疗碗置于弯盘后。

② 左手戴手套或指套，右手持血管钳夹取棉球，依次消毒阴阜、大阴唇，接着左手分开大阴唇，消毒小阴唇和尿道口。污棉球置弯盘内。消毒完毕，脱下手套置弯盘内，将弯盘和治疗碗移至床尾。

③ 在患者两腿间打开导尿包，再按无菌技术操作打开内层治疗巾，倒碘伏溶液于小药杯内，浸湿棉球。

④ 戴无菌手套，铺洞巾，使洞巾和治疗巾内层形成一无菌区。

⑤ 按操作顺序排列好无菌用物，用石蜡油棉球润滑导尿管前端。

⑥ 左手拇指、食指分开并固定小阴唇，右手持血管钳夹取消毒液棉球，依次消毒尿道口、双侧小阴唇、尿道口，污棉球置弯盘内。消毒毕，将弯盘、小药杯、血管钳移至床尾。左手仍继续固定小阴唇。

⑦ 右手将另一只弯盘置近会阴处，嘱患者张口呼吸，用另一血管钳夹导尿管对准尿道口轻轻插入尿道4~6 cm，见尿液流出再插入1~2 cm，松开左手，固定导尿管，将尿液引入弯盘内（图14-1）。

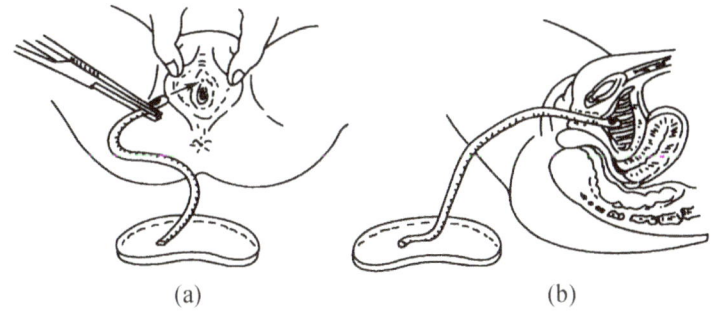

图14-1　女患者导尿术

⑧ 当弯盘内盛满尿液，用血管钳夹住导尿管尾端，将尿液倒入便盆内，再打开导尿管继续放尿。注意观察患者的反应及询问其感觉。

⑨ 若需做尿培养，用无菌标本瓶接取中段尿液5 mL，盖好瓶盖，放置合适处。

⑩ 导尿毕，夹住导尿管末端，轻轻拔出导尿管，撤下洞巾，擦净外阴，脱去手套置弯盘内，撤出患者臀下的橡胶单和治疗巾置治疗车下层。协助患者穿好裤子，整理床单位。

2）男患者导尿术：

①协助患者仰卧，两腿平放略分开，暴露会阴部，臀下垫橡胶单与治疗巾。

②一手戴手套，一手持血管钳夹消毒液棉球依次消毒阴阜、阴囊及阴茎。再用无菌纱布裹住阴茎，将包皮向后推，暴露尿道口，自尿道口向外向后旋转擦拭消毒尿道口、龟头及冠状沟数次。污棉球、手套置弯盘内移至床尾。

③打开导尿包，倒消毒液，戴手套，铺洞巾，润滑导尿管前端。

④一手用无菌纱布裹住阴茎并提起，使之与腹壁成60°角，将包皮向后推以暴露尿道口，用消毒液棉球再次消毒，方法同前（图14-2）。

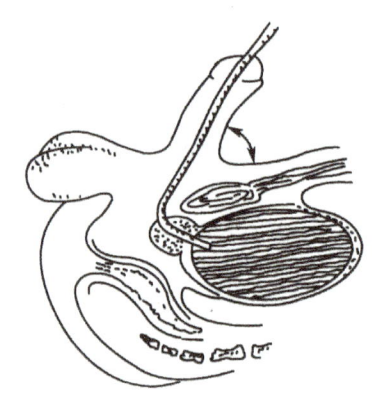

图14-2 男患者导尿术

⑤一手将无菌弯盘置洞巾口旁，嘱患者张口呼吸，用另一血管钳夹持导尿管前端，对准尿道口轻轻插入约20~22 cm，见尿液流出后，再插入约1~2 cm，将尿液引流入弯盘内。

⑥其余步骤同女患者导尿术⑧~⑩。

【注意事项】

（1）用物必须严格灭菌，执行无菌操作，预防尿路感染。

（2）耐心解释，操作环境要遮挡，以保护患者自尊。

（3）选择光滑、粗细适宜的导尿管，插管动作轻柔，避免损伤尿道黏膜。

（4）为女患者导尿时，若误入阴道应立即更换导尿管重新插入。

（5）对膀胱高度膨胀又极度虚弱的患者，第一次放尿不应超过1000 mL，因为大量放尿，可使腹腔内压力突然降低，大量血液滞留于腹腔血管内，引起患者血压突然下降而致虚脱；另外，膀胱突然减压，可引起膀胱黏膜急剧充血，发生血尿。

五、导尿管留置法

导尿管留置法是在导尿后,将导尿管保留在膀胱内,引流尿液的方法。

【目的】

(1)抢救危重、休克患者时正确记录每小时尿量,测量尿比重,以密切观察患者的病情变化。

(2)盆腔内器官手术前引流尿液,排空膀胱,避免手术中误伤。

(3)某些泌尿系统手术后留置导尿管,便于引流和冲洗,并可减轻手术切口的张力,有利于愈合。

(4)为尿失禁或会阴部有伤口的患者引流尿液,保持会阴部的清洁干燥。

(5)为尿失禁患者行膀胱功能锻炼。

【评估】

(1)患者的年龄、性别、病情、排尿情况及治疗情况。

(2)患者的意识状态、心理状况、自理能力及合作程度。

(3)尿道口解剖位置及会阴部皮肤黏膜情况。

【操作前准备】

(1)护士准备:衣帽整洁,洗手,戴口罩。

(2)用物准备同导尿术用物,另备无菌气囊导尿管1根(16~18号)、10 mL无菌注射器1副、无菌生理盐水10~40 mL、无菌集尿袋1只、橡皮圈1只、安全别针1个。

(3)患者准备。了解留置导尿的目的、过程及注意事项,并能配合操作。

(4)环境准备。关闭门窗,窗帘或屏风遮挡。

【操作步骤】

(1)护士准备好用物,携至患者床旁。

(2)同导尿术消毒会阴部及尿道外口,插入导尿管,见尿后再插入5~7 cm。根据导尿管上注明的气囊容积向气囊注入等量的生理盐水,轻拉导尿管有阻力感,即证实导尿管已固定于膀胱内(图14-3)。

(3)将导尿管尾端与集尿袋的引流管接头连接,开放导尿管。用橡皮圈、安全别针将集尿袋的引流管固定在床单上。

(4)将集尿袋妥善地固定在低于膀胱的高度。

(5)协助患者穿好裤子,取舒适的卧位,整理床单位,清理用物。

(6)洗手,记录。

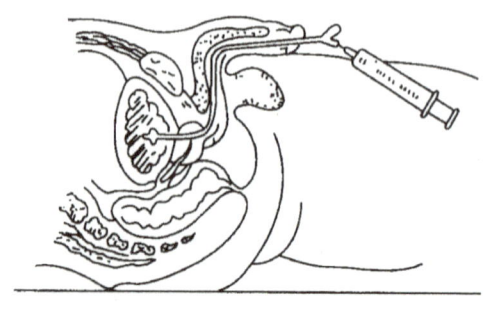

图14-3 气囊导尿管固定法

【留置导尿管患者的护理】

(1)向患者及其家属解释留置导尿的目的和护理方法,使其认识到预防泌尿道感染的重要性,并鼓励其主动参与护理。

(2)鼓励患者每天摄取足够的水分和进行适当的活动,使尿量维持在2000 mL以上,产生自然冲洗尿路的作用,以减少尿路感染的机会,同时也可以预防尿路结石的形成。

(3)保持引流的通畅,避免导尿管受压、扭曲、堵塞等导致泌尿系统感染。

(4)防止泌尿系统逆行感染。

1)保持尿道口清洁。女患者用消毒液棉球擦拭外阴及尿道口,男患者用消毒液棉球擦拭尿道口、龟头及包皮,每天1~2次。

2)每日定时更换集尿袋,及时排空集尿袋,并记录尿量。

3)每周更换导尿管1次,硅胶导尿管可酌情延长更换周期。

(5)患者离床活动时,应用胶布将导尿管远端固定在大腿上,以防导尿管脱出。集尿袋不得超过膀胱高度并避免挤压,防止尿液逆流。

(6)训练膀胱反射功能,可采用间歇性夹管方式。夹闭导尿管,每3~4小时开放1次,使膀胱定时充盈和排空,促进膀胱功能的恢复。

(7)注意倾听患者的主诉并观察尿液的情况,发现尿液混浊、沉淀、有结晶时,应及时处理,每周尿常规检查1次。

(张 岚)

学习任务二　排便护理

【任务目标】

(1) 掌握大肠的结构和功能。
(2) 掌握排便活动的评估。
(3) 掌握排便异常患者的护理。

一、大肠的结构和功能

（一）大肠的解剖

人体参与排便运动的主要器官是大肠。大肠全长1.5米，起自回肠末端，止于肛门，分盲肠、结肠、直肠和肛管四部分。其中结肠又分为升结肠、横结肠、降结肠和乙状结肠四部分。

（二）大肠的生理功能

(1) 吸收水分、电解质和维生素。
(2) 形成粪便并排出体外。
(3) 利用肠内细菌制造维生素。

（三）大肠的运动

大肠的运动少而慢，对刺激的反应也迟缓。大肠的运动形式有以下几种：

1. 袋状往返运动

袋状往返运动是空腹时最常见的一种运动形式。

2. 分节或多袋推进运动

分节或多袋推进运动是进食后较多见的一种运动形式，由一个结肠袋或一段结肠收缩推移肠内容物至下一结肠段。

3. 蠕动

蠕动是一种推进运动，由一些稳定的收缩波组成，波前面的肌肉舒张，波后面的肌肉则保持收缩状态，使肠管闭合排空。蠕动对肠道排泄起重要作用。

4. 集团蠕动

集团蠕动是一种进行很快且前进很远的蠕动,起源于横结肠。强烈的蠕动可将肠内容物推至乙状结肠和直肠。此蠕动每天发生3~4次,最常发生在餐后的60分钟内。它由两种反射引起:胃-结肠反射和十二指肠-结肠反射。

(四)排便

正常人的直肠腔除排便前和排便时通常无粪便。当肠蠕动将粪便推入直肠时,刺激直肠壁内的感受器,其兴奋冲动经盆神经和腹下神经传至脊髓腰骶段的初级排便中枢,同时上传到大脑皮质,引起便意和排便反射,通过盆神经传出冲动,使降结肠、乙状结肠和直肠收缩,肛门内括约肌不自觉地舒张,同时,阴部神经冲动减少,提肛肌收缩,肛门外括约肌舒张。此外,由于支配腹肌和膈肌的神经兴奋,腹肌、膈肌收缩,腹内压增加,共同促进粪便排出体外。

二、排便活动的评估

(一)影响排便活动的因素

1. 年龄

年龄可影响人对排便的控制。2岁以下的婴幼儿,神经肌肉系统未发育完全,不能控制排便;老年人由于腹部肌张力降低,胃肠蠕动减慢,肛门括约肌松弛等导致肠道控制能力下降而出现排便功能的异常。

2. 食物与液体摄入

饮食是影响排便的主要因素。富含纤维的食物可提供必要的粪便容积,加速食糜通过肠道,减少水分在大肠内的再吸收,使大便柔软而能轻易排出。每日摄入足量的液体,可以液化肠内容物,使食物能顺利通过肠道。当摄食量过少、食物中缺少纤维或水分不足时,均会引起排便困难或便秘。

3. 生活习惯

每日定时排便,能形成规律的排便习惯,排便姿势、环境的改变也可影响正常排便。日常活动可维持肌肉的张力,刺激肠蠕动,有助于维持正常的排便功能。各种原因所致长期卧床、缺乏活动的患者,可因肌肉张力减退而导致排便困难。

4. 心理因素

心理因素是影响排便的重要因素。精神抑郁,身体活动减少,肠蠕动减少而导致便秘。而精神紧张、焦虑可导致迷走神经兴奋,肠蠕动增加而致吸收不良,发生腹泻。

5. 疾病因素

肠道本身的疾病或身体其他系统的病变均可影响正常排便。如大肠癌、结肠炎可使排便次数增加；腹部和会阴部的伤口疼痛，可抑制便意；脊髓损伤、脑卒中可导致排便失禁。

6. 治疗因素

长期应用抗生素，可抑制肠道正常菌群而导致腹泻；麻醉剂或止痛药可使肠运动能力减弱而导致便秘；腹部、肛门部位手术，会因为肠壁肌肉的暂时麻痹或伤口疼痛而造成排便困难；胃肠X线检查常需灌肠或服用钡剂，也可影响排便。

（二）粪便的评估

1. 排便次数

排便是人体基本生理需要，排便次数因人而异。一般成人每日排便1~3次，婴幼儿3~5次。成人排便每日超过3次或每周少于3次，应视为排便异常。

2. 量

每日排便量与膳食种类、数量、摄入液体量、大便次数及消化器官的功能有关。正常成人每日排便量约100~300 g。进食少纤维、高蛋白质等精细食物者粪便量少而细腻。进食大量蔬菜、水果等粗粮者粪便量较多。当消化器官功能紊乱时，也会出现排便量的改变。

3. 形状

正常人的粪便成形，便软。粪便糊状或水样，见于消化不良或急性肠炎；干结坚硬，有时呈栗子样，见于便秘；扁平状或带状，见于直肠、肛门狭窄或部分肠梗阻。

4. 颜色

正常成人的粪便呈黄褐色或棕黄色。因摄入食物或药物的种类不同，粪便颜色会发生改变，如食用大量绿叶蔬菜，粪便可呈暗绿色；摄入动物血或铁制剂，粪便可呈无光样黑色。如果粪便颜色改变与上述情况无关，表示消化系统有病理变化存在。柏油样便，见于上消化道出血；暗红色便，见于下消化道出血；陶土色便，见于胆道完全梗阻；果酱样便，见于阿米巴痢疾或肠套叠；粪便表面粘有鲜红色血液见于痔疮或肛裂；白色"米泔水"样便见于霍乱或副霍乱。

5. 内容物粪便

内容物主要为食物残渣、脱落的大量肠上皮细胞、细菌以及机体代谢后的废物，如胆色素衍生物和钙、镁、汞等。粪便中混入少量的黏液，肉眼不易查见。若粪便中混入或粪便表面附有血液、脓液或肉眼可见的黏液，提示消化道有感染或出血发生。肠道寄生虫患者粪便中可查见蛔虫、蛲虫等。

6. 气味

粪便的气味由蛋白质经细菌分解发酵而产生，其强度由腐败菌的活动性及动物蛋白质的量而定。肉食者味重，素食者味轻。消化不良呈酸臭味，直肠溃疡、直肠癌呈腐臭味，上消化道出血呈腥臭味。

（三）常见的异常排便

1. 便秘

便秘是指正常的排便形态改变，排便次数减少，粪质干硬，排便困难，常伴有头痛、腹痛、腹胀、消化不良、乏力、食欲不振等。常见的原因是患者缺乏活动，肠蠕动减弱；饮食结构不合理，饮水量不足；滥用缓泻剂、栓剂、灌肠；各类直肠肛门手术等。

2. 腹泻

腹泻是指正常排便形态改变，肠蠕动增快，排便次数增加，粪质稀薄而不成形，常伴有恶心、呕吐、腹痛等。常见的原因有饮食不当或使用泻剂不当；情绪紧张焦虑；消化系统发育不成熟；胃肠道疾患。某些内分泌疾病如甲亢等均可导致肠蠕动增加，发生腹泻。

3. 排便失禁

排便失禁是指肛门括约肌不受意识控制而不自主地排便。其常见的原因是神经系统功能障碍、认知或感觉功能障碍等。

三、排便异常患者的护理

（一）便秘患者的护理

1. 心理护理

了解患者心态和排便习惯，解释便秘的原因及护理措施，消除患者的思想顾虑。

2. 帮助患者重建正常的排便习惯

指导患者选择一适合自身排便的时间，理想的是饭后（早餐后最佳），因此时胃-结肠反射最强。每天固定在此时间排便，不随意使用缓泻剂及灌肠等方法。

3. 合理安排膳食

多摄取可促进排便的食物和饮料，如多食用蔬菜、水果、粗粮等高纤维食物；餐前提供开水、柠檬汁等热饮料，促进肠蠕动，刺激排便反射；多饮水，病情许可时每日液体摄入量不少于2000 mL；适当食用油脂类食物。

4. 鼓励患者适当运动

按个人需要拟订规律的活动计划并协助患者进行运动，如散步、做操、打太极拳等。

卧床患者可进行床上活动。此外，还应指导患者进行增强腹肌和盆底部肌肉的运动，以增强肠蠕动和肌张力，促进排便。

5. 提供适当的排便环境

提供给患者单独隐蔽的环境和充足的排便时间，如拉窗帘或屏风遮挡，避开查房、治疗、护理和进餐时间，以消除紧张情绪，保持心情舒畅，利于排便。

6. 选取适宜的排便姿势

床上使用便盆时，除非有特别禁忌，最好采取坐姿或抬高床头；病情允许时让患者下床去厕所排便。对手术患者，手术前应有计划地训练其在床上使用便盆。

7. 腹部按摩

用单或双手的示指、中指、无名指重叠在左下腹乙状结肠部深深按下，由近心端向远心端做环状按摩，以刺激肠蠕动，促进排便。

8. 口服缓泻剂

按医嘱口服缓泻剂，如蓖麻油、植物油、液体石蜡、硫酸镁等。

9. 使用简易通便剂

教会患者或其家属正确使用简易通便剂。

（1）开塞露：是一种常用的通便剂，由50%甘油或小量山梨醇制成，装在密封塑料壳内，成人用量20 mL，小儿用量10 mL。用时剪去封口端，挤出少量液体润滑开口处，患者取左侧卧位，嘱其做排便动作，以放松肛门括约肌，再轻轻插入肛门，将药液全部挤入后退出，嘱患者忍耐5～10分钟后再排便。

（2）甘油栓：是用甘油和明胶制成的栓剂，适用于小儿及年老体弱的便秘患者，使用时手垫纱布或戴指套，捏住栓剂底部，嘱患者张口呼吸，轻轻插入肛门至直肠内，并用纱布轻轻按揉，嘱患者忍耐5～10分钟后再排便。

以上方法均无效时，遵医嘱给予灌肠。

（二）腹泻患者的护理

1. 去除原因

去除可能导致腹泻的原因，如立即停食可能被污染的食物、饮料，肠道感染时遵医嘱给予抗生素治疗。

2. 卧床休息

卧床休息，以减少体力的消耗。

3. 膳食调理

鼓励患者多饮水，酌情给予清淡的流质或半流质食物，避免油腻、辛辣、高纤维食物。腹泻严重时可暂禁食。

4. 防止水和电解质紊乱

按医嘱给予止泻药、口服补盐液或静脉输液，以维持体液和电解质平衡。

5. 皮肤护理

做好肛周皮肤护理，特别是对婴幼儿、老人、身体衰弱者，每次便后用软纸轻擦肛门，温水清洗，并在肛门周围涂油膏保护局部皮肤。

6. 观察排便情况

观察排便的次数、性质等，必要时留取标本送检。病情危重者，注意生命体征变化。如疑为传染病，按肠道隔离原则护理。

7. 心理支持

主动关心患者，给予必要的支持和安慰，及时协助其更换衣裤、床单、被套和清洗沐浴，使其感到身心舒适。便盆清洗干净后，置于易取处，方便患者使用。

8. 健康教育

向患者讲解有关腹泻的知识，指导患者注意饮食卫生，养成良好的卫生习惯。

（三）排便失禁患者的护理

1. 心理护理

排便失禁患者心情紧张而窘迫，常感到自卑和忧郁，期望得到理解和帮助。护理人员应尊重理解患者，给予心理安慰与支持，帮助其树立信心，配合治疗和护理。

2. 保持室内空气清新

定期开窗通风换气，除去不良气味，使患者舒适。

3. 皮肤护理

床上铺橡胶单和中单或一次性尿布，每次便后用温水洗净肛门周围及臀部皮肤，保持皮肤清洁干燥。必要时，肛门周围涂擦软膏以保护皮肤，避免破损感染。注意观察骶尾部皮肤变化，定时按摩受压部位，预防压疮的发生。

4. 帮助患者重建排便的能力

了解患者排便时间、规律，观察排便的反应，定时给予便器，促使患者按时自己排便；与医生协调，定时应用导泻栓剂或灌肠，以刺激定时排便；教会患者进行肛门括约肌及盆底部肌肉收缩锻炼；指导患者取立、坐或卧位，试做排便动作，先慢慢收缩肌肉，再慢慢放松，每次10秒左右，连续10次，每次锻炼20~30分钟，每日数次，以患者感觉不疲乏为宜。

5. 补充液体

如无禁忌，保证患者每天摄入足量的液体。

四、灌肠法

灌肠法是将一定量的液体由肛门经直肠灌入结肠，以帮助患者清洁肠道、排便、排气或由肠道供给药物，达到确定诊断和治疗目的的方法。

灌肠根据目的不同可分为保留灌肠和不保留灌肠，不保留灌肠又根据灌入的液体量分为大量不保留灌肠、小量不保留灌肠和清洁灌肠。

（一）大量不保留灌肠

【目的】

（1）解除便秘和腹胀。
（2）清洁肠道，为某些手术、检查和分娩做准备。
（3）为高热患者降温。
（4）稀释或清除肠道内的有害物质，减轻中毒。

【评估】

（1）患者的病情、临床诊断、灌肠的目的。
（2）患者的意识状态、生命体征、心理状态、合作程度及排便情况。
（3）患者肛门部位皮肤黏膜情况。

【操作前准备】

（1）护士准备：衣帽整洁，洗手，戴口罩。
（2）用物准备。
1）治疗盘内备灌肠筒一套（橡胶管和玻璃接管，全长120 cm，筒内盛灌肠溶液）、肛管（24~26号）、弯盘、血管钳、润滑剂、棉签、卫生纸、橡胶单及治疗巾、水温计、便盆及便盆巾、输液架、屏风。
2）灌肠溶液：常用0.1%~0.2%肥皂液、生理盐水。成人每次用量为500~1000 mL，小儿200~500 mL，溶液温度一般为39~41 ℃，降温时用28~32 ℃，中暑时用4 ℃生理盐水。
（3）患者准备：了解灌肠的目的、过程和注意事项，并配合操作。
（4）环境准备：关闭门窗，窗帘或屏风遮挡。

【操作步骤】

(1) 备齐用物至患者床边，核对，解释，嘱患者排尿。

(2) 协助患者取左侧卧位，双膝屈曲，脱裤至膝部，臀部移至床沿，垫橡胶单和治疗巾，置弯盘于臀旁。

(3) 将灌肠筒挂于输液架上，筒内液面距肛门40～60 cm。

(4) 连接肛管，润滑肛管前端，排尽管内空气，夹管。

(5) 左手垫卫生纸分开臀部，暴露肛门口，嘱患者深呼吸，右手将肛管轻轻插入直肠7～10 cm，固定肛管，开放管夹，使液体缓缓流入，待溶液即将灌完时夹管（图14-4）。

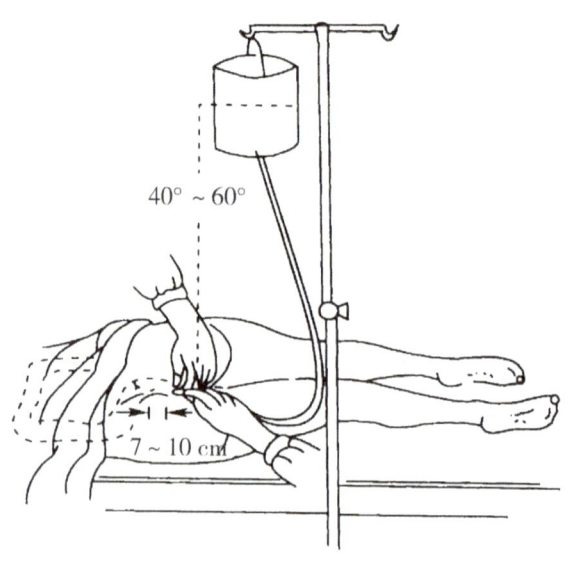

图14-4　大量不保留灌肠

(6) 用卫生纸包住肛管轻轻拔出置入弯盘内，并擦净肛门，协助患者取舒适卧位，嘱其尽量保留5～10分钟。

(7) 提供便盆，协助排便，擦净肛门，协助患者穿裤，整理床单位，开窗通风，记录结果。

【注意事项】

(1) 正确选用灌肠溶液，掌握溶液的温度、浓度、压力及量。如降温灌肠，应嘱患者保留30分钟后排出，排便后30分钟测量体温并做记录；肝昏迷患者，禁用肥皂水灌肠，以减少氨的产生和吸收；充血性心力衰竭或钠潴留患者，禁用生理盐水灌肠；伤寒患者，溶液量不得超过500 mL，压力要低（即液面不得高于肛门30 cm）。

（2）维护患者自尊，尽量减少暴露，防止着凉。

（3）密切观察筒内液面下降情况和患者的反应，灌肠途中如液体流入受阻，可稍转动肛管或挤捏肛管，使堵塞管孔的粪块脱落；如患者感觉腹胀或有便意，可降低灌肠筒高度，以减慢灌速或暂停片刻，并嘱患者张口呼吸以放松腹肌，减轻腹压；如患者出现面色苍白，出冷汗，剧烈腹痛，心慌气促，应立即停止灌肠，与医生联系给予及时处理。

（4）禁忌证：消化道出血、妊娠、急腹症、严重心血管疾病等患者禁忌灌肠。

（二）小量不保留灌肠

小量不保留灌肠适用于腹部或盆腹腔手术后的患者及危重患者、年老体弱患者、小儿、孕妇等。

【目的】

（1）软化粪便，解除便秘。
（2）排出肠道内气体，减轻腹胀。

【评估】

（1）患者的病情、临床诊断、灌肠的目的。
（2）患者的意识状态、生命体征、心理状态、合作程度及排便情况。
（3）患者肛门部位皮肤黏膜情况。

【操作前准备】

（1）护士准备：衣帽整洁，洗手，戴口罩。
（2）用物准备。

1）治疗盘内备注洗器，量杯或小容量灌肠筒，肛管（20~22号），温开水5~10 mL，弯盘，血管钳，润滑剂，棉签，卫生纸，橡胶单及治疗巾，水温计，便盆及便盆巾，输液架，屏风。

2）常用灌肠溶液："1、2、3"溶液（50%硫酸镁30 mL，甘油60 mL，温开水90 mL）；甘油或液状石蜡50 mL加等量温开水；各种植物油120~180 mL。溶液温度一般为38 ℃。

（3）患者准备同大量不保留灌肠。
（4）环境准备同大量不保留灌肠。

【操作步骤】

（1）备齐用物至患者床边，核对，解释，嘱患者排尿。

（2）协助患者取左侧卧位，双膝屈曲，脱裤至膝部，臀部移至床沿，垫橡胶单和治疗巾，置弯盘于臀旁。

（3）用注洗器抽吸药液，连接肛管，润滑肛管前端，排气夹管。

（4）左手垫卫生纸分开臀部，暴露肛门口，嘱患者深呼吸，右手将肛管轻轻插入直肠7～10 cm，小儿4～7 cm（图14-5）。

（5）固定肛管，开放管夹，使液体缓缓流入，注毕夹管，取下注洗器再吸取溶液，松夹后再行灌注。如此反复，直至溶液注完。

（6）注入温开水5～10 mL，抬高肛管尾端，使管内溶液全部流入。

（7）血管钳夹闭肛管尾端或反折肛管尾端，用卫生纸包住肛管轻轻拔出置入弯盘内，并擦净肛门，协助患者取舒适卧位，嘱其尽量保留10～20分钟。

（8）协助患者排便，整理床单位，清理用物，记录。

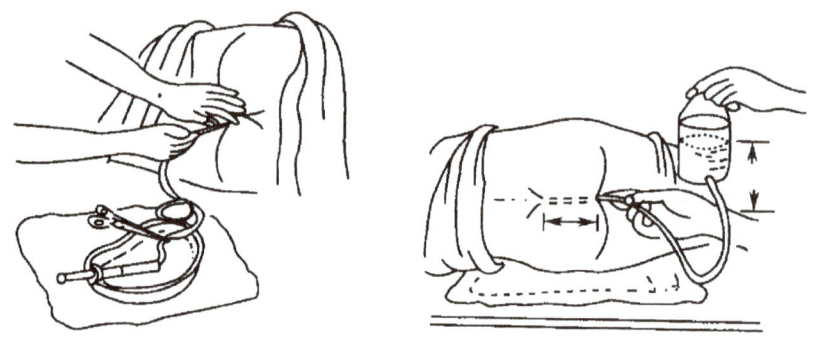

图14-5 小量不保留灌肠

【注意事项】

注意事项同大量不保留灌肠。

（三）清洁灌肠

清洁灌肠用于彻底清除滞留在结肠内的粪便，适用于直肠、结肠X线摄片和手术前的肠道准备。其操作步骤同大量不保留灌肠法。清洁灌肠是反复多次进行大量不保留灌肠的一种方法，首次用肥皂水，以后用生理盐水，直到排出液清洁无粪质为止。注意灌肠时压力要低，液面距肛门高度不超过40 cm。

（四）保留灌肠

保留灌肠是将药液灌入直肠或结肠内，通过肠黏膜吸收达到治疗的目的。

【目的】

镇静、催眠和治疗肠道感染。

【评估】

（1）患者的病情、肠道病变的性质和部位、治疗的目的。

（2）患者的意识状态、生命体征、心理状况及合作程度。

（3）患者肛门部位皮肤黏膜状况。

【操作前准备】

1. 护士准备

衣帽整洁，洗手，戴口罩。

2. 用物准备

（1）肛管（20号以下），其余同小量不保留灌肠。

（2）常用溶液：药物剂量遵医嘱准备，灌肠溶液不超过200 mL，溶液温度39~41 ℃。镇静催眠用10%水合氯醛。

3. 患者准备

了解保留灌肠的目的、过程和注意事项，解尽大小便，配合操作。

4. 环境准备

关闭门窗，屏风遮挡。

【操作步骤】

（1）备齐用物至床边，核对，解释，嘱患者排便、排尿。

（2）根据病情取位，慢性痢疾者取左侧卧位，阿米巴痢疾者取右侧卧位，臀部垫高10 cm，其余同小量不保留灌肠准备。

（3）轻轻插入肛管15~20 cm，注入药液，最后注入5~10 mL温开水，并抬高肛管末端。

（4）用卫生纸包裹肛管轻轻拔出置于弯盘内，擦净肛门并按揉，嘱患者尽量忍耐，保留药液在1小时以上。

（5）整理床单位。清理用物，观察患者反应，做好记录。

【注意事项】

（1）正确评估患者，了解灌肠的目的和病变部位，以便掌握灌肠的卧位和插入导管的深度。

（2）灌肠前应嘱患者排便，肛管要细，插管要深，液量要小，压力要低，使灌入药液能保留较长时间，利于肠黏膜吸收。

（3）肛门、直肠、结肠手术后的患者及排便失禁的患者均不宜做保留灌肠。

【实践评析】

实践内容：

患者，男性，62岁，患慢性支气管炎、慢性阻塞性肺疾病。自述咳嗽、少量黏痰不易咳出。近日因受凉出现气喘、腹胀、不思饮食等症状。给予抗炎、止喘、祛痰等治疗。入院第2日患者仍述腹胀，5~6日未解大便。医嘱：蓖麻油20 mL分次口服。患者于早9时许口服10 mL，下午5时再次口服10 mL。晚上约7时许出现腹痛，排便时突然晕倒在卫生间，四肢冰凉，呼吸浅速，脉搏微弱。经积极处理后生命体征平稳。综合分析考虑为"排便性晕厥"。

案例分析：

（1）便秘是指粪便在肠腔内滞留过久，水分被过量吸收，使粪便过于干燥硬结，造成排便困难，是一种症状，而不是一种疾病，经过适当的预防护理完全可以避免。由于老年人生理功能自然衰退，所以便秘多发生在老年人。

（2）蓖麻油属于刺激性泻药，直接作用于肠黏膜，刺激肠蠕动增加，促使排便，多用于偶然便秘或短暂的便秘患者，不可滥用，否则会导致药物依赖性，还可出现结肠张力增加和便秘性结肠剧痛、水和电解质缺乏等。

（3）蓖麻油是蓖麻油酸的甘油三酸酯，在上部小肠被脂肪酶水解释放出蓖麻油酸。蓖麻油酸刺激局部，使肠蠕动增加，产生导泻作用。一般服用后2~6小时发挥作用，刺激性强，作用快，应于清晨空腹时服用最佳，一次5~10 mL。孕妇禁用，防止刺激性流产。

（4）该患者持续便秘五六天，硬结粪便已堆积于直肠无法排泄。如不用药物，唯一解决的办法是用手抠。具体方法前面已经介绍，在此不再赘述。

（张　岚）

【考评自测】

一、名词解释

（1）尿失禁

（2）尿潴留

（3）多尿

（4）闭尿

二、选择题

（1）（   ）不是支配膀胱及尿道括约肌的神经。

　　A. 腹下神经　　　B. 盆神经　　　C. 阴部神经　　　D. 会阴神经

（2）正常尿的颜色为（   ）。

　　A. 淡黄色　　　B. 红色　　　C. 深黄色　　　D. 黄褐色

（3）胆红素尿的颜色是（   ）。

　　A. 红棕色　　　B. 黄褐色　　　C. 咖啡色　　　D. 淡黄色

（4）（   ）疾病的患者排尿时可有尿频、尿急、尿痛。

　　A. 肾炎　　　B. 膀胱炎　　　C. 尿失禁　　　D. 尿潴留

（5）正常人尿的酸碱度为（   ）。

　　A. 4.5～7.5　　　B. 2.5～4.5　　　C. 4.0～9.0　　　D. 3.5～5.5

（6）正常人24小时尿液量约为（   ）。

　　A. 800 mL　　　B. 1500 mL　　　C. 2500 mL　　　D. 2000 mL

（7）正常人每次排出的尿量为（   ）。

　　A. 100～150 mL　　　B. 250～300 mL　　　C. 150～200 mL　　　D. 200～250 mL

（8）正常新鲜尿液的性质（   ）是错误的。

　　A. 尿液呈淡黄色　　　B. 尿比重平均为1.010～1.025

　　C. 尿液呈弱碱性　　　D. 尿液澄清、透明

（9）昏迷患者排出的尿液有酮味提示（   ）。

　　A. 急性肾炎　　　B. 膀胱炎　　　C. 有机磷农药中毒　　　D. 糖尿病

（10）溶血反应时患者排出酱油色尿，因为尿中含有（   ）。

　　A. 血红蛋白　　　B. 红细胞　　　C. 胆红素　　　D. 白细胞

附答案：

一、名词解释

（1）尿失禁：是指排尿失去控制，尿液不自主地流出。

（2）尿潴留：是指膀胱胀满而不能自动排出。

（3）多尿：是指每昼夜尿量经常超过 2500 mL。

（4）闭尿：12 小时无尿液流出叫闭尿。

二、选择题

（1）D　（2）A　（3）B　（4）B　（5）A　（6）B　（7）B　（8）C　（9）D　（10）A

学习单元十五 静脉输液和输血

静脉输液和输血是临床常用的重要治疗措施之一,常用于纠正患者体内水、电解质及酸碱失衡,恢复内环境稳定状态和治疗疾病。护士应熟练掌握及准确运用静脉输液与输血的有关知识和技能,正确评估患者的身心状况,及时发现和处理输液、输血过程中的反应和并发症,使患者获得安全、有效的治疗。

【导入案例】

患者,男婴,出生体重3.4 kg。出生后"发呃、口吐白沫2小时"入院。神志清楚,易激惹。遵医嘱给予5%葡萄糖注射液20 mL+多巴胺注射液2 mg静脉滴注。使用套管留置针,在前额部穿刺成功后输液治疗,滴速3滴/分。治疗第3天出现,穿刺部位苍白、肿胀、青紫征象,立即更换注射部位,外涂肝素钠软膏2天后局部症状消失。

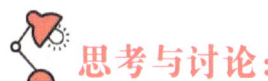

思考与讨论:

(1)医生根据患者病情采取了哪些治疗措施?
(2)案例中的治疗措施的实施形式具体是什么?

学习任务一　静脉输液

【任务目标】

(1) 了解静脉输液的目的。
(2) 掌握溶液的制作和应用方法。
(3) 掌握静脉输液法与输液泵的应用。

一、静脉输液的目的

1. 补充水分及电解质纠正体内水、电解质和酸碱失衡

这种方法常用于脱水、酸碱代谢失衡的患者。

2. 补充营养，供给能量

这种方法常用于慢性消耗性疾病、胃肠道吸收障碍及不能由口进食等患者。

3. 增加循环血量，改善微循环，维持血压

这种方法常用于严重烧伤、大出血、休克等患者。

4. 输入药物，治疗疾病

如输入脱水剂以降低颅内压，输入抗生素以控制感染等。

二、常用溶液及作用

（一）晶体溶液

晶体溶液的分子小，在血管内存留时间短，对维持细胞内外水分的相对平衡起着重要作用，可有效纠正体内的水、电解质失衡。临床常用的晶体溶液如下。

1. 葡萄糖溶液

葡萄糖溶液用于补充水分和热量，并常作为静脉给药的载体和稀释剂。常用的有5%葡萄糖溶液和10%葡萄糖溶液。

2. 等渗电解质溶液

等渗电解质溶液用于补充水和电解质，维持体液容量和渗透压平衡。常用的有0.9%氯化钠溶液和复方氯化钠溶液等。

3. 碱性溶液

碱性溶液用于纠正酸中毒，调节酸碱平衡。常用的有5%碳酸氢钠和11.2%乳酸钠溶液。

4. 高渗溶液

高渗溶液用于利尿脱水，迅速提高血浆渗透压，回收组织间隙内水分进入血管内，消除水肿，同时可降低颅内压，改善中枢神经系统的功能。常用的有20%甘露醇、25%山梨醇、25%～50%葡萄糖溶液等。

（二）胶体溶液

胶体溶液的分子大，在血液内存留时间长，能有效维持血浆胶体渗透压，增加血容量，改善微循环，提高血压。临床常用的胶体溶液如下。

1. 右旋糖酐

右旋糖酐为水溶性多糖类高分子聚合物，常用的有中分子右旋糖酐和低分子右旋糖酐。中分子右旋糖酐能提高血浆胶体渗透压，扩充血容量；低分子右旋糖酐有降低血液黏稠度，改善微循环和抗血栓形成的作用。

2. 代血浆

代血浆的作用与低分子右旋糖酐相似，扩容效果良好，输入后循环血量和心排血量均增加，急性大出血时可与全血共用。常用溶液有羟乙基淀粉、氧化聚明胶、聚维酮等。

3. 蛋白类制品

蛋白类制品有5%清蛋白和血浆蛋白等。输入后能提高胶体渗透压，扩大和增加循环血量；补充蛋白质和抗体，有助于组织修复和增强机体免疫力。

（三）静脉高营养液

静脉高营养液能供给患者热能，维持正氮平衡，补充各种维生素和矿物质，常用营养液有复方氨基酸、脂肪乳剂等。

三、静脉输液法

（一）周围静脉输液法

【评估】

1. 患者的一般情况

患者的病情、诊断、年龄、输液目的、出入液量、心肺功能、营养状况、肢体活动度等；穿刺部位皮肤是否完整，有无破损、皮疹、感染；穿刺静脉的解剖位置、充盈程度、弹性及滑动度等。

2. 患者的认知反应

患者的情绪状态、对输液的认识、心理反应及合作程度等。

3. 输注药液

药物的名称、有效期、质量、作用、不良反应，以及有无药物配伍禁忌、过敏反应等。

【计划】

1. 护士准备

衣帽整洁，洗手，戴口罩。

2. 用物准备

（1）常规用物：治疗盘内置注射器及针头（加药用）、无菌持物镊、无菌小纱布、胶布或输液敷贴、止血带、瓶套、开瓶器、小垫枕，必要时备小夹板、绷带、便盆。

（2）一次性无菌输液器，必要时备静脉留置针一套。

（3）液体及药物按医嘱准备。

（4）输液卡、输液架。

3. 患者准备

明确输液的目的，提示如厕，取舒适卧位，注意保暖。

4. 环境准备

安静、整洁，光线充足，室温适宜。

【操作步骤】

1. 密闭式静脉输液技术

（1）备齐用物。

（2）根据医嘱填写输液卡，准备药液。核对药液的名称、剂量和浓度，检查药液质量。

（3）启开液体瓶盖中心部分，常规消毒瓶塞，按医嘱加入药物。将输液卡倒贴于输液瓶上，套上瓶套，再次消毒瓶塞。

（4）检查输液器质量，打开输液器，将输液管和通气管针头插入瓶塞，直至针头根部，关闭调节器。

（5）携用物至患者床旁，核对床号、姓名，并解释，嘱患者排尿。再次查对所用药液，无误后将输液瓶挂于输液架上。

（6）将穿刺针的针柄夹于一手指缝中，倒置茂菲滴管，打开调节器，使液体自然流入滴管，待滴管内液面达 1/2 或 2/3 时，折叠滴管根部的输液管，迅速转正滴管，松开折叠处，同时上提滴管下端输液管，再慢慢放下，使液平面缓慢下降，直至排净导管和针头内的空气，关闭调节器。

（7）协助患者取舒适卧位，选择静脉，肢体下垫小垫枕，扎止血带，常规消毒皮肤，嘱患者握拳。

（8）再次排气及核对，取下护针帽，行静脉穿刺，见回血后，将针头再平行送入少许。

（9）固定针柄，松开止血带，嘱患者松拳，松开调节器，待液体滴入通畅，患者无不适后，用胶布固定针头。必要时，用夹板、绷带固定肢体。

（10）根据病情、年龄及药液性质调节滴速，一般成人 40~60 滴/分，儿童 20~40 滴/分。

（11）取出止血带和小垫枕，协助患者取舒适卧位。

（12）在输液卡上记录输液的时间、滴速、患者全身及局部情况，签名后，挂于输液架上。

（13）向患者或家属交代输液中的注意事项，将呼叫器置于患者易取处。

（14）若需更换液体时，先除去第二瓶液体瓶盖中心部分，常规消毒瓶塞后，从第一瓶内拔出输液管进气针头插入第二瓶内，待点滴通畅后方可离去。

（15）输液过程中加强巡视，密切观察有无输液反应，输液部位状况；及时处理输液故障，保证输液通畅。

（16）输液完毕，轻揭胶布，用干棉签或小纱布轻压穿刺上方，快速拔针，按压片刻至无出血，协助患者取舒适卧位。

（17）整理床单位，清理用物，洗手，记录。

2. 开放式静脉输液技术

（1）~（2）同密闭式静脉输液技术操作步骤。

（3）除去液体瓶盖，常规消毒瓶塞及瓶颈，用无菌技术打开瓶塞。

（4）检查并打开输液瓶，检查包装有无破损、过期，输液瓶是否完好。

（5）一手持输液瓶，将其根部导管折叠夹于指缝中，另一手按取无菌溶液法倒入少量液体（30~50 mL），旋转冲洗输液瓶和导管后，将液体排入弯盘内。再向输液瓶内倒入所需溶液，盖好瓶盖。

（6）其余步骤按密闭式输液法步骤（5）~（17）。

3. 静脉留置输液技术

（1）~（7）同密闭式静脉输液技术操作步骤。

(8）取出静脉留置针，去除针套，旋转松动外套管，以防套管与针芯粘连，调整针头斜面。

（9）绷紧皮肤，固定静脉，右手持留置针针翼，使针头与皮肤呈20°角进针，见回血后，降低穿刺针角度，顺静脉方向再将穿刺针推进0.5~1 cm。固定针芯，将外套管送入静脉。

（10）松开止血带，嘱患者松拳，抽出针芯，迅速将静脉帽插入针座内，进针处覆盖无菌纱布，用胶布固定或使用输液敷贴固定。

（11）常规消毒静脉帽胶塞，将已备好的输液器针头（排净空气）插入静脉帽内，胶布固定，打开调节器，调节速度，输入液体。

（12）其余步骤按密闭式输液法操作步骤（10）~（17）。

4. 暂停输液时的封管处理

输液完毕，进行封管。先拔输液器针头，仅剩下斜面留在静脉帽内，缓缓推注封管液，当推至0.5~1 mL后边推注边退针，直至针头完全退出为止。

5. 再次输液时的处理

常规消毒静脉帽胶塞，先推注5~10 mL无菌等渗盐水冲管，将静脉输液针头插入静脉帽内完成输液。

（二）锁骨下静脉输液法

锁骨下静脉自第一肋外缘处续于腋静脉，位于锁骨后下方，向内至胸锁关节后方与颈内静脉汇合成头臂静脉，左右头臂静脉汇合成上腔静脉入右心房。锁骨下静脉管径粗大，常处于充盈状态，周围有结缔组织固定，易穿刺，硅胶管插入后可保留较长时间。另外，由于锁骨下静脉离右心房较近，血量多，输入高浓度或刺激性较强的药液时，因能被迅速稀释，对血管壁的刺激性较小。此法适用于长期不能进食或需迅速补充大量液体者、较长时间接受化疗者、测定中心静脉压或需紧急放置心内起搏导管者。

【评估】

（1）同周围静脉输液技术。

（2）询问普鲁卡因过敏史，并做过敏试验。

（3）观察穿刺部位皮肤状况；叩诊两侧背部肺下界，听诊两侧肺呼吸音，以便术后不适时做对照。

【计划】

1. 护士准备

护士准备同周围静脉输液法。

2. 用物准备

除同周围静脉输液法用物外，还需备如下用物。

（1）无菌穿刺包，内有20号穿刺针2个、硅胶管2条、射管水枪、8~9号平针头、5 mL注射器、纱布、镊子、洞巾、结扎线、弯盘。

（2）注射盘1套，另加1%普鲁卡因注射液、0.4%枸橼酸钠等渗盐水、1%甲紫、无菌手套、胶布、乙醇、火柴、输液器。

（3）遵医嘱准备液体及药物。

（4）输液卡及输液架。

3. 患者准备

患者准备同周围静脉输液技术。

4. 环境准备

环境安静、整洁，光线充足，室温适宜。

【实施】

（1）同密闭式输液技术操作步骤（1）~（6）。

（2）协助患者去枕平卧，头偏向对侧，肩下垫一薄枕。

（3）术者立于床头，选择穿刺点（图15-1）。

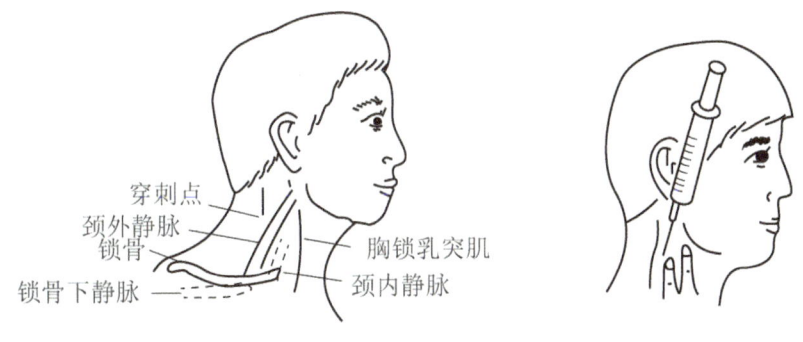

图15-1 锁骨下静脉穿刺点示意图

（4）以2%碘酊及70%乙醇消毒皮肤，消毒范围8 cm×8 cm，打开穿刺包，戴无菌手套,铺洞巾,备好射管水枪和硅胶管,抽吸0.4%枸橼酸钠等渗盐水,连接穿刺针头(图15-2)。

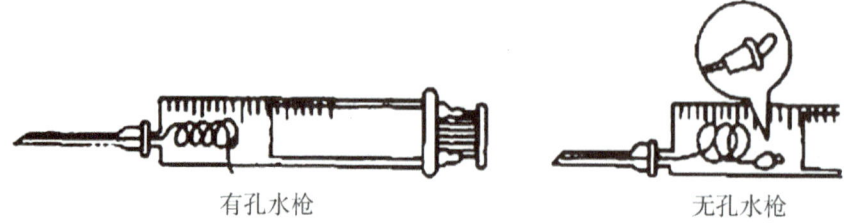

图15-2 射管水枪

(5)用5 mL注射器抽吸1%普鲁卡因,在穿刺部位行局部麻醉,将针头指向胸锁关节,与皮肤呈30°~40°角进针,边进针边抽回血,直至试穿成功,退针。

(6)持射管水枪按试穿方向穿刺,同时抽回血。若抽出暗红色血液,表明进入锁骨下静脉。

(7)嘱患者屏气,一手按住水枪的圆孔及硅胶管末端,另一手快速推动活塞,硅胶管可随液体射入静脉。压住穿刺针顶端,将针退出,轻轻牵拉硅胶管,使其从水枪中抽出。

(8)硅胶管末端连接平针头,将结扎线套在硅胶管进针点附近,移去洞巾,用0.4%枸橼酸钠冲管后连接输液器,输入液体。

(9)进针处垫小纱布,并用胶布固定,收紧第一个结扎线,线头两端分别用小胶布固定,同法收紧与固定第二个结扎线,最后覆盖无菌纱布,用宽胶布固定。

(10)暂停输液时,用0.4%枸橼酸钠等渗盐水1~2 mL或肝素稀释液注入硅胶管内,用无菌静脉帽塞住针栓孔,无菌纱布包裹固定。

(11)每天更换敷料,用0.9%过氧乙酸溶液擦拭消毒硅胶管,常规消毒局部皮肤。

(12)其余同颈外静脉输液技术操作步骤(11)~(13)。

四、输液泵的应用

输液泵是指机械或电子的控制装置,它通过作用于输液导管而达到控制输液速度的目的。输液泵可保持稳定的输液滴数,常用于需要严格控制输入液量和药量的治疗,如常用于升压药物、抗心律失常药物、婴幼儿输液和静脉麻醉等。调节滴数可在4~88滴/分。当输液遇到阻力或15秒内无药液滴入或电源中断时能自动报警。

输液泵的种类很多,其主要组成与功能大体相同。现以JMS-OT-601型(图15-3)为例，简单介绍输液泵的使用。

(1) 将输液泵稳妥固定在输液架上。
(2) 接通电源，打开电源开关。
(3) 将输液瓶挂在输液架上，排出输液管内的空气。
(4) 打开泵门，将输液管呈"S"形放置于输液泵的管道槽内，关闭泵门。
(5) 按需要设定每毫升滴数以及输液量限制。
(6) 按常规穿刺静脉，将输液针头与输液泵连接。
(7) 确认输液泵设置无误后，按压"开始/停止"键，启动输液。
(8) 当输液量接近预先设定的"输液量限制"时，"输液量显示"键闪烁，提示输液结束。
(9) 终止输液时，再次按压"开始/停止"键，停止输液。
(10) 按压"开关"键，关闭输液泵，打开泵门，取出输液管。

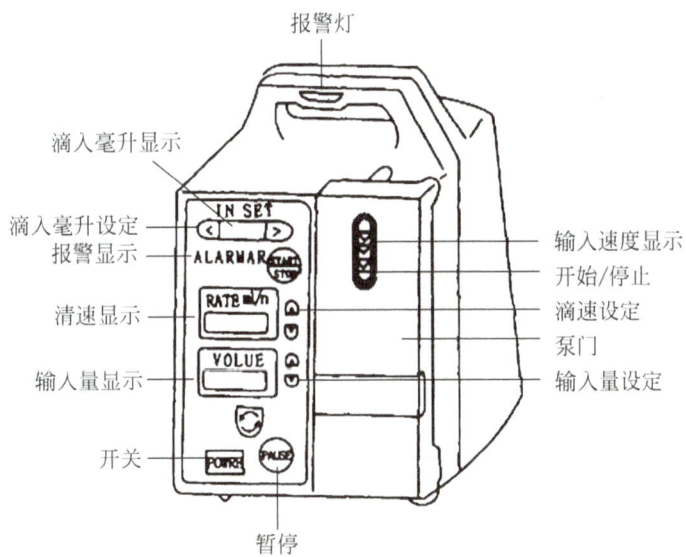

图 15-3　输液泵

五、输液故障排除技术

在输液过程中，常会发生各种故障，若不能正确有效地排除，可导致输液不能持续进行，还会引起不良后果。常见输液故障及排除的方法如下。

（一）液体不滴

1. 针头斜面紧贴血管壁

穿刺局部无反应，可有回血，应调整针头位置或适当变换肢体位置，直到点滴通畅为止。

2. 针头阻塞

用一手捏住滴管下端输液管，另一手轻轻挤压靠近针头的输液管，若感觉有阻力，松手后无回血，则表示针头已阻塞，应更换针头，另选静脉穿刺。

3. 针头滑出血管外

液体注入皮下组织，局部肿胀并有疼痛，应另选血管重新穿刺。

4. 压力过低

压力过低是由患者周围循环不良、输液瓶位置较低或输液瓶内液体量少所致。此时患者无疼痛，局部无肿胀，有回血，可适当抬高输液瓶或放低肢体的位置。

5. 静脉痉挛

静脉痉挛是由穿刺肢体暴露在冷的环境中时间过长，或输入的液体温度过低所致。可用热毛巾或热水袋热敷于穿刺部位上端血管，以解除静脉痉挛。

（二）滴管内液面过高

1. 滴管侧壁有调节孔的输液器

可夹住滴管上端的输液管，打开调节孔，待其内液体降至指定液面，见到溶液滴注时，再关闭调节孔，松开滴管上端的输液管即可。

2. 滴管侧壁无调节孔

可将输液瓶取下，倾斜输液瓶，使插入瓶内的针头露出液面（图15-4），滴管内液体缓缓下流，直至露出液面，再将输液瓶挂回输液架上继续点滴。

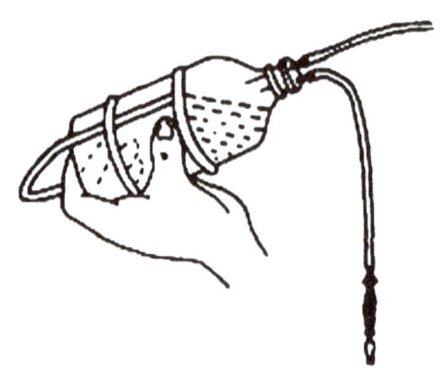

图15-4　液面过高的调整

（三）滴管内液面过低

1. 滴管侧壁有调节孔的输液器

先夹住滴管下端的输液管，打开调节孔，当滴管内液面升高至1/3或1/2高度时，关闭调节孔，松开滴管下端输液管即可。

2. 滴管侧壁无调节孔

可夹住滴管下端的输液管，用手挤压滴管，迫使液体向下流至滴管内，当液面升至1/3或1/2高度时，停止挤压，松开滴管下端输液管即可。

（四）滴管内液面自行下降

输液过程中，滴管内液面可自行下降，常见原因是滴管上端输液管与滴管的衔接不良，滴管漏气或有裂隙，应更换输液管。

六、输液微粒污染

（一）何谓微粒

1. 输液微粒

输液微粒是指输入液体中含有非代谢性颗粒杂质，其直径一般为 $1\sim15\ \mu m$，少数可达 $50\sim300\ \mu m$。这种小颗粒在溶液中存在的多少决定着液体的透明度，可用于判断液体的质量。

2. 输液微粒污染

输液微粒污染是指在输液过程中将输液微粒带入人体内，对人体造成严重危害的过程。

（二）输液微粒的来源

（1）药液生产制作工艺不完善，水、空气、原材料污染等，使异物与微粒混入溶液中。

（2）输液瓶、橡胶塞不洁净，液体存放过久，玻璃瓶内壁和橡胶塞受药液浸泡时间过长，腐蚀剥脱形成微粒。

（3）输液器与加药用注射器被污染或质量不过关。

（4）输液操作过程中空气不洁，异物或微粒混入液体中或切割安瓿、启瓶塞及加药时反复穿刺输液瓶橡胶塞而产生微粒进入液体内。

（三）输液微粒污染的危害

其危害主要取决于微粒的大小、形状、化学性质以及堵塞血管的部位，血流阻断的程度和人体对微粒的反应。最易受微粒损害的脏器有肺、脑、肝、肾等部位。主要有以下几种情况：

（1）直接堵塞血管，引起局部供血不足，组织缺血、缺氧，甚至坏死。

（2）红细胞聚集在微粒上，形成血栓，引起血管栓塞和静脉炎。

（3）微粒进入肺毛细血管，可引起巨噬细胞增殖，包围微粒形成肺内肉芽肿。

（4）出现血小板减少症和过敏反应。

（5）刺激组织引起炎症或形成肿块。

（四）防止和消除微粒污染的措施

1. 制剂生产方面

制药厂需改善车间环境卫生条件，安装空气净化装置，防止空气中悬浮尘粒与细菌污染；工作人员要穿工作服、工作鞋、戴口罩及工作帽，必要时戴手套；选用优质溶剂、原材料及先进的设备，采用先进的生产工艺，提高检验技术，从而确保药液的质量。

2. 输液操作方面

（1）净化治疗室空气，有条件者可采用超净工作台，进行输液前配液及药物添加。

（2）认真检查输入液体及药物的有效期、质量、透明度，输液瓶有无裂痕，瓶盖有无松动，瓶签字迹是否清晰等。

（3）采用密闭式一次性医用输液（血）器，减少污染机会。

（4）严格无菌技术操作，遵守操作规程，避免污染溶液。

（5）在通气针头或通气管末端放置空气滤膜，阻止空气中微粒进入液体中；对监护病房、手术室、产房、婴儿室应定期进行空气消毒，或安装空气净化装置。有条件的医院在一般病室内也应安装空气净化装置，减少病原微生物和尘埃的数量，使输液环境洁净。

七、输液反应及护理

（一）发热反应

1. 原因

发热是输液中常见的一种反应，因输入致热物质所致，多由输液瓶清洁灭菌不彻底，输入的溶液或药物制品不纯、消毒保存不良，输液器被污染，输液过程中未能严格执行无菌操作等所致。

2. 临床表现

发热反应多发生于输液后数分钟至1小时，患者表现为畏寒、寒战和高热。轻者体温在38 ℃左右，停止输液后数小时可自行恢复正常；严重者初起寒战，继之高热，体温可达41 ℃，并伴有恶心、呕吐、头痛、脉速等全身症状。

3. 护理措施

（1）根据病情减慢滴注速度或停止输液，及时与医生联系。

（2）立即测量生命体征，每半小时测量一次体温，直至病情平稳。

（3）给予对症处理。寒战时，适当调节室温，增加盖被或用热水袋保暖；高热时，可给予物理降温。

（4）遵医嘱给予抗过敏药物或激素治疗。

（5）保留剩余溶液和输液器，送检验室进行检测，查找发热反应的原因。

（6）输液前，认真检查药液质量、输液器包装及灭菌日期、有效期等，防止致热物质进入体内。输液中严格无菌技术操作。

（二）急性肺水肿（循环负荷过重）

1. 原因

急性肺水肿多由输液速度过快，短时间内输入过多液体，使循环血量急剧增加，心脏负荷过重引起；患者原有心肺功能不良也可引起急性肺水肿。

2. 临床表现

输液过程中，患者突然出现呼吸困难、胸闷、气促、咳嗽、咳粉红色泡沫痰。严重时痰液可从口、鼻涌出，肺部听诊布满湿啰音，心率快，且节律不齐。

3. 护理措施

（1）立即停止输液，及时与医生联系，配合抢救，安慰患者，解除紧张情绪。

（2）协助患者取端坐位，双腿下垂，以减少下肢静脉血回流，减轻心脏负荷。必要时，进行四肢轮扎，即用橡胶止血带或血压计袖带适当加压四肢，以阻断静脉血流，但要保证动脉血流畅通。每5～10分钟轮流放松一个肢体上的止血带，可有效地减少回心血量，待症状缓解后，逐步解除止血带。

（3）清理呼吸道分泌物，保持呼吸道通畅，指导患者进行有效呼吸。

（4）加压给氧，可使肺泡内压力增高，减少肺泡内毛细血管渗出液的产生，提高肺泡内氧分压，增加氧的弥散，改善低氧血症。一般氧流量为6～8 L/min；同时给予20%～30%乙醇湿化吸氧，因乙醇能降低肺泡内泡沫表面张力，使泡沫破裂消散，从而改善肺部气体交换,迅速缓解缺氧症状。

（5）遵医嘱给予镇静、强心、利尿和扩血管药物,以舒张周围血管,降低外周阻力,加速液体排出,减少回心血量,减轻心脏负荷。

（6）对老年人、儿童、心肺功能不良的患者,在输液过程中,要密切观察病情,加强巡视,尤其要注意控制滴注速度和输液量。

（三）空气栓塞

1. 原因

空气栓塞原因如下：输液导管内空气未排净；导管连接不紧,有漏气；加压输液、输血时,无人守护,液体输完未及时更换药液或拔针。进入静脉的空气,随血流首先被带到右心房,然后进入右心室。若空气量少,则被右心室压入肺动脉,并分散到肺小动脉内,最后经毛细血管吸收,损害较小；若空气量大,空气在右心室内阻塞肺动脉入口（图15-5）,使血液不能进入肺内,反射性引起肺动脉和冠状动脉痉挛,导致急性心功能衰竭,引起机体严重缺氧而立即死亡。

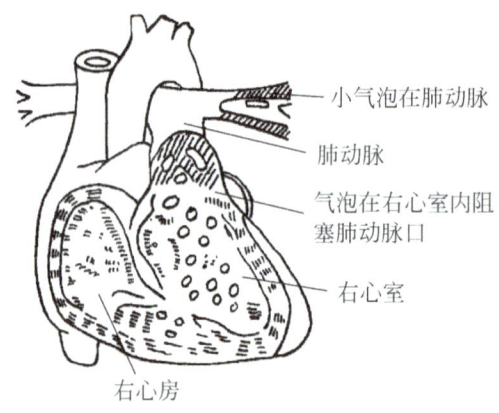

图15-5 气体阻塞肺动脉入口

2. 临床表现

患者感到胸部异常不适或有胸骨后疼痛,随即出现呼吸困难和严重发绀,伴有濒死感。心前区听诊可闻及响亮的、持续的"水泡声"。心电图呈现心肌缺血和急性肺源性心脏病的改变。

3. 护理措施

（1）立即停止输液,及时与医生联系,配合抢救,安慰患者,解除紧张情绪。

（2）立即为患者安置左侧卧位,且头低足高,以便气体能飘浮向右心室尖部（图15-

6），避开肺动脉入口，随着心脏舒缩将空气混成泡沫，分次小量进入肺动脉内，逐渐被吸收；有条件者可通过中心静脉导管抽出空气。

（3）给予高流量氧气吸入，提高患者血液中氧浓度，纠正缺氧状态。

（4）严密观察患者病情变化，每隔15分钟观察患者神志，监测生命体征，若有异常及时对症处理。

（5）输液前，认真检查输液器的质量，排净输液导管内的空气；输液过程中加强巡视，及时更换输液瓶或添加药物；输液完毕及时拔针。若拔除较粗、近胸腔的静脉导管时，必须严密封闭穿刺点；加压输液时，应有专人在旁守护。

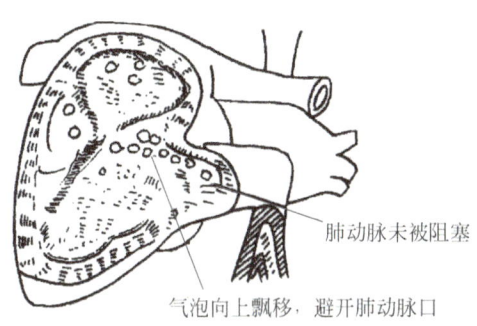

图15-6　气体飘浮向右心室尖部

（四）静脉炎

1. 原因

长期输入高浓度、刺激性较强的药物或静脉内长时间留置刺激性大的输液导管，可引起局部静脉壁发生化学炎性反应；也可因输液过程中未严格执行无菌技术，导致局部静脉感染。

2. 临床表现

患者的输液部位沿静脉走向出现条索状红线，局部组织发红、肿胀、灼热、疼痛，有时伴有畏寒、发热等全身症状。

3. 护理措施

（1）停止该部位静脉的继续输液，将患肢抬高、制动。局部用50%硫酸镁溶液湿敷，每天2次，每次20分钟，具有消肿、止痛的作用。

（2）超短波理疗，每天1次，每次15~20分钟。

（3）中药治疗，可将如意金黄散加醋调成糊状，局部外敷，每天2次，具有清热、止痛、消肿的作用。

（4）合并感染者，遵医嘱给予抗生素治疗。

（5）严格执行无菌技术，对血管壁有刺激性的药物应充分稀释后再应用，点滴速度宜慢，防止药物漏出血管外。同时，要有计划地更换输液部位，以保护静脉。

（徐　艺）

学习任务二　静脉输血

【任务目标】

（1）了解静脉输血的目的。

（2）了解血液及血液制品的种类。

（3）掌握静脉输血的具体方法。

（4）了解自体输血。

一、静脉输血的目的

1. 增加有效循环血量

用于因失血、失液引起血容量骤减或休克的患者，以改善心脏功能和全身血液灌注，提升血压，增加心排血量，促进血液循环。

2. 增加血红蛋白含量

用于血液系统疾病引起的严重贫血和某些慢性消耗性疾病的患者，以纠正贫血，增强携氧功能。

3. 提供血小板和各种凝血因子

用于凝血功能障碍的患者，以利于止血。

4. 输入抗体、补体

用于严重感染的患者，以增强机体免疫力。

5. 增加白蛋白

用于低蛋白血症患者，以维持胶体渗透压，减轻组织液渗出和水肿。

二、血液及血液制品的种类

(一)全血

所谓全血,是指从人体内采集的血液未经任何加工而全部存于保存液中待用的血液,可分为新鲜血和库存血。

1. 新鲜血

新鲜血是指在4 ℃下常用于抗凝保养液中,临床保存一般不超过1周的血。它基本保留了血液的所有成分,可以补充各种血细胞、凝血因子和血小板,适用于血液病患者。

2. 库存血

库存血的成分以红细胞和血浆蛋白为主,而白细胞、血小板、凝血酶原等成分破坏较多,钾离子含量增多,酸性增高,故大量输入库血时,可引起高钾血症和酸中毒。库存血在4 ℃冰箱内可存放2~3周,适用于各种原因引起的大出血。

(二)成分血

成分输血是根据血液比重不同,将血液各种成分加以分离提纯,根据病情需要输入有关的成分,具有一血多用,既节约血源,又针对性强,疗效好,不良反应少,便于保存和运输等优点。成分输血是现代输血医学发展的重要标志,是目前临床常用的输血类型。

1. 血浆

血浆是全血分离后所得的液体部分,主要成分为血浆蛋白,不含血细胞和凝集原,可分为以下几种。

(1)新鲜血浆。

含正常量的全部凝血因子,适用于凝血因子缺乏者。

(2)保存血浆。

用于血容量及血浆蛋白较低的患者。冰冻血浆:-30 ℃保存,有效期为1年,用时将血浆袋放在37 ℃温水中融化。干燥血浆:冰冻血浆放在真空装置下加以干燥而成,保存期限为5年,用时须加适量等渗盐水溶解。

2. 红细胞制剂

(1)浓集红细胞。

新鲜的全血经离心或沉淀移去血浆后的剩余部分,适用于携氧功能缺陷和血容量正常的贫血患者。

(2)洗涤红细胞。

红细胞经等渗盐水洗涤数次后,再加入适量等渗盐水,用于免疫性溶血性贫血患者。

（3）红细胞悬液。

提取血浆后的红细胞加入等量红细胞保养液制成，适用于战地急救及中、小手术者使用。

3. 白细胞浓缩悬液

新鲜全血离心后取其白膜层的白细胞，4 ℃保存，48小时内有效，用于粒细胞缺乏伴严重感染的患者。

4. 血小板浓缩悬液

血小板浓缩悬液为全血离心所得，22 ℃保存，并维持震荡，24小时内有效，用于血小板减少或血小板功能障碍性出血的患者。

5. 各种凝血制剂

凝血制剂如凝血酶原复合物等，适用于各种原因引起的凝血因子缺乏的出血性疾病。

（三）其他血液制品

1. 清蛋白液

清蛋白液由血浆提纯而得，能提高机体血浆蛋白和胶体渗透压，用于低蛋白血症患者。

2. 纤维蛋白原

纤维蛋白原适用于纤维蛋白缺乏症、弥散性血管内凝血（DIC）患者。

3. 抗血友病球蛋白浓缩剂

抗血友病球蛋白浓缩剂适用于血友病患者。

4. 抗铜绿假单胞菌血浆

抗铜绿假单胞菌血浆适用于铜绿假单胞菌感染的患者。

三、血型和交叉配血试验

（一）血型

血型是指红细胞膜上所含特异抗原的类型。依据红细胞所含的凝集原不同，把人类的血液区分为若干类型，称为血型。血型是一种染色体特征，是人体的一种遗传性状。狭义的是指红细胞抗原的差异，广义的包括红细胞、白细胞、血小板等血液各成分抗原的不同。临床上主要应用的是ABO血型系统和Rh血型系统。

1. ABO血型系统

ABO血型是根据红细胞膜上是否存在凝集原A与凝集原B而将血液分为A、B、AB、

O四种血型。另外，在人的血清中还含有与凝集原相对抗的凝集素，分别称为抗A和抗B凝集素。

2. Rh血型系统

人类血液红细胞除含A、B抗原外，还有C、c、D、d、E、e六种抗原，其中D抗原的抗原性最强。Rh血型是以D抗原存在与否来表示Rh阳性或阴性。汉族人中99%者为Rh阳性，Rh阴性者不足1%。Rh阴性者输入Rh阳性血液或Rh阳性胎儿的红细胞经胎盘进入Rh阴性的母体，就会使Rh阴性者产生抗Rh抗体，当再次输入Rh阳性血液时，就会出现不同程度的溶血反应。

（二）交叉配血试验

该试验的目的在于检查受血者与献血者之间有无不相合抗体。输血前虽已验明供血者与受血者的ABO血型相同，为保证输血安全，在确定输血前仍需再做交叉相容配血试验。

1. 直接交叉相容配血试验

用受血者血清和供血者红细胞进行配合试验，检查受血者血清中有无破坏供血者红细胞的抗体。其结果绝对不可有凝集或溶血现象。

2. 间接交叉相容配血试验

用供血者血清和受血者红细胞交叉配合，检查输入血液的血浆中有无能破坏受血者红细胞的抗体。

四、静脉输血法

【评估】

1. 患者的一般情况

患者的病情、诊断、年龄、输血目的、出入液量、心肺功能、血型、既往输血史（血型交叉配血试验结果、是否发生过输血反应）及过敏史、穿刺部位皮肤的完整性、静脉状况，即解剖位置、充盈度、弹性及滑动度。根据病情及输血量、患者年龄选用静脉。一般采用四肢浅静脉；急需输血时，多采用肘部静脉；周围循环衰竭时，可采用颈外静脉、锁骨下静脉。

2. 患者的认知反应

认知反应有患者的情绪状态、对输血有关知识的认识、心理反应及合作程度等。

【计划】

1. 护士准备

衣帽整洁，洗手，戴口罩。

2. 用物准备

（1）间接静脉输血法：同密闭式静脉输液法，将输液器换为输血器（滴管内有滤网、9号静脉穿刺针头）。

（2）直接静脉输血法：同静脉注射，另备50 mL注射器数付（根据输血量多少而定）、4%枸橼酸钠溶液。

（3）无菌等渗盐水、血液制品（根据医嘱准备）。

3. 患者准备

给患者讲解输血的目的和方法，帮助其取舒适体位，注意保暖。

4. 环境准备

环境安静、清洁，光线充足，温度适宜。

【实施】

1. 输血前准备工作

（1）备血。

根据医嘱抽取血标本，与已填写的输血申请单一起送往血库，做血型鉴定和交叉配血试验。采血时，不要同时采集两个及以上人次的血标本，以免发生混淆。

（2）查对。

间接输血法凭取血单与血库人员共同作好"三查八对"。"三查"即查血的有效期、血的质量和输血装置是否完好；"八对"即对姓名、床号、住院号、血瓶（袋）号、血型、交叉配血试验结果、血液种类和剂量。查对无误，在交叉配血单上签全名。注意以下事项。

1）血液的质量：正常库血分两层，上层为血浆，呈淡黄色，半透明；下层为血细胞，呈均匀暗红色。两者界限清楚，且无凝血块。若血浆变红或混浊，血细胞呈暗紫色，两者界限不清，或有明显凝血块等，说明血液可能变质，不能输入。

2）血袋的质量：严格检查血袋，应确认血袋是凉的、未冻结、未过有效期，并且封存良好，标签清晰。

3）若对血袋及血袋内的血液质量有任何怀疑，请血库工作人员解释清楚，不可轻易接受。

（3）取血：勿剧烈震荡血液，以免红细胞大量破坏而引起溶血；不能将血液加温，防止血浆蛋白凝固变性而引起反应。若为库血，可在室温下放置15~20分钟后再输入。

（4）再次核对：输血前，须与另一护士按上述要求再次进行核对，确定无误后方可输入。

2. 输血

（1）间接静脉输血技术。

1）按密闭式静脉输液法先输入少量等渗盐水。

2）再次查对，准确无误后打开贮袋封口，消毒开口处塑料管，将输血器针头从等渗盐水瓶上拔下，插入塑料管，缓慢将血袋倒挂于输液架上。

3）开始输入速度宜慢，观察15分钟，如无不良反应，可根据病情调节滴速。

4）向患者或其家属交代有关注意事项，将呼叫器置于易取处，如有不适及时呼叫。

5）输血完毕，再继续滴入等渗盐水，直至输血器内的血液全部输入体内再拔针。

6）整理床单位，清理用物，做好输血记录。

（2）直接静脉输血技术。

1）取注射器及针头，分别抽取3.8%枸橼酸钠溶液和等渗盐水。

2）请供血者和受血者分别卧于床上，露出一侧上臂。认真核对两人姓名、血型、交叉配血结果。

3）将血压计袖带缠于供血者上臂，并充气；在受血者穿刺点上方扎止血带。

4）常规消毒皮肤，一人用抽有抗凝剂的注射器针头为供血者行静脉穿刺抽取血液，另一人用抽有等渗盐水的注射器及针头为供血者建立静脉通道。

5）输血毕，拔出针头。用小纱布块按压穿刺点胶布固定，清理用物，并记录。

6）整理床单位，清理用物，做好输液记录。

【评价】

（1）患者明确输血目的，主动配合，有安全感。穿刺局部无肿胀、疼痛，未出现输血反应，达到治疗目的。

（2）护士输血操作规范，无菌技术操作和查对制度严格，准确无误。

（3）护士与患者沟通有效，评估全面，问题处理及时，未出现输血反应，静脉穿刺一次成功。

五、输血反应及护理

为保证患者的安全，防止发生输血反应，在输血过程中，护理人员须密切观察患者情况，掌握常见输血反应的临床表现，及时提供恰当的护理措施。

（一）发热反应

1. 原因

（1）血液、保养液、贮血器或输血用具被致热原污染。

（2）多次输血后，在受血者血液中产生了白细胞抗体和血小板抗体。当再次输血时，对白细胞和血小板发生免疫反应，引起发热。

（3）违反无菌操作原则，造成污染。

2. 临床表现

输血反应症状可在输血中或输血后 1~2 小时内发生，表现为畏寒或寒战、发热，体温可突然升至 38~41 ℃，伴有皮肤潮红、头痛、恶心、呕吐等。发热持续时间不等，轻者持续 1~2 小时后缓解，体温逐渐恢复正常。

3. 护理措施

（1）根据病情减慢滴注速度或停止输血，给予等渗盐水输入，保持静脉通路，并及时与医生联系。

（2）密切观察生命体征，每半小时测量一次体温，直至病情平稳。

（3）对症处理，寒战者予以保暖，高热者行物理降温，并予相应生活护理。

（4）执行医嘱，给予激素、抗过敏药等。

（5）严格管理血液、保养液和输血用具，有效预防致热原污染，严格执行无菌操作。

（二）过敏反应

1. 原因

（1）患者为过敏体质，输入血中的异体蛋白与体内蛋白质结合，形成完全抗原而致敏。

（2）献血员在献血前用过可致敏的药物或食物，使输入血液中含致敏物质。

（3）多次输血的患者，体内可产生过敏性抗体。当再次输血时，抗原、抗体相互作用而发生过敏反应。

（4）供血者血液中的变态反应性抗体随血液传递给受血者，一旦与相应抗原接触，即可发生过敏反应。

2. 临床表现

大多数患者发生于输血过程中，临床表现轻重不一。轻度反应较常见，出现皮肤瘙痒、荨麻疹；中度反应会出现血管神经性水肿，多见于颜面，眼睑、口唇水肿明显，若喉头水肿会出现呼吸困难，两肺闻及哮鸣音，大小便失禁；重度反应可出现过敏性休克。

3. 护理措施

（1）反应轻者减慢输血速度，继续观察；反应重者立即停止输血，保留静脉通路，皮下注射0.1%盐酸肾上腺素0.5~1 mL，通知医生。

（2）根据医嘱给予对症处理。轻者给以抗过敏药，如苯海拉明40 mg、异丙嗪25 mg、氢化可的松或地塞米松等；呼吸困难者给予吸氧；严重喉头水肿者行气管切开；循环衰竭者应给予抗休克治疗。

（3）勿选用有过敏史的献血员；献血员在采血前4小时内不吃高蛋白和高脂肪食物，宜用少量清淡饮食或糖水；对有过敏史的患者，输血前30分钟按医嘱给予抗过敏药物，如苯海拉明、地塞米松，并在输血过程中和输血后严密观察有无异常症状与表现。

（三）溶血反应

溶血反应为输血中最严重的反应，是指输入的红细胞或受血者的红细胞发生异常破坏而引起的一系列临床表现，可分为血管内溶血和血管外溶血。

1. 血管内溶血反应

（1）原因。

①输入异型血，多因ABO血型不合引起，供血者和受血者血型不符，一般输入10~15 mL即可出现症状。

②输入变质血。输血前，红细胞已变质溶解，如血液储存过久，血液保存温度过高，输血前将血加热或震荡过剧，血液受细菌污染等，均可造成溶血。

③血中加入药物：多因血中加入高渗、低渗溶液或能影响血液pH变化的药物，致使红细胞大量破坏所致。

（2）临床表现。

患者表现有轻有重。轻者和发热反应相似，严重者可在输入10~15 mL血液后即可出现症状，死亡率高。其临床表现可分为三个阶段。①第一阶段：由于受血者血浆中凝集素和输入血中红细胞的凝集原发生凝集反应，使红细胞凝集成团，阻塞部分小血管，可引起头部胀痛、四肢麻木、腰背部剧烈疼痛和胸闷等症状。②第二阶段：由于凝集的红细胞发生溶解，大量血红蛋白释放进入血浆中，可出现黄疸和血红蛋白尿，同时伴有寒战、高热、呼吸急促和血压下降等症状。③第三阶段：由于大量血红蛋白从血浆中进入肾小管，遇酸性物质变成结晶体，致使肾小管阻塞；又因为血红蛋白的分解产物致使肾小管上皮细胞缺血、缺氧而坏死脱落，也可导致肾小管阻塞，患者出现少尿、无尿等急性肾功能衰竭症状，严重者可导致死亡。

（3）护理措施。

①出现症状立即停止输血，迅速通知医生行紧急处理，并保留余血和患者血标本送化

验室，重做血型鉴定和交叉配血试验。

②给予氧气吸入，维持静脉输液通道，遵医嘱输入升压药和其他药物。

③双侧腰部封闭，并用热水袋热敷双侧肾区，以解除肾血管痉挛，保护肾脏。

④静脉滴注5%碳酸氢钠以碱化尿液，防止血红蛋白结晶阻塞肾小管。

⑤严密观察生命体征和尿量，并做好记录，对少尿、闭尿者，按急性肾功能衰竭处理；出现休克症状，迅速配合抗休克治疗。

⑥认真做好血型鉴定和交叉配血试验，输血前仔细查对，杜绝差错，严格执行血液保存规则，不可使用变质血液。

2. 血管外溶血反应

Rh阴性者首次输入Rh阳性血液时，不会发生溶血反应，但输血2~3周后即产生抗Rh阳性的抗体。若再次接受Rh阳性血液，即可发生溶血反应。受损的红细胞不是在血管内被破坏，而是在单核巨噬细胞系统被破坏，血红蛋白不直接释放入血浆中，而是经过色素代谢变成胆红素，使血液中胆红素升高。因此，高胆红素血症是其主要特征。血管外溶血反应一般在输血后1周或更长时间发生，临床表现较轻，有轻度发热伴乏力、黄疸等。对此种患者应查明原因，确诊后尽量避免输血。

（四）与大量输血有关的反应

大量输血一般是指在24小时内紧急输血量大于或相当于患者总血容量。常见的反应有循环负荷过重、出血倾向、枸橼酸钠中毒等。

1. 循环负荷过重

循环负荷过重的原因、临床表现及护理同静脉输液反应。

2. 出血倾向

（1）原因。

长期反复输血或超过患者原血液总量的大量输血，由于库血中的血小板、凝血因子破坏较多而引起出血。

（2）临床表现。

皮肤、黏膜瘀斑，牙龈出血，穿刺部位大块瘀血或手术后伤口渗血，严重者出现血尿。

（3）护理措施。

①应密切观察患者意识、血压、脉搏等变化，注意皮肤、黏膜或手术切口有无出血。

②根据医嘱间隔输入新鲜血或血小板悬液，以补充足够的血小板和凝血因子。

3. 枸橼酸钠中毒

（1）原因。

大量输血的同时输入大量枸橼酸钠，若患者肝功能不全，枸橼酸钠不能全部氧化和排出，而与血中游离钙结合，使血钙下降，以致出现凝血功能障碍，毛细血管张力减低，血管收缩不良和心肌收缩无力等。

（2）临床表现。

患者手足抽搐，有出血倾向，血压下降，心率减慢，心室纤颤，甚至发生心跳停止。

（3）护理措施。

严密观察患者反应。输入库血 1000 mL 以上时，需按医嘱静脉推注 10% 葡萄糖酸钙或氯化钙 10 mL，以补充钙离子，预防发生低血钙。

（五）其他反应

1. 空气栓塞

操作不当或在加压输血时易出现空气栓塞。其临床症状与防治措施见静脉输液有关内容。

2. 微血管栓塞

血液久存后，血小板、白细胞、细胞碎屑在血液内形成小的凝集块。

库存时间越长，凝集物越多，有的凝集块直径可达 50 μm，可通过一般的输血滤网而进入患者体内。若有大量凝集物输入人体，可广泛堵塞毛细血管，造成局部微血管堵塞，供血不足，组织缺血、缺氧；进入肺毛细血管可造成肺栓塞。

3. 输血传播疾病

输血传播疾病是指受血者通过输入含有病原体的血液或血制品而引起的疾病。

（1）乙型肝炎。

通过输血传染的肝炎主要是乙型肝炎，潜伏期较长，输血后 2~3 个月发病，有乙型肝炎的临床表现，肝功能异常，HBsAg 阳性，则可诊断为输血后乙型病毒肝炎。

（2）疟疾。

在输血后 1~2 周内发生，多为间日疟，疟疾发生的症状与由疟蚊传播者类似。

（3）梅毒、艾滋病。

均可通过输血传播。

详细询问供血者病史，严格选择供血者是预防输血传播疾病的重要措施。凡有黄疸史、肝功能检查异常、半年内接受过血液制品的人及近期患过疟疾或梅毒、艾滋病可疑者均不能被选用，并严格禁止此类人员献血。总之，严格把握采血、贮血和输血操作的各个环节，是预防输血反应的关键。

六、自体输血

自体输血通常是指采集患者体内血液或于手术中收集自体失血再回输给同一患者的方法，即输回自己的血。

（一）优点

（1）节省血源。
（2）无须做血型鉴定和交叉配血试验，不会产生免疫反应，避免了抗原、抗体反应所致的溶血、发热和过敏反应。
（3）避免了因输血而引起的疾病传播。

（二）适应证和禁忌证

1. 适应证
（1）腹腔或胸腔内出血，如异位妊娠破裂出血、脾破裂、肝破裂等。
（2）估计出血量在1000 mL以上的大手术，如肝叶切除术。
（3）手术后引流血液回输，一般仅能回输术后6小时内的引流血液。
（4）体外循环或深低温下进行心内直视手术。
（5）择期手术患者血型特殊，难以找到供血员时，适用自体输血。

2. 禁忌证
（1）血液在术中受胃肠道内容物污染者。
（2）血液可能受癌细胞污染者。
（3）并发心脏病、阻塞性肺部疾病或原有贫血者。
（4）有脓毒血症或菌血症者。
（5）凝血因子缺乏者。
（6）胸、腹腔开放性损伤达4小时以上者。

（三）方法

自体输血有三种形式，即术前预存自体血、术前稀释血液回输和术中失血回输。

1. 术前预存自体血

术前预存自体血即手术前抽取患者的血液，在血库低温下保存，待手术时再输还患者。一般于术前3周开始，每周或隔周采血1次。注意最后一次采血应在手术前3天，以利机体恢复正常的血浆蛋白水平。一次采血量不超过总血量的12%，采血量在总血容量的10%以下时，若无脱水，无须补充任何液体；若达到12%，可补充晶体溶液。血液保存时间不超过 10 天。

2. 术前稀释血液回输

术前稀释血液回输于手术日、手术开始前采血，并同时自静脉给晶体或胶体溶液，借此降低血细胞比容（Hct）而同时维持血容量，目的是稀释血液，使术中失血时实际丢失的红细胞及其他成分相应减少。

3. 术中失血回输

在手术中收集失血，采用自体输血装置，经抗凝和过滤后再将血液回输给患者。此方法多用于脾破裂、输卵管破裂，血液流入腹腔 6 小时内，无污染、无凝血者。自体失血回输的总量应限制在 3500 mL 以内。大量回输自体血时，应适当补充新鲜血浆和血小板。

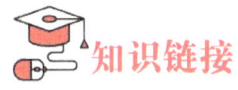

哪些人不能献血？

为了保证献血者和受血者的健康和安全，颁布的《献血者健康检查要求》规定下列人员不能献血：

（1）本人患有传染病或携带传染病病原体。如乙型肝炎、丙型肝炎、艾滋病、梅毒、疟疾等。

（2）本人患有不宜献血的疾病。如梅尼埃综合征、各种结核病、心血管疾病、呼吸系统疾病、消化系统疾病、泌尿系统疾病、血液病、内分泌疾病、代谢障碍性疾病、器质性神经系统疾病或精神病、寄生虫病及地方病、恶性肿瘤及影响健康的良性肿瘤、切除重要内脏器官、慢性皮肤病、眼科疾病等。

（3）易感染艾滋病病毒的高危人群：如吸毒者（尤其是静脉吸毒者），男同性恋者、卖淫嫖娼者、性滥交、输用未经病毒灭活的血液制品以及上述人员的配偶或性伙伴。

（4）体检后医生认为不能献血的其他疾病患者。

【实践评析】

实践内容：

患者，男性，58 岁，因"高血压病、脑出血"住某医院治疗。神志呈嗜睡状态，失语，四肢活动尚好。入院后给予降脑压、止血、营养脑细胞及预防感染等治疗。医嘱：20% 甘露醇 250 mL 快速静脉滴注 q12 h 与 50% 葡萄糖注射液 1.00 mL q12 h 静脉注射交替。在左手背部选择静脉，穿刺使用套管留置针，一针穿刺成功后用胶布及小纸板固定。治疗至第4日晚即发现注射部位出现发红及若隐若现的丘疹，经热敷后消失，第6日出现典型静脉炎症状，即更换输液部位，处理局部后症状消失。

案例分析：

（1）静脉炎是静脉输液治疗中最常见的并发症之一，是由于输入浓度较高、刺激性较强的药物或静脉内放入刺激性较大的塑料管时间太长，造成局部静脉壁的化学炎性反应，也可以是同一静脉反复穿刺造成的静脉感染。静脉炎的发生不仅增加患者的痛苦，增加护理人员对静脉穿刺的难度，影响治疗的顺利进行，同时也会引起患者对护理工作的不满和投诉。因此，临床上要引起高度重视。

（2）有关护理要点介绍：快速静滴20%甘露醇时，穿刺前5分钟用2%山莨菪碱外擦穿刺点及穿刺点近心端20 cm局部的浅表血管，使血管扩张，对降低血管刺激症状、保护静脉、减少损伤疗效显著。同时，将20%甘露醇加温至27～29 ℃的恒温输入，使血管受热后管腔扩大，液体黏度随温度的升高而降低，使输液速度加快，有效预防和减轻穿刺局部刺激症状及血管损伤，减轻机械性和医源性损伤给患者带来的痛苦。另有研究证明，20%甘露醇对局部的损伤作用与连续使用局部同一血管的次数有关。因此，尽量减少同一静脉连续注射次数，使血管得以充分恢复，提高血管使用率。

（3）输液时抬高输液侧肢体或在输液静脉侧肢体热敷，使局部血管扩张，减轻药物对局部的刺激性。如果已经发生静脉炎的迹象，应立即停止使用该静脉。选择弹性好，回流通畅，外横径较粗，远离静脉窦及关节，便于操作和观察的部位穿刺。操作前认真检查留置针的包装是否完整及有效期，严格无菌操作，尽可能使用透明敷料贴，便于观察。敷料贴每2日更换1次，更换时消毒穿刺点范围大于8 cm。

（4）另有研究表明，老年人使用浅静脉留置针时，静脉炎的发生与血管管径大小有明显关系。管径越小，置管反应发生率越高，发生时间也越早。管径小于3 mm的血管留置套管针时，69.9%的患者留置时间小于3天，有的只有1天，4天内静脉炎的发生率达100%。所以，长期输液者要有计划地使用静脉，一般从远心端向近心端开始，选择管径大于或等于3 mm的血管穿刺，避免在近关节、硬结、受伤或有感染的部位穿刺。

（赵　云）

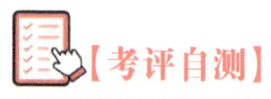【考评自测】

一、名词解释

（1）溶血反应

(2) 急性肺水肿

二、选择题

(1) 常用的晶体溶液，不包括（　　）。
　　A. 0.9%NaCl　　B. 50%葡萄糖溶液　　C. 4%NaHCO$_3$　　D. 林格氏液

(2) 静脉补K时，成人每分钟（　　）滴，每日不应超过（　　）。
　　A. 40~50滴　5 g　　B. 30~40滴　5 g　　C. 40~50滴　3 g　　D. 30~40滴　3 g

(3) 儿童静脉补K时，应稀释至（　　）。
　　A. 0.1%~0.2%　　B. 0.1%~0.3%　　C. 0.2%~0.3%　　D. 0.3%~0.5%

(4) 中度、重度失水时，一般在开始（　　）小时内输入补液总量的（　　），余量在（　　）小时内补足。
　　A. 4~8　1/2~1/3　24~48　　　　B. 4~6　1/2~2/3　12~24
　　C. 6~8　1/2~1/3　48~72　　　　D. 4~6　1/2~1/3　24~48

(5) 成人烧伤面积大于（　　），小儿超过（　　）会导致丢失大量体液。
　　A. 10%　20%　　B. 20%　10%　　C. 20%　15%　　D. 25%　15%

(6) 需长时间输液的患者，静脉血管应从（　　）开始使用，向（　　）移动。
　　A. 上肢　下肢　　B. 下肢　上肢　　C. 近心　远心　　D. 远心　近心

(7) 吸药时，需用（　　）消毒瓶盖。
　　A. 70%乙醇　　B. 2%碘酊　　C. 70%乙醇+2%碘酊　　D. 不用消毒

(8) 周围静脉输液时，成人一般（　　）滴/分，儿童（　　）滴/分，头皮针不超过（　　）滴/分。
　　A. 40~60　20~30　30
　　B. 30~50　20~40　20
　　C. 40~60　20~40　20
　　D. 30~50　20~30　20

(9) 颈外静脉穿刺，穿刺点在下颌角与锁骨中点（　　）位置。
　　A. 上缘联线外上1/3　　　　B. 上缘联线中点
　　C. 上缘联线内1/3　　　　　D. 上缘联线外1/3

(10) 锁骨下静脉穿刺时先用（　　）作浸润麻醉。
　　A. 0.1%普鲁卡因　　　　B. 0.5%普鲁卡因
　　C. 1%普鲁卡因　　　　　D. 1.5%普鲁卡因

附答案：

一、名词解释

(1) 溶血反应：受血者循环系统内输入的红细胞被破坏，释放出游离血红蛋白到血浆中而导致机体发生一系列反应

（2）急性肺水肿：由于输液速度过快，短时间内输入过多液体，使循环系统血容量急剧增加，心脏负担过重而引起。

二、选择题

（1）B　（2）B　（3）B　（4）A　（5）B　（6）D　（7）C　（8）C　（9）A　（10）C

学习单元十六　危重患者的抢救及护理

凡属病情严重，随时可能危及生命的患者，均称为危重患者。危重患者病情复杂、变化快，体质虚弱，基本失去自理能力。护士应全面、仔细地观察病情，不断培养自己有意识地主动观察病情的能力；熟练掌握抢救技术，保证抢救工作及时、正确，提高救治的成功率。

【导入案例】

患者，男性，46岁，脊髓横断伤。神志清楚，双下肢功能丧失，情绪十分低落，有时愤怒，不配合治疗。为了帮助患者尽快调整情绪，防止出现肌肉萎缩及其他并发症，护士多次进行心理疏导及健康教育，都遭到了患者的拒绝，患者甚至使用过激言辞。随着时间的推移和治疗的进展，患者逐渐接受了现实，找准了在生活中的位置，愿意接受健康教育，并主动提出一些问题。在护士的帮助教育下，患者了解了许多有关自己病情方面的知识及自我护理常识。他对护士说："许多人身残志不残，我的双腿残废但双手并没有残废，而且大脑是正常的，再大的困难也应该挺住！"在护患密切配合下，患者没有出现任何并发症。出院后他坚持电脑写作，不久就成了当地小有名气的"轮椅作家"。

思考与讨论：

(1) 案例中的患者面临着哪些严重的身体问题？
(2) 护士在护理过程中的哪些行为，患者表示拒绝和反感？
(3) 你会采取怎样的方式帮助类似的患者？

学习任务一　病情观察

【任务目标】

(1) 了解病情观察的意义。
(2) 掌握病情观察的方法。
(3) 了解病情观察的内容。

一、病情观察的意义

病情观察是护士在护理工作中积极启动视、听、嗅、触等感觉器官及辅助工具来了解患者的生理、病理变化及心理反应的认知过程。病情观察是护理危重患者的前提，患者生命体征的改变，瞳孔、意识的变化，排泄物的异常，精神状态的紊乱等，都能提示危重患者的动态信息。护士和患者的接触最密切，最容易观察到患者自身不一定感受到的许多客观的病理征兆。护士通过细致入微的观察，可及时、准确地掌握或预见病情，为患者的诊断、治疗、护理和预防并发症提供重要依据。

二、病情观察的方法

（一）直接观察法

1. 视诊

视诊是利用视觉观察患者局部表现、全身情况及患者的分泌物、排泄物等的变化来了解病情的观察方法。视诊配合触、听、嗅觉及使用辅助仪器，可提高观察的准确性。视诊时，光线需充足，应避开有色光线，要充分暴露受检部位，以便能清楚地进行观察。通过视诊可观察患者的外观、行为、意识以及各系统的生理和病理变化。

2. 听诊

听诊是利用耳或听诊器来分辨由患者身体不同部位所发出的声响及其临床意义的观察方法。听诊时需在不受干扰的环境下进行，有时需要协助患者采取适当的体位，以利听诊的进行。通过听诊可观察患者的语调、心音、呼吸音、痰鸣音、咳嗽声、肠鸣音等变化。

3. 触诊

触诊是利用手直接触摸或按压患者某些部位，了解局部变化情况及其临床意义的观察方法。通过触诊可观察患者脉搏、体表温度和湿度、脏器的形状和大小、肿块位置和性质等。

4. 叩诊

叩诊是利用手指叩击或手掌拍击患者身体某部，使之震动产生音响，以此来确定病变的性质和程度的观察方法。通过叩诊可观察及确定脏器的大小、形状、位置及密度，确定腹水及腹水量等。

5. 嗅诊

嗅诊是利用嗅觉来辨别患者的各种气味，了解其临床意义的观察方法。通过嗅诊可感知患者的呼吸气味、分泌物气味、排泄物气味等。

6. 交谈

通过与患者或其家属的交谈，了解患者的各种感受与需要。谈话要注意速度，提问要简单清楚，不要问得过急；态度要和蔼，注意情感交流和非语言信息的表达；酌情采取正式和非正式的谈话方式。

（二）间接观察法

（1）通过与患者的亲属、朋友、同事及医务人员的交流，查阅病历、检验报告、会诊报告及其相关资料，获取有关病情的信息。

（2）借助医疗仪器检查来获得有关患者的症状和体征信息。

三、病情观察的内容

（一）生命体征

生命体征是机体内在活动的客观反映，是衡量机体状况的指标。正常情况下，生命体征在一定范围内相对稳定，当机体患病，尤其是病情严重时，生命体征将发生不同程度的变化。

1. 体温变化

评估体温的高低、波动状况、持续时间等。体温持续不升、持续高热及过高热，均提示病情严重。

2. 脉搏变化

评估脉搏的快慢、节律、强弱及动脉管壁的弹性，若脉搏少于60次/分或多于140次/分，出现间歇脉、脉搏短绌，均说明病情有变化。

3. 呼吸变化

评估呼吸的频率、深度、节律、呼吸的声音及有无呼吸困难等。各种原因引起的肺内气体交换障碍及呼吸中枢失去有效兴奋性，均可发生呼吸改变；呼吸严重抑制时，可出现点头样呼吸或潮式呼吸；呼吸频率多于40次/分或少于8次/分、节律异常、极度呼吸困难等，都是病情危重的征象。

4. 血压变化

评估高血压和休克患者的血压具有特殊意义。若血压持续过高或过低，均是病情严重的表现。

（二）意识

意识是高级神经中枢功能活动的综合表现，即对环境的知觉状态。正常人意识清楚，反应敏锐而精确，思维合理，定向力（对时间、人物、地点的判断力）正常。凡影响大脑功能活动的疾病，均会引起不同程度的意识改变，如嗜睡、昏迷等。这种状态称为意识障碍。意识障碍的程度可分为嗜睡、意识模糊、昏睡、昏迷。

1. 嗜睡

嗜睡是最轻程度的意识障碍。患者持续地处于睡眠状态，但可被轻度刺激或言语唤醒，醒后能正确、简单而缓慢地回答问题，但反应迟钝，停止刺激后又可入睡。

2. 意识模糊

意识障碍程度较嗜睡深，表现为定向力障碍，思维和语言不连贯，可有错觉、幻觉、躁动不安、谵语或精神错乱。

3. 昏睡

昏睡接近于不省人事的意识状态。患者处于熟睡状态，不易唤醒。虽在压迫眶上神经和摇动身体等强烈刺激下可被唤醒，但醒后答话含糊或答非所问，并且很快又再次入睡。

4. 昏迷

昏迷是最严重的一种意识障碍，也是病情危急的信号。按其程度可分为：

（1）浅昏迷。

意识大部分丧失，无自主活动，对光、声刺激无反应，对疼痛刺激可有痛苦的表情或肢体退缩等防御反应。角膜反射、瞳孔对光反射、吞咽反射、眼球运动等可存在。呼吸、心跳、血压无明显改变，可有大小便潴留或失禁。

（2）深昏迷。

意识完全丧失，对各种刺激均无反应。全身肌肉松弛，深、浅反射均消失，偶有深反射亢进与病理反射出现。呼吸不规则，血压可有下降，大小便失禁或潴留。机体仅能维持呼吸与循环的最基本功能。

(三) 瞳孔

瞳孔的变化是人体颅内疾病、药物中毒等病情变化的一个重要指征。应注意评估两侧瞳孔的形状、大小、边缘、对称性及对光反射等是否存在。

正常瞳孔呈圆形，两侧等大等圆，边缘整齐，在自然光线下，直径为 2~6 mm，平均为 3~4 mm。生理情况下，婴幼儿、老年人瞳孔较小，青少年瞳孔较大；光亮处瞳孔收缩，昏暗处瞳孔扩大。病理情况下，瞳孔直径<2 mm 为瞳孔缩小，<1 mm 为针尖样瞳孔。瞳孔缩小见于虹膜炎症或有机磷农药、吗啡等中毒。瞳孔直径>5 mm 为瞳孔散大，见于阿托品药物反应、颅内压增高及濒死状态。两侧瞳孔不等大，见于脑外伤、脑肿瘤、脑疝等。

(四) 心理状态

心理状态包括患者语言与非语言行为、思维过程、认知能力、情绪状态、感知情况、对疾病的认识、价值观和信念等。

(五) 一般情况评估

1. 发育

发育通常以年龄、智力、身高、体重及第二性征之间的关系来判断发育是否正常。正常发育与遗传、内分泌、营养代谢、体育锻炼、生活条件等内外因素有密切关系。正常成人判断标准为：胸围等于身高的一半，两上肢展开的长度约等于身高，坐高等于下肢的长度。

2. 饮食与营养

饮食在疾病治疗中占有重要地位，对疾病诊断也有一定作用。应注意评估患者的食欲、食量、饮食习惯等情况。营养状况可根据皮肤、毛发、皮下脂肪、肌肉的发育情况综合判断。

3. 表情与面容

健康人表情自然，神态安逸。疾病可使人的表情与面容出现痛苦、忧虑、疲惫等变化。疾病发展到一定程度，可出现特征性的面容与表情，如急性病容表现为面色潮红、鼻翼扇动、口唇疱疹、表情痛苦，见于大叶性肺炎、疟疾等急性热病；慢性病容表现为面容憔悴、面色灰暗或苍白、目光暗淡，见于恶性肿瘤、结核等慢性消耗性疾病。病危面容表现为面肌消瘦、肤色苍白或铅灰、表情淡漠、眼窝下陷、目光无神、反应迟钝、出冷汗，见于大出血、严重休克、脱水等患者。

4. 体位与姿势

体位是指患者身体在卧位时所处的状态。体位对某些疾病的诊断具有一定意义，如极度衰弱或意识丧失患者，由于不能自行调整或变换肢体的位置，常呈被动卧位；心肺功能不全患者常采用被迫体位（端坐卧位）。姿势是指举止的状态，健康成人肢体动作灵活适度，患者的动静姿势与疾病有密切关系，如胃、十二指肠溃疡或胃肠痉挛性疼痛的患者常捧腹而行。

5. 睡眠

注意睡眠的深度、时间，有无失眠等。

6. 皮肤与黏膜

皮肤、黏膜的颜色、温度、湿度、弹性、出血、水肿等情况，常是全身性疾病的一种表现，应注意评估。如贫血患者皮肤苍白；热性疾病患者皮肤发红；胆道梗阻、溶血性疾病患者巩膜、皮肤黄染；缺氧患者口唇、耳郭、面颊、指（趾）端皮肤发绀；肝病、肾上腺皮质功能减退患者皮肤色素沉着；休克患者皮肤湿冷；长期消耗性疾病、严重脱水患者皮肤弹性减弱；出血性疾病、重症感染患者皮肤黏膜可出现瘀点、紫癜、瘀斑、血肿；肾性水肿患者多于晨起眼睑、颜面水肿；心性水肿患者则表现为下肢水肿。

7. 呕吐物

呕吐是指胃内容物经口吐出体外的一种复杂反射动作。呕吐可将胃内有害物质吐出，因而有一定保护性作用，但剧烈而频繁的呕吐可引起水、电解质紊乱，酸碱失衡，营养障碍等情况。应注意呕吐方式及呕吐物的性状、颜色、量、气味等。

8. 排泄物

排泄物包括粪、尿、汗液、痰液等，注意评估其量、颜色、气味、性状等。

（六）自理能力

评估患者的活动能力及活动耐力，有无医疗、疾病的限制，是否借助轮椅或义肢等辅助器具。患者的自理能力可根据进食、个人卫生、行走、如厕、上下床等日常生活活动的自理程度分为完全依赖、协助、自理三个等级。

（七）其他

其他如常见症状（疼痛、咳嗽、咯血等）的评估，特殊检查、治疗反应的评估，环境及社会因素的评估等。

（陈燕芳）

学习任务二　危重患者的抢救及护理概述

【任务目标】

（1）了解抢救工作的管理与抢救设备。
（2）掌握危重患者的支持性护理。

一、抢救工作的管理与抢救设备

（一）抢救工作的管理

1. 抢救组织工作要严密，分秒必争，井然有序

护士应从组织、物质上做好充分准备，常备不懈。遇有危重患者要当机立断，积极配合抢救。

2. 立即指定抢救负责人，组成抢救小组

抢救过程中的指挥应为在场工作人员中职位最高者，各级人员必须听从指挥，既要分工明确，又要密切协作。护士是抢救小组的主要成员，在医生未到达之前，应根据病情需要，给予恰当、及时的处理。

3. 即刻制定抢救方案

医生、护士共同参与抢救方案的制定，使危重患者能及时、迅速得到抢救。

4. 制定与实施抢救护理计划

设立预定目标，确定护理措施，解决患者现存的或潜在的健康问题。执行医嘱时，护士必须向医生复述一遍，双方确认无误后方可执行。抢救完毕，需及时由医生补写医嘱。各种急救药物经两人核对无误后方可使用。抢救过程中，使用的空安瓿、输液空瓶（袋）等应集中放置，以便统计与查对。

5. 做好抢救记录

详细记录初始生命状态、抢救过程、向患者及其亲属告知的重要事项等有关资料。因抢救危重患者未能及时记录的内容，应当在抢救结束后6小时内据实补记。

6. 护士定期参加查房、会诊、病例讨论

了解危重患者的病情及抢救过程，配合治疗和护理。

7. 严格执行"五定"制度

"五定"内容为定数量品种、定点安置、定人保管、定期消毒灭菌、定期检查维修。抢救用品合理放置，急救物品完好率达100%，各类仪器保证性能良好，处于备用状态，急救物品一律不准外借，值班护士每班交接并有记录。护士应熟悉抢救物品性能和使用方法，并能排除一般故障。做好交接班工作，保证抢救、护理措施的落实。

（二）抢救设备

1. 抢救室

抢救室是抢救危重患者的场所，设备应齐全，由专职人员负责抢救工作。急诊室要有单独抢救室，病区抢救室宜设置在靠近护士办公室的单独房间内。抢救室要宽敞、明亮、安静、整洁，一切非工作人员未经许可禁止入内。

2. 抢救床

最好选用能升降的活动床，必要时另备木板一块，做胸外心脏按压时使用。

3. 抢救车需配备下列物品

（1）常用急救药品（表16-1）。

各类急救药品可根据需要备3～5支，有醒目的标志，以便使用时一目了然，随手可取。

表16-1　常用急救药品

类别	药物
中枢兴奋剂	尼可刹米（可拉明）、洛贝林（盐酸山梗菜碱）、二甲弗林（回苏林）、美沙普仑（佳苏仑）等
升压药	去甲肾上腺素、肾上腺素、异丙肾上腺素、间羟胺、多巴胺等
降压药	利舍平（利血平）、肼屈嗪、硫酸镁注射液等
强心药	去乙酰毛花苷（西地兰D）、毒毛花苷K等
抗心律失常药	利多卡因、维拉帕米、普鲁卡因胺
血管扩张药	酚妥拉明、硝酸甘油、硝普钠、氨茶碱等
止血药	卡巴克络（安络血）、酚磺乙胺（止血敏）、维生素K、氨甲苯酸、垂体后叶素、鱼精蛋白等
止痛镇静药	哌替啶（杜冷丁）、苯巴比妥（鲁米那）、氯丙嗪（冬眠灵）、吗啡等

续表

类别	药物
解毒药	阿托品、碘解磷定（解磷定）、氯解磷定（氯磷定）、亚甲蓝（美蓝）、二巯丙醇、硫代硫酸钠等
抗过敏药	异丙嗪（非那根）、苯海拉明、氯苯那敏（扑尔敏）、阿司咪唑（息斯敏）
抗惊厥药	地西泮（安定）、异戊巴比妥（阿米妥钠）、苯巴比妥、硫喷妥钠、苯妥英钠、硫酸镁
脱水利尿药	20%甘露醇、25%山梨醇、呋塞米（速尿）、依他尼酸（利尿酸）等
碱性药	5%碳酸氢钠、11.2%乳酸钠
激素药	氢化可的松、地塞米松、垂体后叶素
其他	等渗盐水、各种浓度的葡萄糖溶液、右旋糖酐-40（右旋糖酐40%葡萄糖液）

（2）各种无菌急救包。

静脉切开包、气管插管包、气管切开包、开胸包、导尿包、穿刺包等。

（3）一般用物。

治疗盘、血压计、听诊器、开口器、压舌板、舌钳、手电筒、止血带、输液器、输血器、各种注射器及针头、各种型号及用途的橡胶管或硅胶管、绷带、夹板、宽胶布、无菌敷料、剪刀、弯盘、无菌治疗巾、无菌手套、玻璃接管、火柴、酒精灯、多头电源插座、皮肤消毒用物等。

4. 急救器械

氧气筒及给氧装置或中心供氧系统、电动吸引器或中心负压吸引装置、心电监护仪、电除颤器、心脏起搏器、简易呼吸器、呼吸机、洗胃机等。

二、危重患者的支持性护理

（一）密切观察病情变化

及时发现病情变化并做出准确判断是护理危重患者的前提。应根据病情密切观察危重患者的监测项目，并及时记录各项监测指标。若出现呼吸与心跳骤停，要迅速通知医生，并立即采取人工呼吸、胸外心脏按压等急救措施，以免贻误抢救时机。

（二）保持呼吸道通畅

昏迷患者头应偏向一侧，防止误吸。及时清理呼吸道分泌物，促进痰液的有效排除。

（三）确保安全

对意识丧失、谵妄或昏迷的患者要保证其安全，必要时可使用保护具；牙关紧闭抽搐的患者，可用压舌板裹上数层纱布，放于上下磨牙之间，以免因咀嚼肌痉挛而咬伤舌头。

（四）加强临床护理

认真做好口腔及皮肤的清洁护理，及时更换污染的床单和衣物，使床铺平整舒适；加强预防压疮的各项护理措施，避免发生压疮；调节室内温度及湿度，保持室内空气清新、光线柔和、无噪声。眼睑不能自行闭合的患者，由于眨眼少，角膜干燥，易发生溃疡，并发结膜炎，可涂金霉素眼膏或覆盖凡士林纱布，以保护角膜；病情许可时，可每天2~3次为患者做全范围关节运动及按摩，以维持关节的可动性，有效促进肢体血液循环，增加肌张力，预防静脉血栓、肌肉无力或萎缩、关节僵硬等。

（五）补充营养及水分

帮助自理缺陷的患者进食，对不能经口进食者，可给予鼻饲或静脉高营养支持；对体液不足的患者（如大量引流液或额外体液丧失），应补充足够的水分。

（六）及时处理排泄异常

若发生尿潴留，可采取诱导排尿的方法，减轻患者的痛苦，必要时导尿。对需留置导尿的患者，应加强护理，防止泌尿系统感染。便秘者可采取饮食调理、腹部按摩、使用缓泻药物或采取灌肠等措施。大小便失禁患者应给予心理安慰与支持，保持皮肤清洁干燥，帮助患者重建控制排便、排尿的能力。

（七）保持引流管通畅

危重患者身上常安置有多种引流管，如导尿管、胃肠减压管、伤口引流管等，应妥善固定，安全放置，确保引流通畅。

（八）注重心理护理

密切观察患者的心理变化，多陪伴患者，鼓励患者表达引起其不安的原因，并表示同情与理解，及时向患者解释各种抢救措施的目的及作用。当疗效不佳时，更应鼓励和安慰患者，以增强其治疗的信心。

（黄　平）

学习任务三　常用抢救技术

【任务目标】

掌握人工呼吸器等器械的使用。

一、人工呼吸器的使用

人工呼吸器是人工通气的一种工具，采用人工或机械装置产生通气，用以代替、控制或改变患者的自主呼吸运动，达到增加通气量，改善换气功能，减轻呼吸肌做功的目的。人工呼吸器常用于各种原因所致的呼吸停止或呼吸衰竭的抢救及麻醉期间的呼吸管理。

（一）简易呼吸器

简易呼吸器由呼吸囊、呼吸活瓣、面罩组成（图16-1）。

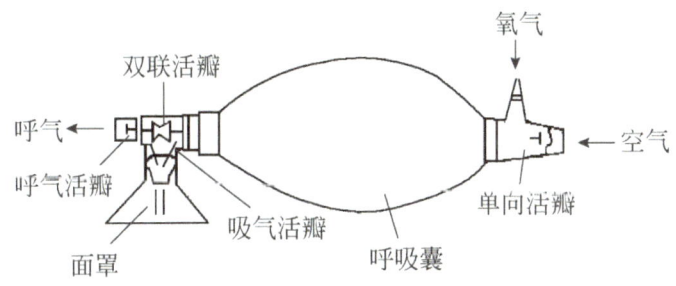

图16-1　简易呼吸器结构

（二）人工呼吸机

人工呼吸机可分定容型、定压型、定时型等三种。

1. 定容型

呼吸机将预定量的气体压入呼吸道，又依赖于肺泡、胸廓弹性回缩，将肺泡内气体排出体外。

2. 定压型

呼吸机产生的气流进入呼吸道，使肺泡扩张。当肺泡内压力达到预定压力时气流即终止，肺泡和胸廓弹性回缩，将肺泡气体排出，待呼吸道内压力降到预定呼吸机参数而再次供气。

3. 定时型

按预设呼吸时间送气。

【目的】

（1）维持和增加机体通气量。

（2）纠正威胁生命的低氧血症。

【评估】

（1）患者的一般情况：病情、临床诊断、治疗情况、有无自主呼吸及呼吸形态、意识、脉搏、血压、血气分析、呼吸道是否通畅等情况。

（2）患者的认知反应：患者的情绪状态、对使用人工呼吸器的认识、心理反应及合作程度等。

【计划】

1. 护士准备

衣帽整洁，洗手，戴口罩。

2. 患者准备

向清醒患者及（或）其亲属解释使用人工呼吸机的作用和方法，告知若有不适应立即向护士反映，以便及时处理，防止意外发生；对长期使用人工呼吸机的患者及其亲属，在撤机前，仔细说明撤机的重要性和必要性，以消除其担心停用呼吸机后病情反复的恐惧。

3. 物品准备

（1）简易呼吸器。

（2）人工呼吸机。

（3）氧气装置。

4. 环境准备

整洁、安全、空气流通、温度和湿度适宜。

【实施】

人工呼吸器的操作步骤和方法如下。

（1）备齐用物，携至患者床边。

（2）核对，并解释。

(3) 清理呼吸道分泌物。

(4) 辅助呼吸器包括简易呼吸器和人工呼吸机。

1) 简易呼吸器：

① 使患者头后仰，托起下颌，扣紧面罩，挤压呼吸囊，使空气或氧气通过吸气活瓣进入患者肺部。放松时，肺部气体随呼气活瓣排出。

② 频率16～20次/分。

2) 人工呼吸机：

① 调节呼吸机各预置参数，开机。

② 使呼吸机与患者气道紧密连接。

③ 观察病情及呼吸机运行情况。

④ 根据需要调节呼吸机各参数。

⑤ 湿化、排痰。

⑥ 预防和控制感染。

⑦ 记录。

【评价】

(1) 患者及其家属明确使用人工呼吸机的作用，患者呼吸道保持通畅，且未发生感染，能维持有效的呼吸，循环得以支持。

(2) 护士操作规范，各参数调节适宜，呼吸机运转正常。

(3) 护士与患者及其家属沟通有效，评估全面，问题处理及时，患者有安全感。

二、洗胃法

所谓洗胃法，是将胃管插入患者胃内，反复注入和吸出一定量的溶液，以冲洗并排除胃内毒物或刺激物，减轻或避免吸收中毒；或用于减轻胃黏膜水肿，检查前准备的胃灌洗方法。

【目的】

1. 解毒

清除胃内毒物或刺激物，减少毒物吸收，还可利用不同灌洗液进行中和解毒，用于急性食物或药物中毒。服毒后6小时内洗胃效果最佳。

2. 减轻胃黏膜水肿

洗出胃内潴留食物，减轻潴留物对胃黏膜的刺激，从而减轻胃黏膜水肿和炎症，如为幽门梗阻患者洗胃。

3. 手术或某些检查前的准备

如胃部、食管下段、十二指肠术前准备。

【评估】

（1）患者的一般情况：年龄、病情、洗胃目的、中毒情况（中毒时间、途径、服毒量、毒物性质，强腐蚀性毒物如强酸、强碱中毒则禁忌洗胃）、既往健康情况（肝硬化伴食管静脉曲张、近期有上消化道出血及穿孔、胃癌等禁忌洗胃）、目前的生命体征、瞳孔、意识状态（昏迷者洗胃宜谨慎）、呕吐物的性质、呼吸的气味、口鼻黏膜情况、有无活动义齿及活动能力。

（2）患者的认知反应：对洗胃的认识、心理反应、情绪状态、耐受力、合作程度、近期重大生活事件、对现实的态度以及对家属的态度等。

【计划】

1. 护士准备

衣帽整洁，洗手，戴口罩。

2. 用物准备

（1）口服催吐法。

治疗盘内备量杯、压舌板、毛巾、塑料围裙、水温计，另备盛水桶。

（2）洗胃法。

治疗盘内放洗胃管、量杯、水温计、压舌板、镊子、棉签、弯盘、50 mL注射器、听诊器、手电筒、胶布、纱布、液状石蜡、检验标本容器或试管、毛巾、塑料围裙或橡胶单、治疗巾。必要时备开口器。①漏斗胃管洗胃法另备漏斗洗胃管。②电动吸引器洗胃法另备输液架、输液瓶、输液导管、Y形三通管、调节器、电动吸引器（5000 mL以上容量的贮液瓶）。③自动洗胃机洗胃法另备自动洗胃机。④注洗器洗胃法另备50 mL注洗器。

（3）洗胃溶液。

为中毒者洗胃，可根据毒物性质选用洗胃溶液，如中毒物质不明，可选等渗盐水或温开水，待毒物性质明确后，再用对抗剂洗胃，温度25～38 ℃，量10 000～20 000 mL；为幽门梗阻患者洗胃，宜选择等渗盐水或高渗盐水；为手术或某些检查前患者洗胃，宜选择等渗盐水。

3. 患者准备

向清醒患者解释操作目的和程序，使之懂得如何配合，以减轻痛苦。中毒轻者取坐位或半坐位，中毒较重者取左侧卧位，昏迷患者去枕平卧，头偏向一侧，有活动义齿应取出。

4. 环境准备

环境整洁、安静,必要时用屏风遮挡,以保护患者隐私。

【实施】

(1) 备齐用物,携至患者床旁。

(2) 核对,并解释。

(3) 取合适卧位,围好围裙,取下义齿,置弯盘于口角旁,污物桶置于坐位前或床头下方。

(4) 洗胃包括口服催吐法、漏斗灌注洗胃法、电动吸引器洗胃法、自动洗胃机洗胃法、注洗器洗胃法。

1) 口服催吐法。

① 患者自饮大量灌洗液,引起呕吐。必要时用压舌板压其舌根,可反射性引起呕吐。

② 反复灌洗,直至吐出的灌洗液澄清无味。

2) 漏斗灌注洗胃法。

① 石蜡油润滑胃管前端,由口腔插入 45~55 cm,证实胃管在胃内后,胶布固定。

② 置漏斗低于胃部水平位置,挤压橡胶球,抽尽胃内容物。

③ 举漏斗高过头部 30~50 cm,将洗胃液 300~500 mL 缓慢倒入漏斗,在漏斗内尚余少量溶液时(图 16-2),迅速将漏斗降至低于胃部的位置,倒置于盛水桶中。

④ 反复灌洗,直至洗出液澄清、无味。

3) 电动吸引器洗胃法。

① 接通电源,检查吸引器性能,调节负压,将输液管与 Y 形管主管相连,洗胃管及贮液瓶的引流管分别与 Y 形管两个分支相连,将灌洗液倒入输液瓶内,夹紧输液管,挂输液架上(图 16-3)。

② 润滑,插管,证实胃管在胃内后固定。

③ 启动吸引器,吸出胃内容物。

④ 夹紧引流管,开放输液管,使洗胃液流入胃内 300~500 mL。

⑤ 夹紧输液管,开放引流管,启动吸引器,吸出灌洗液。

⑥ 反复灌洗,直至洗出液澄清、无味。

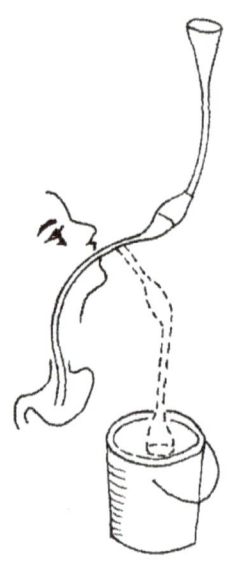

图16-2 漏斗灌注洗胃法

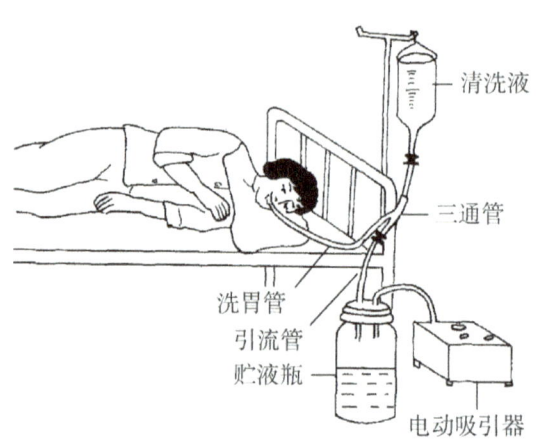

图16-3 电动吸引器洗胃法

4）自动洗胃机洗胃法。

① 通电，检查自动洗胃机（图16-4）。

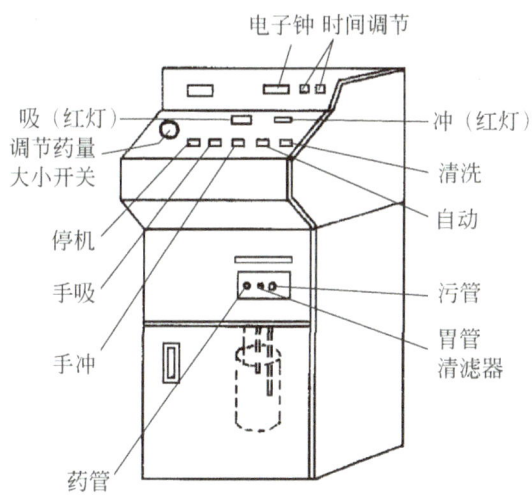

图16-4 自动洗胃机构造示意图

② 润滑，插管，证实胃管在胃内后固定。

③ 将已配置的洗胃液倒入水桶，将3根橡胶管分别与机器的进液管、胃管、污水管相连。药管的另一端放入洗胃液桶内，污水管的另一端放入空水桶内，胃管的另一端和患者胃管相连，调节药量流速。

④ 按"手吸"键，吸出胃内容物，再按"自动"键，机器对胃进行自动冲洗。

⑤ 若食物堵塞管道，水流缓慢、不流或发生故障，可交替按"手冲"和"手吸"键，重复冲吸数次，直至管道通畅，再按"自动"键，吸出胃内残留液体后，按"自动"键，自动洗胃便可继续进行。

⑥ 冲洗干净后，按"停机"键，机器停止工作。

5）注洗器洗胃法。

① 石蜡油润滑胃管前端，由鼻腔插入45~55 cm，证实胃管在胃内后，胶布固定。

② 用注洗器抽尽胃内容物后，注入洗胃液约200 mL，再抽出弃去。如此反复冲洗，直至洗净为止。

（5）观察。

（6）洗毕，拔出胃管，协助患者漱口，必要时更换衣服。

（7）处理用物。

（8）记录。

【评价】

（1）患者理解洗胃目的，愿意接受并主动配合。

（2）患者痛苦减轻，毒物或胃内潴留物被有效清除，症状缓解。

（3）患者达到手术或检查的要求，胃内容物被彻底清除。

（4）操作规范，患者未发生并发症。

（5）护患沟通有效，患者自尊和隐私得到保护，能配合操作。

【实践评析】

实践内容：

患者，男性，31岁，在野外野炊用斧子劈柴时，砍断了几个手指，流血不止，痛苦地握住左手，皮肤湿冷，面色苍白，诉疼痛剧烈，恶心、头晕。附近一位护士得知情况后，立即前去协助患者躺下，伤手高举置于其心脏水平以上的位置。检查发现，患者左手食指大部分、中指中部和无名指尖被砍断，桡动脉搏动细弱。护士清楚地认识到，伤者为外伤性断指，将有休克、感染的可能，如果断指不能再植，有丧失感觉和功能的危险。护士找到断离的手指，将自带的未开启的饮用水打开，用水冲净断指的污垢和碎片，用略微潮湿的干净毛巾包裹断指，装入一个小塑料袋急速将患者送往医院。途中，患者出血已经停止，诉说伤口剧痛，感到口渴，但护士向他解释，这是正常反应，因即将要施行麻醉和手术，必须禁食水。

案例分析：

（1）这是护士徒手急救断指的案例。从急救程序看，护士显得老练成熟，采取患者平卧、高举伤手有效预防了休克。就地取材，"用水冲净断指的污垢和碎片，用略微潮湿的干净毛巾包裹断指，装入一个小塑料袋急速将患者送往医院"。为保存断指完好再植争取了时间，创造了条件。患者口渴，护士解释"将要施行麻醉和手术，必须禁食水"。这些都是护理工作多年积淀的体现，也是护士值得骄傲的财富。

（2）创伤护理是以整体护理为指导，以熟练的抢救技能为基础，以提高抢救质量为目的的全程护理负责制。通过该案例患者抢救过程的总结，体会到创伤的急救护理，真正体现了时间就是生命、金钱和财富。以即时性护理为主，危重伤员在进手术室时可能已处于濒死状态，优先评估确认适合的护理诊断和护理问题，予以相应的护理抢救措施，周密而细致地观察，对患者的完全康复都极为重要。

（3）遇到创伤，护士要有独到的急救意识、敏捷的思维，对病情观察要有预见性，对创伤患者的外观预测指标要有特殊的敏感性，做到瞬间判断、正确评估、果断处理。在评估患者病情方面要有全局观念，仔细观察、详细询问患者受伤时的情况和受伤的原因等，以便正确判断患者的病情。

（黄　平）

【考评自测】

一、名词解释

（1）人工呼吸器
（2）抢救室

二、选择题

（1）严重创伤性休克后，首先应预防的是（　　）。
　　A. 感染　　　　　　　　　　　　B. 输血并发症
　　C. 急性心力衰竭　　　　　　　　D. 急性呼吸窘迫综合征

（2）休克患者的最佳体位是（　　）。
　　A. 头高足低位　　　　　　　　　B. 头低足高位
　　C. 头和腿部各抬高30°　　　　　D. 侧卧位

（3）急性心肌梗死左心功能不全伴频发多源性室性早搏，用利多卡因无效，应优选下列（　　）药物治疗。
　　A. 普鲁卡因酰胺　　B. 普罗帕酮　　C. 胺碘酮　　D. 氨酰心安

（4）阿托品的禁忌证是（　　）。
　　A. 感染性休克　　B. 胃肠绞痛　　C. 前列腺肥大　　D. 胆绞痛

（5）体温上升期的热代谢特点是（　　）。
　　A. 产热等于散热　　B. 散热大于产热　　C. 产热大于散热　　D. 产热增加

（6）胸膜腔穿刺抽出不凝血常因为（　　）。
　　A. 肋骨骨折　　B. 张力性气胸　　C. 心脏损伤　　D. 血胸

（7）开放性气胸的现场急救为（　　）。
　　A. 立即给氧　　　　　B. 胸膜腔穿刺抽气
　　C. 清创术　　　　　　D. 立即用清洁物品封闭伤口

（8）休克患者血压低，中心静脉压低提示（　　）。
　　A. 血容量严重不足　　B. 严重酸中毒
　　C. 容量血管过度收缩　　D. 心功能不全

（9）下列患者对氧疗效果最好的是（　　）。
　　A. 氰化物中毒　　　　B. 心力衰竭
　　C. 一氧化碳中毒　　　D. 外呼吸功能障碍

（10）体温每升高1℃，脑代谢率增加（　　）。
　　A. 2%　　　　　B. 4%　　　　　C. 6%　　　　　D. 8%

附答案：

一、名词解释

（1）人工呼吸器：人工呼吸器是人工通气的一种工具，采用人工或机械装置产生通气，用以代替、控制或改变患者的自主呼吸运动，达到增加通气量、改善换气功能、减轻呼吸肌做功的目的。

（2）抢救室：抢救室是抢救危重患者的场所，设备应齐全，由专职人员负责抢救工作。急诊室要有单独抢救室；病区抢救室宜设置在靠近护士办公室的单独房间内。抢救室要宽敞、明亮、安静、整洁，一切非工作人员未经许可禁止入内。

二、选择题

（1）A　（2）C　（3）C　（4）C　（5）C　（6）D　（7）D　（8）A　（9）D　（10）D

学习单元十七 临终护理

人的自然发展是从生到死的过程，死亡是生命的必然规律，也是不可抗拒的客观存在。在人生的最后旅途中，患者同样需要精心的照顾和关怀，护理人员应尽可能地减轻临终患者生理和心理的反应，帮助患者在一个安静的环境里，以一种自然、平静、没有痛苦和压力的方式来接受死亡，安详地度过生命的最后阶段。同时，面对亲人的离去，家属也处于极度悲痛之中，护理人员也应为临终患者家属提供心理支持，帮助家属早日从丧失亲人的悲伤中解脱出来。

【导入案例】

患者张某，男，40岁，胃痛十余年，反复发作。此次再次入院，经检查发现癌肿已扩散至肝、结肠、直肠等处。腹部包块逐日增大，白细胞下降3000以下，患者不能进食，极度衰竭，全靠输血、输液维持。患者不堪忍受病痛折磨，要求告诉真实病情，如不可治愈就放弃治疗，早日解脱病痛之苦，其妻子也陷入难以决断的境地。医务人员意见也不一。

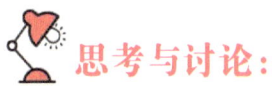

思考与讨论：

（1）按本案例该患者如放弃治疗是属于主动安乐死还是被动安乐死？
（2）结合临终关怀的护理伦理要求，对案例提出一些建议。

学习任务一 概述

【任务目标】

(1) 了解死亡的定义与标准。
(2) 了解死亡过程的分期。

临终护理以死亡学知识为基础。为了更科学、系统地对临终患者进行身心照护，护理人员应熟悉和掌握死亡的概念、死亡的判断标准、死亡过程的分期以及各分期的特征。

一、濒死与死亡的定义

濒死即临终，是指患者已接受治疗性和姑息性的治疗后，虽然意识清楚，但病情加速恶化，各种迹象显示生命即将终结。

死亡是人的本质特征的消失，是机体生命活动过程和新陈代谢的终止。在传统的死亡观念中，人们长期以来都是把心肺功能看作生命最本质的东西，死亡成为心跳、呼吸停止的代名词。这种看法在人类历史上沿袭了数千年，美国《布莱克法律词典》将死亡定义为：生存的灭失，血液循环停止，同时呼吸及脉搏等身体重要作用的终止。

二、死亡的标准

将心跳、呼吸停止作为判断死亡的标准在现代医学实践中遭到了质疑。随着医学技术的发展，各种维持生命的技术、仪器、药物等得以应用，心跳、呼吸停止的人也可以维持生命。心脏移植手术的成功意味着"心死"不等于"人死"，人工呼吸机的应用使呼吸停止的人也能再度恢复呼吸。这些均使传统的判断死亡的标准受到冲击，心跳、呼吸停止已不能再作为判断死亡的权威标准。近年来，医学专家提出了"脑死亡"的概念。

（一）脑死亡的定义

脑死亡即全脑死亡，包括大脑、中脑、小脑及脑干的不可逆死亡。不可逆的脑死亡是生命活动结束的象征。

（二）脑死亡标准

1. 哈佛标准

目前，世界上较有权威性的标准是1968年美国哈佛大学医学院特设委员会在世界第22届医学大会上提出的脑死亡标准，简称"哈佛标准"。

（1）对刺激无感受性和反应性：对外界刺激和内在需要完全无知觉和反应，甚至最强烈的疼痛刺激也不能引起发音、呻吟、肢体退缩或呼吸加快等。

（2）无运动、无呼吸：自发性肌肉运动消失；经医师观察至少1小时，关闭呼吸机3分钟，仍无自主呼吸。

（3）无反射：瞳孔对光反射、角膜反射和眼运动反射均消失，以及吞咽、喷嚏、发音、软腭反射等由脑干支配的反射也消失。

（4）脑电波平坦：脑电图示脑电波平直或等电位。

所有上述表现24小时内反复复查无改变，并排除低温（<32.2 ℃）、使用中枢神经系统抑制剂（如巴比妥类药）的影响，即可做出判断。

2. WHO标准

1968年，WHO建立了国际医学科学组织委员会，提出的内容基本同"哈佛标准"的脑死亡标准：①对环境失去一切反应；②完全没有反射和肌张力；③停止自主呼吸；④动脉压陡降；⑤脑电图平直。

3. 我国《成人脑死亡判定标准（2009版）》

20世纪80年代，我国开始了脑死亡判定的理论研讨与临床实践。2003年，《中华医学杂志》等主要医学杂志刊登了卫生部脑死亡判定标准起草小组起草制订的《脑死亡判定标准（成人）征求意见稿》和《脑死亡判定技术规范（成人）征求意见稿》。卫生部脑死亡判定标准起草小组委托首都医科大学宣武医院，经过5年的临床实践与验证，对脑死亡判定的可行性和安全性进行了深入扎实的研究，并结合实践提出了修改意见与建议。完善后的《成人脑死亡判定标准（2009版）》如下。

（1）判定的先决条件：

1）昏迷原因明确：包括原发性和继发性脑损伤。

2）排除各种原因的可逆性昏迷。

（2）临床判定：

1）深昏迷。

2）脑干反射消失。

3）无自主呼吸。

以上3项临床判定必须全部具备。

(3) 确认试验：

1) 正中神经短潜伏期体感诱发电位（SLSEP）：N9和（或）N13存在，P14、N18和N20消失。

2) 脑电图（EEG）：显示电静息，即未出现>2μV的脑电波活动。

3) 经颅多普勒超声（TCD）：显示颅内前循环和后循环呈振荡波、尖小收缩波或血流信号消失。

(4) 判定步骤及时间：

脑死亡判定分3个步骤：①脑死亡临床判定；②脑死亡确认试验，至少2项符合；③脑死亡自主呼吸激发试验，验证自主呼吸消失。上述3个步骤均符合脑死亡判定标准时，确认为脑死亡。首次判定12小时后再次复查，结果仍符合脑死亡判定标准者，方可最终确认为脑死亡。与传统的死亡标准相比，脑死亡标准在科学和道德上更具有先进性。

其先进性表现为以下几个方面：①能够及时地抢救"假死"状态的患者，维护了人的生命：溺水、触电等患者，尤其是过量服用中枢神经系统抑制剂的患者，应用心跳、呼吸停止的死亡标准，一般不易鉴别"假死"状态。脑死亡标准的确立，就为鉴别真死与假死提供了科学的依据，从而能够及时地抢救患者。②有利于节约卫生资源：脑死亡标准为终止脑功能不可逆而有心跳患者的抢救提供了依据，从而节约了卫生资源，也减轻了家庭和社会的负担。③有利于器官移植的开展：器官从死者身上摘取越早、越新鲜，移植后的成活率就越高。脑死亡的患者心脏可能还在跳动，部分器官的功能也暂未丧失，此时易于摘取活器官，有利于器官移植的进行，而传统的死亡标准难以达到这种要求。

三、死亡过程的分期

死亡不是生命的骤然结束，而是一个逐渐发展的过程，医学上把死亡分为3个阶段：濒死期、临床死亡期及生物学死亡期。

（一）濒死期

濒死期又称临终状态，这是死亡过程的开始阶段。此期的主要特点是脑干以上部位功能的深度抑制或丧失，机体各系统的功能发生严重障碍，表现为意识模糊或丧失，各种反射减弱，肌张力减退或消失，心跳减弱，血压下降，呼吸微弱或出现潮式或间断呼吸。处于此期的患者如能得到及时有效的抢救，生命可复苏。反之，则进入临床死亡期，但有些猝死、严重颅脑损伤的患者可不经过此期而直接进入临床死亡期。

（二）临床死亡期

临床死亡期是濒死进一步发展的阶段，宏观上是人的整体生命活动已停止，微观上组织代谢过程仍在进行。此期主要特点为中枢神经系统的抑制由大脑皮质扩散到皮质以下部位，延髓处于极度抑制状态，表现为心跳、呼吸完全停止，瞳孔散大，各种反射消失，但组织细胞仍有微弱而短暂的代谢活动。此期一般持续5~6分钟，但在低温条件下可延长，尤其是头部降温脑耗氧减少时。此期如及时有效地抢救，患者仍有复苏的可能。

（三）生物学死亡期

生物学死亡期是死亡过程的最后阶段，是中枢神经系统和重要生命器官的消亡过程不可逆发展的结果。此期整个中枢神经系统及机体器官新陈代谢全停止，并出现不可逆变化，已无任何复苏的可能，相继出现尸冷、尸斑、尸僵及尸体腐败等现象。

1. 尸冷

尸冷是最先发生的尸体现象。机体死亡后体内产热停止，散热继续，尸体温度逐渐降低称尸冷。死亡后尸体温度的下降有一定规律，一般死后10小时尸温下降速度约为每小时1℃，10小时后为0.5℃，大约24小时后，尸温与环境温度相同。

2. 尸斑

机体死亡后血液循环停止，由于地球引力的作用，血液向身体的最低部位坠积，该处皮肤呈暗红色斑块或条纹，称为尸斑。尸斑一般在死亡后2~4小时出现。若死者死亡时为侧卧位，应将其转为仰卧位，防止面部颜色改变。

3. 尸僵

尸体肌肉僵硬，并使关节固定，称为尸僵。尸僵的形成主要是因为三磷酸腺苷（ATP）的缺乏，机体死亡后肌肉中不能再合成ATP，并且原有的ATP不断分解，致使肌肉收缩，尸体变硬。尸僵多从面部小块肌肉开始，以下行型发展最为多见，即从咬肌、颈肌开始，发展至躯干、上肢和下肢。尸僵一般在死亡后1~3小时开始出现，4~6小时扩展至全身，12~16小时发展至高峰，24小时后尸僵缓解，肌肉逐渐变软。

4. 尸体腐败

死亡后机体组织的蛋白质、脂肪和碳水化合物在腐败细菌的作用下发生分解的过程称为尸体腐败。尸体腐败一般在死后24小时出现。尸体腐败常见的表现有尸绿、尸臭等。尸绿是尸体腐败时出现的色斑，一般在死后24小时先在右下腹出现，逐渐扩展至全腹直至全身。尸臭是死者肠道内有机物分解产生的气体经口、鼻、肛门溢出而形成的。

（黄　平）

学习任务二　临终关怀

【任务目标】

(1) 了解临终关怀的概念与发展。
(2) 了解临终关怀的组织形式和理念。

一、临终关怀的概念

临终关怀是指有组织地向临终患者及其家属提供的一种全面的照顾，包括生理、心理、社会等方面，目的是缓解临终患者的痛苦，维护其尊严，帮助临终者安宁地走完人生最后历程，同时也使家属的身心健康得到维护和增强。

临终关怀是人类对自身关怀的表达，是医学人道主义的体现，它顺应了社会发展的需求。

二、临终关怀的发展

临终关怀的起源可以追溯到中世纪西欧的修道院和济贫院。当时，这些宗教机构内设有收容所，为徒步朝圣者、旅游疲惫者、生病流浪者等提供临时休息的场所，由教士和修女照料这些人的生活或为濒死无助者提供精心照护。

现代的临终关怀倡导者和奠基人桑德斯博士（D. C. Saunders）于1967年在英国伦敦创立了"圣·克里斯多弗临终关怀机构"（St. Christopher Hospice），这是世界上第一个现代化的临终关怀组织，被誉为"点燃了世界临终关怀运动的灯塔"。至20世纪70年代中期，现代临终关怀服务相继在世界各国开展。

20世纪80年代以来，真正意义上的临终关怀在我国开始起步。1988年7月，在美籍华人黄天中博士的资助下，天津医学院成立了中国第一个临终关怀研究中心。此后，我国的临终关怀事业有所发展，但存在地区差异。国内学术界也开始对临终关怀进行探索，个别的临终关怀院开始建立，如上海南汇护理院、北京松堂关怀医院；北京医学伦理学会专门设立了临终关怀专业委员会。同时，还展开了关于临终关怀的研究和交流，创办了临终关怀的学术杂志，也有了从事临终关怀的专业人员。2006年，中国生命关怀协会在北京成立，这标志着我国的临终关怀事业进入了一个新的发展时期，临终关怀有了一个全国性行业管理的社会团体。

临终关怀是一种人性化的医学发展，它不仅顺应了医学模式的转变，还适应了人口老龄化的趋势。临终关怀事业的发展，表明人们对死亡提出了更高、更新的要求。

三、临终关怀的组织形式和理念

（一）临终关怀的组织形式

目前，我国临终关怀的组织形式主要有以下几种类型。

1. 临终关怀专门机构

这种机构一般都有比较独立的医疗、护理设备，配备专业化的工作人员为临终患者服务。目前，我国已建立了为数不多的临终关怀医院，如上海的南汇护理院、北京的松堂关怀医院。

2. 综合医院的临终关怀

病房独立的临终关怀医院设施条件要求较高，目前，我国部分综合医院附设有临终关怀病房，利用医院内现有的物质资源，提供临终患者医疗、护理、生活照料。

3. 居家式的临终关怀

居家式的临终关怀以社区为基础，以家庭为单位开展临终关怀服务，由临终关怀的学术组织联合医院、社区保健机构共同协作。近年来，社区护理的开展、家庭病床的迅速发展，为家庭的临终关怀提供了良好的条件，而且受中国传统文化的影响，患者大多愿意在熟悉而有深厚感情的环境中走完一生。因此，居家照护的临终关怀形式在我国有较大的发展前途。

（二）临终关怀的理念

临终关怀强调的是生命的质，而非生命的量，主要是为了帮助患者在一个安静的环境里，以一种自然、平静、无痛苦和压力的状态走向死亡。

1. 以照料为中心

当患者进入临终阶段，以治愈为主的治疗转变为以对症治疗为辅以护理照料为主的服务。这种照料以患者的实际需求为前提，尽量按照患者及其家属的愿望进行，使其得到安宁。

2. 维护人的尊严

患者的个人尊严不应该因生命活力的降低而递减，个人权利也不可因身体衰竭而被剥夺。临终关怀是本着人道主义精神，使临终患者在人生的最后历程同样得到热情的照顾和关怀，体现生命的价值，维护患者的尊严。

3. 提高临终患者的生活质量

临终关怀认为：临终也是一种生活，是一种特殊类型的生活。正确认识临终患者最后的生活价值，提高其生活质量，这是临终关怀的重要环节。

4. 正确面对死亡

有生便有死，有死才有生，这是天经地义的。人从出生那一刻起，便开始面对死亡。从事临终关怀的工作人员首先自身应该持有正确的生死观，只有这样，才能教育临终患者坦然地面对死亡，珍惜即将结束的生命时光。

5. 注重对家属的支持

在对临终患者进行全面照护的同时，也应为家属提供心理、社会支持，使其坦然面对亲人离去的事实。

（张　坤）

学习任务三　临终患者及家属的护理

【任务目标】

（1）掌握临终患者的生理反应及护理。
（2）掌握临终患者的心理反应及护理。
（3）掌握临终患者家属的护理。

一、临终患者的生理反应及护理

（一）临终患者的生理反应

1. 疼痛

疼痛表现为烦躁不安，血压、心率、呼吸改变，瞳孔散大，出现五官扭曲、眉头紧锁、眼睛睁大或紧闭、双眼无神及咬牙等疼痛面容。疼痛是临终患者（尤其是癌症临终患者）最严重的症状，严重影响患者的睡眠、饮食、活动和情绪。

2. 呼吸功能减退

呼吸功能减退表现为呼吸频率变慢，呼吸深度变浅，出现潮式呼吸、间断呼吸、鼻翼呼吸等。气道内分泌物无力咳出，患者呼吸常伴有痰鸣音及鼾声。这与呼吸中枢受抑制、呼吸肌收缩作用减弱有关。

3. 循环功能减退

循环功能减退表现为皮肤苍白、湿冷，大量出汗，四肢发绀、斑点，脉搏快而弱、不规则或测不出，血压下降或测不出，心音低弱，心律失常。这与心肌收缩力减弱有关。

4. 胃肠蠕动减弱

胃肠蠕动减弱表现为呃逆、恶心、呕吐、腹胀，还可出现脱水、便秘等。

5. 肌肉张力丧失

肌肉张力丧失表现为吞咽困难，肢体软弱无力，不能进行自主躯体活动，无法维持良好舒适的功能体位，面部外观改变呈希氏面容（面肌消瘦、面部呈铅灰色、眼眶凹陷、双眼半睁半滞、下颌下垂、嘴微张）。由于肛门括约肌松弛，患者可出现大、小便失禁。

6. 感知觉消失、意识改变

这两点表现为视觉逐渐减退，由视觉模糊发展到只有光感，最后视力消失。眼睑干燥，分泌物增多。听觉常最后消失。意识改变可表现为嗜睡、意识模糊、昏睡、昏迷等。

（二）护理措施

1. 控制疼痛

（1）疼痛观察。

疼痛是一种主观感觉，不同人对疼痛的反应有差异。护理人员应认真观察疼痛发作的时间、部位、程度、性质变化、持续时间、可缓解的药物及方法等。

（2）药物止痛。

目前 WHO 推荐应用三步阶梯止痛法来控制疼痛，临床实践表明该法能有效地减轻临终患者的疼痛。在用药过程中，护理人员应注意观察患者的病情，把握好用药阶段，密切观察药物的不良反应，防止用药过量。

（3）非药物止痛。

某些非药物止痛方法也能取得一定的效果，如松弛术、音乐疗法、针灸疗法等。护理人员还应与患者进行沟通交流，稳定患者情绪，适当引导其转移注意力。

2. 改善呼吸功能

（1）环境。

保持室内空气新鲜，定时通风。

（2）卧位。

神志清醒者，可适当采取半卧位，扩大胸腔容量，减少回心血量，改善呼吸困难。

（3）保持呼吸道通畅。

意识不清者应取仰卧位，头偏向一侧或侧卧位，防止呼吸道分泌物误吸入气管引起窒息或肺部并发症，必要时使用吸引器及时吸出痰液。

（4）给氧。

根据患者呼吸困难程度给予氧气吸入，纠正缺氧状态，改善呼吸功能。

3. 注意保暖

患者四肢冰冷时，可提高室温，加强保暖，必要时给予热水袋或保温毯。

4. 促进血液循环

（1）观察。

观察体温、脉搏、呼吸、血压、皮肤色泽和温度。

（2）保暖。

患者四肢冰冷不适时，应加强保暖，必要时给予热水袋。

5. 增进食欲，加强营养

（1）解释。

主动向患者及其家属解释恶心、呕吐的原因，以减少焦虑，取得心理支持。

（2）营养支持。

充分了解患者饮食习惯，尽量满足患者的饮食需求。注意食物的色、香、味，少量多餐。为便于患者吞咽，可给予流质或半流质饮食，必要时采用鼻饲法或胃肠外营养，以保证营养供给。

（3）监测。

监测患者电解质指标及营养状况。

6. 促进患者舒适

（1）维持良好、舒适的体位。

定时翻身以更换体位，避免局部长期受压，促进血液循环，经常按摩骨隆突处，防止压疮等并发症的发生。

（2）加强皮肤护理。

大、小便失禁者，注意保持会阴、肛门周围皮肤的清洁、干燥，必要时留置导尿管；大量出汗时，应及时擦洗并勤换衣裤；保持床单位清洁、干燥、平整、无渣屑。

（3）加强口腔护理。

护士应协助患者做好口腔清洁，注意观察患者口腔情况，必要时给予相应处理。对不能自理者，护士应每天给予口腔护理2次，以保持患者口腔清洁，增强其食欲。口唇干燥者可适量喂水，也可用湿棉签湿润口唇或用湿纱布覆盖口唇。

7. 减轻感知觉改变的影响

（1）环境。

提供舒适、安静、整洁的病室环境，光线照明要适当，以免患者因视觉模糊产生害怕、恐惧心理，增加其安全感。

（2）眼部保护。

及时用湿纱布拭去患者眼部的分泌物，眼睑不能闭合者可涂金霉素、红霉素眼药膏或用凡士林纱布覆盖，以保护角膜，防止角膜干燥而发生溃疡或结膜炎。

（3）沟通交流。

护理中应避免在患者周围窃窃私语，以免增加患者的焦虑。与患者交谈时应语调柔和、语言清晰，也可采用触摸的非语言交流方式，使患者感到即使在生命最后时刻也不孤独。

二、临终患者的心理反应及护理

临终患者的心理反应十分复杂。美籍精神病学家伊丽莎白·库布勒·罗斯（Dr. Elisabeth Kubler Rose）博士在其著作 *On Death and Dying* 一书中将临终患者的心理反应分为5个阶段，即否认期、愤怒期、协议期、忧郁期、接受期，这也是被国内外学者广泛引用的剖析临终患者心理特征的学说。

（一）临终患者的心理变化

1. 否认期

当得知自己患有不治之症且即将面临死亡时，患者常常会感到震惊和否认，甚至会产生侥幸心理，认为"这不会是我，这不是真的"，或者产生"是不是医师误诊"之类的想法。患者往往会四处求医，希望是误诊，否认自己病情严重，对疾病的结局缺乏心理准备。否认是患者面对危机时的一种心理防御机制，它可减少不良信息对患者的刺激，使患者有较多的时间来调整自己，接受现实。

2. 愤怒期

当病情趋于严重，患者意识到事实已无法改变时，往往表现为生气与愤怒，产生"为什么是我，这不公平"的心理。此期患者表现出生气和易激惹，情绪非常不稳定，难以接近或不合作，甚至将怒气转移到家属和医护人员身上，以发泄内心的苦闷与无奈。

3. 协议期

愤怒的心理消失后，患者开始接受死亡即将来临的事实，不再怨天尤人，而是请求医师尽力医治自己患有的疾病。有些患者甚至许愿，以许多承诺作为交换条件，出现"请让我好起来，我一定……"的心理，以期博得上苍的怜悯而换取生命的延长。此期的患者变得和善，主动配合治疗。

4. 忧郁期

随着病情日益恶化，患者意识到任何努力都无济于事时，会产生很强烈的失落感，"好吧，那就是我"，变得沉默寡言、压抑、哭泣、情绪低落，甚至会产生轻生的念头。此时患者开始交代后事或请求会见对自己有特殊意义的亲友。

5. 接受期

经历了一切的努力和挣扎之后，患者变得平静，已做好接受死亡来临的准备，产生"好吧，既然是我，那就去面对吧"的心理。此期的患者喜欢独处，睡眠时间增加，情感减退，平静等待死亡的到来。

上述5个时期的变化因人而异，并非一成不变。它们可能重合，可能提前或推后，也可能停留在某一阶段，如有些患者直至死亡仍处于否认期。因此，护理人员应根据临终患者的具体表现进行分析和护理。

（二）临终患者的心理护理

1. 否认期

（1）护士应与患者坦诚沟通，既不要揭穿患者的防御机制，也不要欺骗患者，同时还应注意和其他医护人员及患者家属保持对患者病情解释的一致性。

（2）了解患者对自身病情的认知程度，耐心倾听患者诉说，维持其适度的希望，并逐步引导患者面对现实。

（3）经常陪伴患者，给予支持和关心，让患者感受到关怀和温暖。

2. 愤怒期

（1）认真倾听患者的倾诉，为患者提供表达或发泄内心愤怒情感的环境，并注意防止意外发生。对患者过激的语言和行为予以理解和宽容。

（2）做好患者家属的工作，给予患者宽容、关爱和理解。

（3）充分调动患者的社会支持系统，如亲人、朋友、同学等，多陪伴、关心和理解患者。

3. 协议期

（1）此期患者积极配合治疗，护理人员应给予指导和关心，尽量满足患者的需求，使患者更好地配合治疗和护理，以减轻痛苦，控制症状。

（2）鼓励患者说出内心的感受和希望，尊重患者的信仰，积极引导和教育，减轻患者的心理压力。

4. 忧郁期

（1）护理人员应多给予同情和照顾，允许患者宣泄情感，如忧伤、哭泣等。

（2）给予精神支持，尽量满足患者的合理要求，安排亲朋好友见面、相聚，并尽量让家属陪伴其身旁。

（3）注意安全，防范意外的发生。

（4）若患者因心情抑郁忽视个人清洁卫生，护理人员应协助和鼓励患者保持身体的清洁与舒适，维持自我形象和尊严。

5. 接受期

（1）尊重患者，不要强迫与其交谈，提供一个相对安静的独处环境，不要过多打扰患者。

（2）保持适度的陪伴和支持。保证患者临终前的生活质量，加强基础护理，让其安宁地离开人间。

三、临终患者家属的护理

面对至亲的即将离去，临终患者家属不仅承担着照顾患者的巨大的生理压力，同时也承受着疾病治疗带来的经济压力以及无法形容的心理压力。因此，护理人员在关注临终患者的同时，也应给予其家属适当的支持和照顾，和家属一起陪伴患者走过人生的最后阶段。

（一）患者临终给其家庭带来的改变

临终患者家属在面对亲人无法治愈而即将离去时，也会产生与临终患者同样的心理反应。临终患者给其家庭带来了巨大的生理、心理和社会压力。通常，临终患者家庭会出现下列改变。

1. 个人需求的推迟或放弃

患者的治疗和临终会给家庭带来一系列变化：经济条件改变，平静生活被打破，家庭精神支柱倒塌。家庭成员考虑到家庭的现状和将来，往往会推迟或放弃个人的需求，如升学、就业、婚姻等。

2. 家庭成员角色与职务的调整及再适应

家庭成员的角色重新调整，如慈母兼严父、长兄如父、长嫂如母等，以保持家庭的稳定。

3. 压力增加，社会性互动减少

照顾临终患者，需要家属付出极大的体力，同时因精神上的哀伤、经济上的消耗，家属压力增加，感到疲惫不堪，正常的工作与生活秩序被打乱，亲友、同学的互动减少。有时候家属还要对患者和其他家庭成员隐瞒病情，避免其知晓后产生不良反应，这样更加重了家属的心理负担。

（二）护理措施

1. 满足家属照顾患者的需要

1986年，费尔斯特（Ferszt）和霍克（Houck）提出临终患者家属的需要主要有以下7个方面。

（1）了解患者病情、照顾等相关问题的发展。

（2）了解临终关怀医疗小组中，哪些人会照顾患者。

（3）参与患者的日常照顾。

（4）确认患者受到临终关怀医疗小组的良好照顾。

（5）被关怀与支持。

（6）了解患者死后的相关事宜，如后事的处理等。

（7）了解有关资源，如经济补助、社会资源、义工团体等。

2. 鼓励家属表达情感

护理人员应与家属建立良好的关系，取得家属的信任。积极与家属沟通，为其提供诉说和发泄情感的途径和环境。及时向家属解释患者的病情进展和治疗护理相关问题，减少家属疑虑，避免发生纠纷。

3. 指导家属对患者进行生活照料

护理人员应向家属说明照顾患者的相关事宜，示范有关的护理技术，使患者得到家属的悉心照护，同时感受到家庭的温暖，减轻其孤独感。

4. 协助维持家庭完整性

护理人员在条件许可的情况下，尽可能满足家属在医院环境中安排日常家庭活动的需求，以增进患者的心理调适，保持家庭的完整性，如家庭聚会、共进晚餐等。

5. 满足家属自身的生理需求

护理人员应多关心家属，帮助安排陪伴期间的生活，尽量解决其遇到的困难。

（张　坤）

学习任务四　死亡后的护理

【任务目标】

(1) 掌握尸体护理。
(2) 掌握丧亲者的心理与护理。

死亡后的护理包括对死者的尸体护理和对死者家属的护理。尸体护理是对临终患者实施整体护理的最后步骤，是临终关怀的重要内容之一，也是整体护理的具体体现。尸体护理应在确认患者死亡，医师开具死亡诊断书后立即进行，既可防止尸体僵硬，又可避免对其他患者产生不良影响。做好尸体护理不仅是对死者的尊重，也是对死者家属精神上的安慰。在进行尸体护理时，护理人员应以唯物主义死亡观和严肃认真的态度做好每一步，尊重患者遗愿，满足家属的合理要求，如宗教仪式和风俗习惯等。

一、尸体护理

【目的】

(1) 维持良好的尸体外观，易于辨认。
(2) 使家属得到安慰，减轻哀痛。

【评估】

(1) 死者诊断、治疗、抢救过程、死亡原因及时间。
(2) 尸体清洁程度，有无伤口、引流管等。
(3) 死者家属对死亡的态度。

【准备】

1. 护士准备

着装整洁，洗手，戴口罩。

2. 环境准备

安静，肃穆，围帘或屏风遮挡。

3. 用物准备

（1）治疗盘内置：血管钳1把、剪刀1把、尸体识别卡3张、松节油、绷带、不脱脂棉球、梳子。

（2）治疗盘外备：尸单1条，衣、裤、鞋、袜等，擦洗用具，屏风。

（3）有伤口者备换药敷料，必要时备隔离衣、手套、屏风等。

【实施】

1. 布置环境

携用物至死者床旁，劝慰家属且暂离病房，围帘或屏风遮挡。

2. 撤去用物

撤去一切治疗用物，如输液管、氧气管、导尿管等，便于尸体护理。

3. 安置体位

将床放平，使尸体仰卧，头下垫一枕头，以防止面部淤血变色，脱去衣裤，用大单遮盖尸体。

4. 整理仪容

洗脸，有义齿者代为装上，闭合口、眼。若眼睑不能闭合，可用毛巾湿敷或于上眼睑下垫少许棉花，使上眼睑下垂闭合。

5. 填塞孔道

用血管钳将棉球塞住口、鼻、耳、肛门、阴道等孔道，防止体液流出，注意棉花勿外露。若为传染病患者，应用消毒液浸泡的棉球填塞孔道。

6. 清洁全身

擦净全身，更衣梳发。如有胶布痕迹用松节油擦净，有伤口者更换敷料，有引流管者应拔出后缝合伤口或用蝶形胶布封闭并包扎。

7. 包裹尸体

穿上衣裤，撤去大单，将第一张尸体识别卡系于尸体右手腕部。用尸单包裹尸体，用绷带分别在胸部、腰部、踝部固定牢固，将第二张尸体识别卡系在腰部尸单上。传染病患者的尸体用一次性尸单包裹后，装入不透水的袋子中，并做传染性标记。

8. 运送尸体

将尸体移到平车上，盖上大单，运往太平间置于停尸屉内，将第三张尸体识别卡放尸体外面。

9. 后续处理

处理床单位、用物及病室。整理病历，完成各项记录，完成出院手续办理并结账。整理死者遗物交予家属；若家属不在，应由两人清点后，列出清单交护士长保存。

10. 护理人员

护理人员洗手,脱口罩。

【评价】

(1) 尸体整洁、无渗液,维持良好的尸体外观,表情安详,易于辨认。

(2) 对死者家属进行有效的劝慰,减轻其哀痛。

【注意事项】

(1) 患者死亡后若家属不在,应尽快通知家属。

(2) 进行尸体护理时要用屏风遮挡,以维护死者的隐私,避免影响其他患者的情绪。

(3) 尸体识别卡放置正确,便于识别。

(4) 非传染病死者床单位按一般患者出院的方法处理,传染病死者的床单位按传染病要求进行终末消毒处理。

(5) 若家属不在,死者遗物应由两人清点后,列出清单交护士长保存。

二、丧亲者的护理

丧亲者即死者家属,主要指失去直系亲属(父母、配偶、子女)者。亲人的逝去,对于家属来说是莫大的悲伤,而且长期悲伤和抑郁必会影响丧亲者的身体健康和生活质量,为此医护人员应对丧亲者给予理解、帮助和精神支持,以减轻他们的身心痛苦。

(一) 丧亲者的心理反应

1. 正常的哀伤反应

(1) 认知方面。

认知方面表现为不相信、幻觉、强迫性想法及困惑等。

(2) 情绪与感觉方面。

情绪与感觉方面表现为麻木、震惊、悲哀、愧疚与自责、孤独、无助、思念等。

(3) 心理感官方面。

心理感官方面表现为胃部空虚感、胸部紧缩压迫感、缺乏活力、呼吸急促、窒息感等。

(4) 社会及行为反应。

社会及行为反应方面表现为失眠、食欲不振、心不在焉、思想无法集中、梦见逝去的亲人、避免提起、叹气、坐立不安等。

2. 悲伤的历程

（1）震惊期。

发生在患者死亡后的数小时至数周内，主要表现为麻木、认知上接受失落的事实。

（2）急性悲伤期。

开始于丧亲者在认知与情感层面同时接受事实时，表现为思念和寻找逝者，情感上接受失落的事实，经常回顾和追忆与逝者的关系。

（3）复原期。

随着时间的流逝，家属已接受亲人逝去的事实，逐步从悲痛中解脱出来，逐渐适应逝者不存在的新环境，将逝者安置在适当的情感位置，开始变得理智并重新寻找生活的方向和方式。

（二）影响丧亲者调适的因素

（1）对死者的依赖程度及亲密度。对死者生前的依赖性（如经济上、生活上、情感上）越强，关系越亲密，家属就越悲伤，越难调适。通常配偶、子女的死亡对家属的影响最大。

（2）病程长短。对于急性死亡的患者，由于毫无思想准备，家属易产生自责、内疚心理；对于慢性死亡者，家属已有预期的心理准备，则较易调适。

（3）死者年龄。死者越年轻，家人越易产生惋惜和不舍之情，增加内疚和罪恶感，如白发人送黑发人的罪恶感。

（4）支持系统。如果家属拥有有效的社会支持系统，能提供帮助和支持，则能较好地调整悲伤的情绪。

（5）丧亲后生活的改变。失去亲人后生活改变越大，越难适应新生活，如中年丧夫、老年丧子等。

（6）其他性格、年龄、个体健康状况，以及以往的丧亲经历都会影响到丧亲者的心理反应。

（三）丧亲者的护理

（1）做好尸体护理。做好尸体护理是对死者的尊重，也是对生者的抚慰。尊重患者遗愿，满足家属的合理要求，如宗教仪式和风俗习惯等。

（2）进行心理疏导，安慰家属面对现实，认真倾听家属的诉说，鼓励其宣泄感情。指导家属学会调整生活的重心，适应没有死者的新环境，树立生活的信心和勇气。

（3）尽力协助解决实际问题。丧亲者会面临许多需要解决的家庭实际问题，如经济问题、子女问题、家庭组合等。护理人员应了解家属的实际困难，并尽力协助解决问题。

（4）加强支持系统。调动丧亲者的重要社会关系和朋友，给予丧亲者关怀和照顾。鼓励丧亲者培养新的兴趣，与有共同兴趣和目标的社会团体和个人建立联系，逐渐淡化失去亲人的影响。

（5）丧亲者访视。临终关怀机构可以通过信件、电话、家庭访视等方式，对丧亲者进行追踪随访，并协助解决一些实际问题。

【实践评析】

实践内容：

患者王某，男，76岁，离休干部。因与家人争吵过度激愤而突然昏迷，迅速送至某医院急诊。经医生检查仅有不规则的微弱心跳，瞳孔对光反应、角膜反射均已迟钝或消失，血压 200/100 mmHg，大小便失禁，面色通红，口角歪斜，诊断为脑出血、中风昏迷。经三天两夜抢救，患者仍昏迷不醒，且自主呼吸困难，各种反射几乎消失。面对患者，是否继续抢救？医护人员和家属有不同看法和意见。医生 A 说："只要患者有一口气就要尽职尽责，履行人道主义的义务。"医生 B 说："病情这么重，又是高龄，抢救仅是对家属的安慰。"医生 C 说："即使抢救过来，生活也不能自理，对家属和社会都是一个沉重的负担。"但是，患者长女说："老人苦了大半辈子，好不容易才有几年的好日子，若能抢救成功再过上几年好日子，做儿女的也是个安慰。"表示不惜一切代价地抢救，尽到孝心。儿子说："有希望抢救过来固然很好，如果确实没有希望，也不必不惜一切代价地抢救。"并对医护人员进行抢救工作是否尽职尽责提出一些疑义。

案例分析：

（1）医护人员履行了治病救人的职责，毫不懈怠地为这位高龄患者抢救了三天两夜，分明已尽到了责任。至于病情未见好转反而加重，这表明在现有医疗条件下，病情难以逆转。

（2）1968年哈佛大学医学院特设委员会提出了脑死亡标准即患者自主呼吸停止，无感受性和反应性，诱导反射消失，脑电波平坦，进入不可逆转的深度昏迷状态，并在24小时内反复测试结果无变化者，就可宣布死亡。这位患者基本符合上述标准。因此，医护人员如实告诉患者家属不能再改善其生命质量，取得家属知情同意，仅采取支持疗法或撤销救护措施而放弃对患者的抢救，是符合生命伦理学观点的，因而也是道德的。但在谈话中应注意方式，切忌简单、生硬。

（3）如果医护人员向患者家属讲明真实病情、表明态度后，家属执意坚持继续抢救，医护人员仍应以认真负责的态度对待，因为人们的传统习俗和心理状态不是一朝一夕能改变的，需要长期努力。

（张　坤）

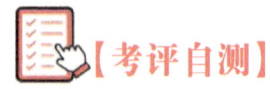

一、名词解释

(1) 被动安乐死

(2) 临终关怀

(3) 脑死亡

(4) 安乐死

二、选择题

(1) 尸体料理的目的不包括（　　）。
    A. 使尸体清洁　　B. 无液体流出　　C. 易于鉴别　　D. 确定死亡时间

(2) 临床死亡期特征不包括（　　）。
    A. 心跳停止　　B. 呼吸停止　　C. 瞳孔缩小　　D. 各种反射消失

(3) 死亡的三个阶段是（　　）。
    A. 心跳停止、呼吸停止、对光反射消失　　B. 昏迷、呼吸停止、心跳停止
    C. 尸冷、尸斑、尸僵　　D. 濒死、临床死亡、生物学死亡

(4) 尸体料理操作中，（　　）错误。
    A. 填写尸体卡、备齐用物携至床旁　　B. 用屏风遮挡
    C. 撤去一切治疗用物　　D. 使尸体平放、撤下枕头

(5) 濒死期患者的心理变化最先一般表现为（　　）。
    A. 愤怒期　　B. 协议期　　C. 否认期　　D. 接受期

(6) 下列（　　）除外均属濒死期患者的临床表现。
    A. 循环衰竭　　B. 神志不清
    C. 呼吸衰竭　　D. 各种反射逐渐消失

(7) 擦去尸体上的胶布痕迹时常用（　　）。
    A. 70%乙醇　　B. 石蜡油　　C. 2%碘酒　　D. 松节油

(8) 尸冷指尸体温度（　　）
    A. <37 ℃　　B. <35 ℃　　C. 与室温接近　　D. 0 ℃

(9) 下列（　　）不是濒死期患者的护理内容。
    A. 移患者至抢救室或用屏风遮挡　　B. 给患者同情与安慰
    C. 观察病情并配合抢救　　D. 进行尸体料理准备工作

附答案：

一、名词解释

（1）被动安乐死：指终止维持患者生命的措施，任其自然死亡。

（2）临终关怀：护理人员对患者的健康状况做出评估，满足其生理与心理的需要，促进其身心舒适，使之平和安详地度过人生的最后历程，称临终关怀。

（3）脑死亡：即全脑死亡，包括大脑、中脑、小脑和脑干的不可逆死亡。哈佛大学的脑死亡标准是无感受性及反应性；无运动无呼吸；无反射；脑电波平坦。

（4）安乐死：原意指无痛苦死亡，现在指有意引起一个人的死亡作为提供他的医疗的一部分。其前提是：①必须是绝症者；②精神躯体极度痛苦者；③本人及其家属的要求下；④经医生认可。

二、选择题

（1）D　（2）C　（3）D　（4）D　（5）C　（6）D　（7）D　（8）C　（9）D

参考文献

[1] 宋晨华,鄂云翔. 医院标准化消毒供应室的建设[J]. 当代护士(学术版),2007(1).

[2] 王菊吾. 21世纪护理学发展的机遇和挑战[J]. 杭州医学高等专科学校学报,2001(2).

[3] 罗伊·波特. 剑桥插图医学史(修订版)[M]. 张大庆,译. 济南:山东画报出版社,2007.

[4] 杜治政. 护理学新论[M]. 北京:中国科学技术出版社,1991.

[5] 邵阿末. 护理学基础[M]. 北京:人民卫生出版社,2008.

[6] 白继荣. 护理学基础[M]. 北京:北京医科大学、中国协和医科大学联合出版社,1997.

[7] 王美德,安之壁. 现代护理学辞典[M]. 南京:江苏科学技术出版社,1992.

[8] 藤野彰子,长谷部佳子. 护理技术——临床读本[M]. 赵秋利,郭永刚,译. 北京:科学出版社,2007.

[9] 竹村节子,横井和美. 临床护理——危险防范指导[M]. 刘瑞霜,郭红,译. 北京:科学出版社,2007.

[10] 汤玉霞,韩贵金. 护理学基础技术操作学习指导[M]. 北京:军事医学科学出版社,2007.

[11] 章新琼. 护理技术创新学习与指导[M]. 上海:第二军医大学出版社,2007.

[12] 李小妹. 护理学导论[M]. 2版. 北京:人民卫生出版社,2006.

[13] 张新平,郑凤莉. 基础护理技术[M]. 北京:科学出版社,2003.

[14] 李小寒,等. 基础护理学[M]. 4版. 北京:人民卫生出版社,2006.

[15] 姜安丽. 新编护理学基础[M]. 北京:人民卫生出版社,2006.

[16] 陈维英. 基础护理学[M]. 3版. 南京:江苏科学技术出版社,1999.

[17] 刘巧男,马如娅. 护理学基础[M]. 南京:江苏科学技术出版社,1998.

[18] 崔焱. 护理学基础[M]. 北京:人民卫生出版社,2001.

［19］丁言雯. 护理学基础［M］. 北京：人民卫生出版社，1999.

［20］王志红，刘燕燕. 护士临床思维实例解析［M］. 上海：第二军医大学出版社，2004.

［21］刘纯艳. 临床护理技术操作规程［M］. 北京：人民卫生出版社，2002.

［22］张静平. 医学临床"三基"训练技能图解（护士分册）［M］. 长沙：湖南科学技术出版社，2011.

［23］王建荣，张稚君. 基本护理技术操作规程与图解［M］. 北京：人民军医出版社，2008.

［24］刘登蕉. 基础护理技术［M］. 北京：人民卫生出版社，2006.

［25］谢田. 护理概论与护理技术［M］. 北京：高等教育出版社，2005.

［26］余剑珍. 基础护理技术［M］. 2版. 北京：科学出版社，2007.

［27］史先辉，翟丽玲. 护理技术［M］. 北京：科学出版社，2004.

［28］杜国香，牛秀美. 护理技术Ⅱ［M］. 北京：科学出版社，2004.

［29］景钦华，安秋月. 护理学基础［M］. 北京：清华大学出版社，2006.

［30］湖南省卫生厅. 护理文书书写规范及管理规定［M］. 长沙：湖南科学技术出版社，2004.